„Den Mut bis ins Alter bewahre,
denn erst Deine letzten Jahre
erfüllen, was die Jugend verhieß."

*(Robert Browning, englischer Dichter, * 1812 London - † 1889 Venedig, beigesetzt in der Poets Corner in der Londoner Westminster Abbey.)*

Seine Mutmach-Leistung: Er befreite 1846 seine große Liebe, die als todkrank geltende Dichterin Elizabeth Barrett, aus den Fängen ihres autoritären Vaters, heiratete sie heimlich und floh mit ihr nach Italien. Dort wurde die Lungenkranke in der guten Luft wieder gesund, bekam mit über 40 ein Kind mit dem sechs Jahre jüngeren Robert und ernährte mit ihren Gedichten die Familie.
Elizabeth Barrett-Browning lebte bis zu ihrem Tod 1861 mit Robert und Sohn Pen in Florenz, wo sie auch beigesetzt ist. Erst nach ihrem Tod fand auch Robert Brownings Werk mehr Beachtung.

Originalausgabe
1. Auflage August 2012

Heidi Rauch & Peter Herrchen GbR
Schloss Aufhausen, Schlossallee 28
D-85435 Erding

Umschlagfoto:

Das Foto entstand am 23. Juli 2012 um 9 Uhr früh am 1.100 m hohen Bergsee Ferchensee oberhalb von Mittenwald (zu Fuß in knapp einer Stunde erreichbar) bei 9 Grad Außentemperatur und zeigt Gabriele Hornsteiner, die Ehefrau des Fotografen und Buchgestalters.

ISBN 978-3-00-039540-6

www.mut-zur-neuen-hüfte.de

Heidi Rauch & Peter Herrchen

Mut zur neuen Hüfte!

- Tipps rund um die Hüft-OP von A bis Z
- Sportliche „Titanhüften“-Träger berichten
- Renommierte Operateure im Interview
- Physio-Übungen für die (künstliche) Hüfte

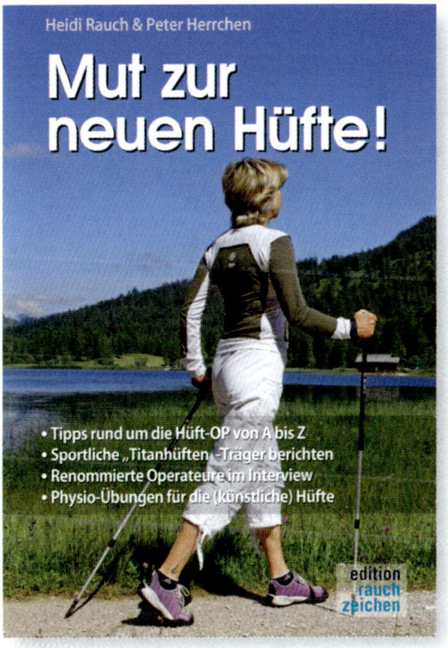

edition
rauch
zeichen

Vorwort

Vom Online-Kontakt zum Mutmach-Buch

Zwei Doppel-TEP-Träger wollen Mut machen — mit aufmunternden Tipps und wahren Geschichten

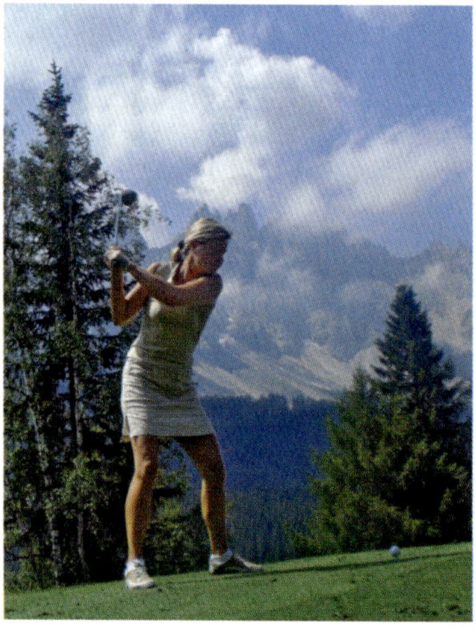

Heidi Rauch im Juli 2012 beim Abschlag im Golfclub Karersee in Südtirol, unweit der Moseralm, deren Chefinnen in diesem Buch mit 4 TEPs vertreten sind.

Wir beide haben einiges gemeinsam: zwei Hüft-TEPs (für Nicht-Eingeweihte: Totalendoprothesen, vulgo künstliche Hüftgelenke), das Geburtsjahr 1957, Freude an Bewegung und einen Blog, ein Internet-Tagebuch. Heidi Rauch hat in ihrem Blog titanhuefte.wordpress.com ihre Erfahrungen mit zwei Hüft-OPs in einem Jahr von A bis Z beschrieben; Peter Herrchen konzentriert sich in seinem Blog endoprothese.wordpress.com auf das Thema „Endoprothese und Sport“ mit Hinweisen auch auf medizinische Artikel und Studien. Über diese meist humorvoll und mit einem Schuss Selbstironie geschriebenen Texte haben wir uns kennengelernt, uns gemailt, telefoniert und uns dann getroffen. Aber nein, wir sind kein Liebespaar geworden! Wir sind beide glücklich verheiratet. Unsere Partnerschaft beschränkt sich auf dieses Mutmach-Buch und hat das Ziel, *Sie* glücklich zu machen!

Die vielen positiven Reaktionen auf unsere Blog-Beiträge haben uns selbst Mut gemacht, dieses Buch zu schreiben. Wir haben gemerkt, dass unser Beispiel viele Menschen ermutigt hat – ermutigt zu mehr Bewegung vor oder nach der Hüft-OP oder ermutigt zur Hüft-OP selbst. Wir möchten mit „Mut zur neuen Hüfte!“ möglichst vielen Menschen Hilfestellung geben, denen noch der letzte Anstoß fehlt, die noch unsicher sind. Wir hoffen, viele offene Fragen rund um das künstliche Hüftgelenk beantwortet zu haben – aus weiblicher Genuss-Sportlerin-Sicht und aus männlicher Sportver-rückten-Sicht, aus medizinischer und physiotherapeutischer Sicht sowie aus der Sicht vieler sportlicher TEP-Träger von Anfang 35 bis über 87 Jahren. An dieser Stelle einen ganz herzlichen Dank allen, die hier mitgemacht haben!

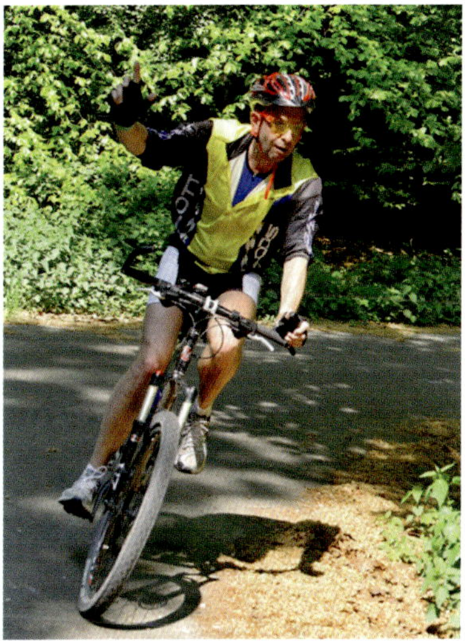

Peter Herrchen im April 2011 beim Cross-Triathlon „Neroman“ in seiner Heimatstadt Wiesbaden.

Wir freuen uns über Ihre Resonanz und wünschen uns, dass Sie dieses Buch all denjenigen weiterempfehlen, die Sie – dank selektiver Wahrnehmung – nach der Lektüre auch als potentielle Hüft-Patienten identifizieren.

In diesem Sinne wünschen wir allen Lesern Mut zur Hüft-OP, wenn sie denn nötig ist, und Mut zu mehr Bewegung, die bestimmt nötig ist. Wir freuen uns jetzt schon mit Ihnen, wenn Sie hinterher eine neue „bewegte“ Lebensqualität erleben!

Heidi Rauch und Peter Herrchen

Inhalt

Heidi Rauch, 55, zwei Hüft-OPs in einem Jahr

Titanhüften-Glück

„Nach 9 Löchern Golf habe ich mich gefühlt wie nach einem Marathonlauf!"

Wenn ich davon erzähle, dass ich im Jahr 2011 mit 53 bzw. 54 Jahren zwei künstliche Hüftgelenke bekommen habe, will das immer keiner glauben. „Was, Du?" (wahlweise: „Was, Sie?") – so jung und schon „Ersatzteile"? Aber ich kann nur sagen: Besser jetzt als gut trainierter, sportlicher Mensch als später, wenn Heilung und Muskelaufbau sicher noch mühsamer sind. Deshalb schreibe ich ja mit Peter Herrchen zusammen auch dieses Mutmach-Buch.

Natürlich habe auch ich versucht, diese nicht gerade kleine Operation so lange wie möglich hinauszuzögern. Was habe ich nicht alles probiert, um meine immer schlimmer werdenden Schmerzen loszuwerden – von Alexandertherapie über Manuelle Therapie, Rolfing und Shiatsu bis zu Yoga. Zum Schluss konnte ich als passionierte Hobby-Golferin nicht einmal mehr neun Löcher gehen, ohne mich hinterher zu fühlen wie nach einem Marathonlauf! Für Nicht-Golfer: Neun Löcher auf einem 18-Loch-Golfplatz bedeuten ungefähr eine Strecke von drei Kilometern, die man mit meinem Handicap von 16,5 zügig allein in anderthalb Stunden bewältigen kann; in Gesellschaft mit einem bis drei weiteren Spielern dauert es entsprechend länger.

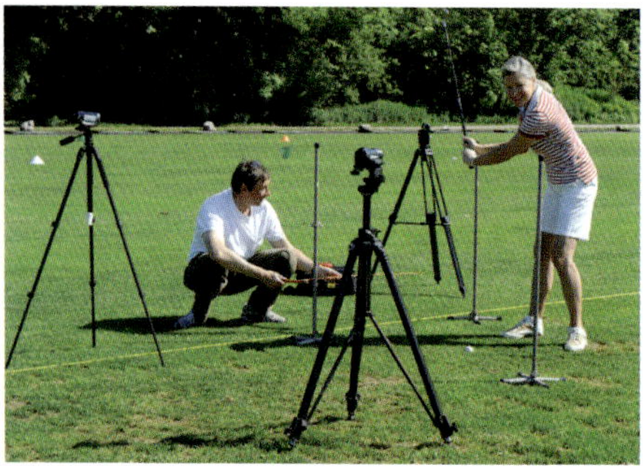

Drei Tage vor der ersten Hüft-OP nimmt Dr. Ferdinand Tusker, Sportwissenschaftler am Lehrstuhl für Bewegungswissenschaft der TU München, den Golfschwung von Heidi Rauch im Golfclub München Eichenried mit drei Kameras, also in 3 D, auf. Zum Vergleich erfolgen erneut Aufnahmen jeweils vier Monate nach den beiden Hüft-OPs.

Diagnose nach Osteoporose-Untersuchung

Alle genannten Therapien finde ich durchaus nützlich, aber nicht, wenn die Diagnose „fortgeschrittene Coxarthrose beidseitig“ heißt, also Arthrose in beiden Hüftgelenken. Diese endgültige Diagnose habe ich allerdings erst nach einer Osteoporose-Untersuchung bekommen. Erst auf dem Röntgenbild der Hüfte (und nicht des Beckens oder der Wirbelsäule) und der anschließenden Computertomographie haben Röntgenologe und Arzt erkannt, dass beide Hüftköpfe schon mehr als angegriffen waren. Also keine Iliosakralgelenk-Blockaden (das ist das Kreuzbein-Darmbein-Gelenk, auf das gern bei diffusen Beschwerden des Geh-Apparats getippt wird), kein Ischiasproblem. Nein, eine in der Kindheit nicht erkannte Hüftdysplasie, also eine Fehlstellung des Hüftgelenks, hat den Abrieb des Knorpels zwischen Hüftpfanne und Hüftkopf verursacht. Man hätte mich als Baby wohl nur ein paar Wochen lang breit wickeln müssen. Aber 1957 kannte man die routinemäßigen Ultraschall-Untersuchungen noch nicht. Mir als Preußin, die ich schon seit meinem Studium in München bzw. nun in Erding bei München lebe, sagte eine Bayerin doch angesichts meiner Hüften: „Da host dei Spreizhoserl net ang`habt, gelt?“

„Keine Iliosakralgelenk-Blockade, kein Ischiasproblem – nein, eine fortgeschrittene Coxarthrose beidseitig.“

Meine arme Mutter ist angesichts meiner Beschwerden ganz unglücklich gewesen und hat sich gemartert, ob sie damals wohl etwas versäumt hätte. Aber sobald die Pobacken bei einem auf dem Bauch liegenden Säugling gleichmäßige Falten aufgewiesen haben, ist man damals davon ausgegangen, dass alles in Ordnung sei.

Geröllzysten behindern das Gehen

Durch das jahrelange Gehen fast „auf den Felgen“ – meine Beschwerden begleiteten mich ja schon ein paar Jahre – hatten sich so genannte „Geröllzysten“, kleine Stalaktiten quasi, gebildet, die noch mehr Reibung verursachten. Kein Wunder, da selbst Schmerzmittel wie Voltaren oder Ibuprofen nichts mehr bewirkt haben – außer Magen-Darm-Probleme.

Interessanterweise war mein behandelnder Orthopäde immer noch ganz angetan von meiner Beweglichkeit. Orthopäden führen dazu ja am liegenden Patienten bestimmte Bewegungen mit den Beinen aus, testen das Abspreizen und Beugen. Diese Beweglichkeit habe ich mit Sicherheit den Fünf Tibetern zu verdanken, die ich seit Anfang der 90er Jahre täglich jeden Morgen mache. Diese Morgengymnastik habe ich nach zwei Qi Gong-Wochenenden auf der Fraueninsel im Chiemsee um einige Qi Gong-Übungen ergänzt und um Übungen, die mir meine Physiotherapeutin gezeigt hat. Ziel war immer, das Gelenk so lange wie möglich geschmeidig zu halten.

„Dank meiner allmorgendlichen Fünf Tibeter und anderer Gymnastikübungen war ich noch immer relativ beweglich."

Was mir aber Schmerzen verursachte, war das Gehen. Meist bin ich schon nach wenigen Metern eingeknickt mit diesem gemeinen Messerstich-Schmerz in der Leiste, den Hüftpatienten nur zu gut kennen. Meine gute Oberschenkel-Muskulatur hat immer versucht auszugleichen, was das zunehmend unbeweglich werdende Gelenk nicht mehr geschafft hat. Glücklicherweise sind mir Schmerzen im Sitzen und nachts im Liegen erspart geblieben. Dieses „letzte Stadium" habe ich nicht erreicht. Tröstlich fand ich den Satz, den wohl viele Orthopäden ihren Patienten sagen: „Wir operieren nicht das Röntgenbild, sondern Sie entscheiden über den Zeitpunkt. Sobald Ihre Lebensqualität zu sehr eingeschränkt ist, werden Sie es selber wissen."

Ambulante Reha vor der OP

Netterweise hat meine Physiotherapeutin Birgit Ferber-Busse in Erding auch noch an meine Beweglichkeit und Sportlichkeit geglaubt und mir geraten, bei der gesetzlichen Krankenkasse – ich bin ganz normal bei der AOK versichert – eine Ambulante Reha zu beantragen. Mein Orthopäde Dr. Kurt Dworschak in Erding hat mich in diesem Wunsch unterstützt – und siehe da, Anfang 2011 fand ich mich im Ambulanten Reha-Zentrum in Erding inmitten von Wirbelsäulen, Hüften und Knien wieder, will sagen inmitten von Menschen mit diesen Problemen. Später in der Reha fragt und antwortet man übrigens tatsächlich nur noch in Kürzeln: „Rücken? Schulter? Nein, Sprunggelenk".

„Treppab habe ich mich lieber am Geländer festgehalten."

Drei Wochen trainierte ich also mit wenig Gewichten an Geräten (es ging um Stoffwechsel-Training, nicht um Muskelaufbau), machte Gruppen-Übungen auf Wackel-Plattformen und auf Peci-Bällen (zur besseren Koordination), wurde in ein nahe gelegenes Hotel-Schwimmbad ins so genannte Bewegungsbad gefahren, um dort Übungen im warmen Wasser zu machen, lernte Entspannungsübungen nach Jacobson – und durfte sogar im Rahmen eines Ernährungskurses meine nicht vorhandenen Kochkünste verbessern. Auch Psycho-Beratung wurde angeboten – und zwischendurch gab es Termine mit den Orthopäden vor Ort. Auch da immer wieder der Tenor: Ach, typische Einschränkungen, aber es geht doch noch ganz gut, oder? Klar, solange ich nur drei Schritte von Gerät zu Gerät gehen musste, war mir nichts anzumerken. Aber schon den Gang die Treppe hinunter zum Auto habe ich mir gut überlegt bzw. mich am Geländer festgehalten.

Insgesamt kann ich diese Art der Vorbereitung auf eine OP nur empfehlen. Man weiß dann schon, was einen in der anschließenden Reha erwartet.

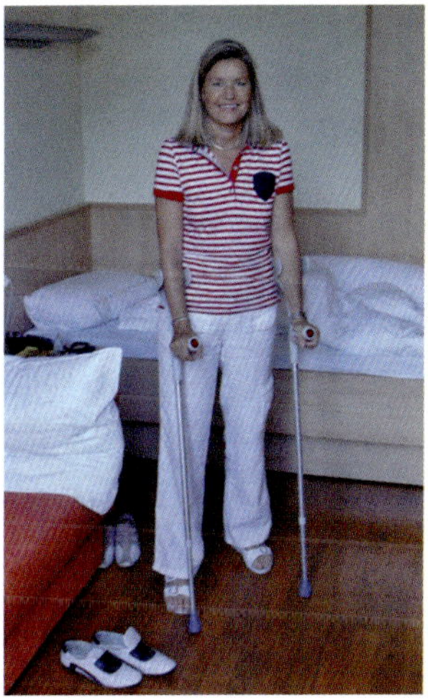

Heidi zwei Wochen nach der ersten Hüft-OP im Einzelzimmer in der Rehaklinik Bad Heilbrunn – man beachte die Slipper vorn und die festen Latschen an den Füßen.

Meine Hüftdysplasie-Freundin macht es vor

Um einen Operateur habe ich mich zu diesem Zeitpunkt noch gar nicht gekümmert. Ich habe ja immer noch gehofft… Mein Schlüssel-Erlebnis war das Schwimmen in einem warmen Thermalbad: Die Geh- und

Paddelübungen im Bewegungsbad waren ja noch problemlos möglich, aber das Brustschwimmen ging gar nicht mehr! Die Spreizbewegungen taten ungeheuer weh. Das war mein „Point of no return“.

„Mein Point of no return war erreicht, als ich nicht mehr richtig Brustschwimmen konnte.“

Ich erzählte das meiner Freundin Susanne, die angeborene Hüftdysplasien hat – und siehe da: Sie hatte einen erfahrenen Operateur gefunden, der bereit war, einen komplizierten Trochanter-Umbau mit gleichzeitiger TEP und Beinverlängerung um drei Zentimeter vorzunehmen, damit sie nicht mehr hinken muss. Das war Dr. med. habil. Jürgen Radke, seines Zeichens schon über 70 Jahre alt und mit ca. 15.000 Hüft-OPs in seinem Leben als der erfahrenste Hüft-Endoprothesen-Operateur Bayerns geltend. Susanne also ging bzw. humpelte voran – und machte sehr gute Erfahrungen im Rotkreuzklinikum München. Ich besuchte sie in der Reha bei Medical Park in Bernau-Felden am Chiemsee, freute mich über ihre positiven Erfahrungen und machte ebenfalls einen Termin bei Dr. Radke aus. Der war kurz und schmerzlos: Ein Blick auf meine Röntgenbilder – und er fragte mich, wann ich denn kommen wolle. Welche Hüfte zuerst war ihm auch egal. Beide seien ja gleich schlimm. Ich schluckte und nannte meinen Wunschtermin Ende Mai, der auch gleich bestätigt wurde. Nun gab es kein Zurück mehr. Gut so.

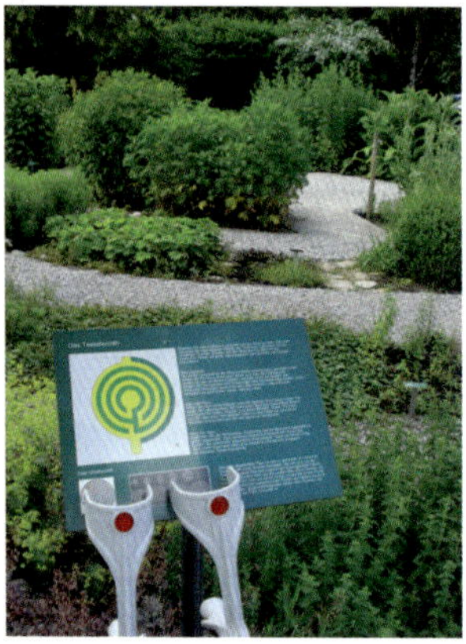

Ein beliebter Anlaufpunkt für Krückengeher: das Teelabyrinth im Kräuter-Erlebnispark von Bad Heilbrunn.

Hilfsmittel schon vorher besorgt

Dank Susannes Erfahrung deckte ich mich auch schon vorher mit den wichtigsten Utensilien ein, die zum Großteil auf Rezept von der Krankenkasse zu haben sind: ergonomische Unterarmstützen (die haben eine zusätzliche Handflächenstütze, sehr angenehm), eine Toilettensitzerhöhung, ein Dusch-Hocker, ein Keilkissen (das übernimmt die Kasse nicht oder nur selten). Zusätzlich besorgte ich mir einen langen Schuhlöffel und Schuhe zum Reinschlüpfen: einmal feste Latschen für die Klinik, zum anderen Turnschuhe mit Klettverschluss für das Training an den Geräten. Später stellte ich fest, dass auch Klettverschlüsse mit der Greifzange (gibt`s in der Reha zum Ausleihen) von oben schwer zu schließen sind. Man soll ja als frisch Operierter die 90-Grad-Beugung des Gelenks vermeiden. Also schlüpfte ich meist in meine schon etwas ausgetretenen Straßenslipper. Und da meine Reha in den warmen Monat Juni fiel, konnte ich mir auch das Anziehen von Strümpfen mit Hilfe des Strumpfanziehers (gibt`s auch in der Reha zum Ausleihen) tagsüber zumindest sparen.

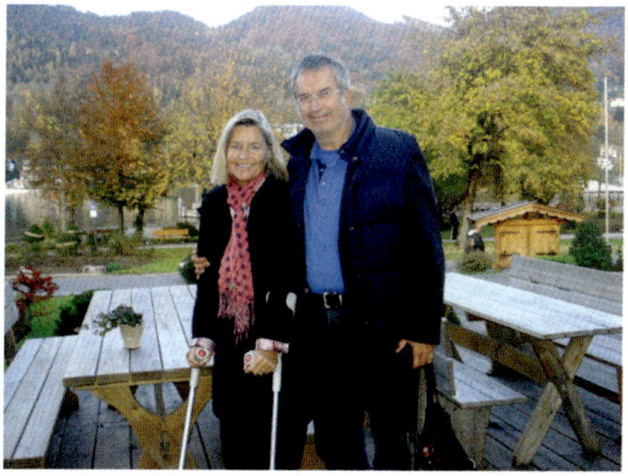

Mein lieber Mann Michael besucht mich in meiner zweiten Reha am Tegernsee – und trägt die Handtasche. Denn das geht mit zwei Krücken natürlich nicht.

Daher mein Tipp an alle Operationswilligen: Wählt das Frühjahr. In der warmen Jahreszeit kann man einfach viel besser (und gefahrloser) spazieren gehen (wichtig für das neue Gelenk) und muss nicht so viele Gedanken ans Anziehen verschwenden. Meine zweite OP fiel dann notgedrungen in den Oktober und die Reha damit in den November. Aber da hatte ich fast unverschämtes Glück: Am Tegernsee herrschte im Herbst 2011 ein unerklärliches Sommerwetter, während München unter einer Nebelglocke versank und rund 15 Grad kälter war!

„Im Frühjahr und Sommer sind OP und Reha wesentlich effektiver."

Pragmatische Einstellung war hilfreich

Ich bin meine beiden OP-Termine eher pragmatisch angegangen: Es muss sein, also füge ich mich, klage nicht und gebe mich vertrauensvoll in die Hände der Ärzte. Im Gegensatz zu den Lesern dieses Buchs hatte ich mich vorher auch nicht großartig mit der Operation an sich auseinandergesetzt. Weder habe ich das mir eingesetzte Material bei einem Kinesiologen testen lassen (da hatte ich in der Reha eine Mit-Patientin, die das getan hat), noch habe ich mir auf YouTube das Video der doch sehr blutigen OP angeschaut.

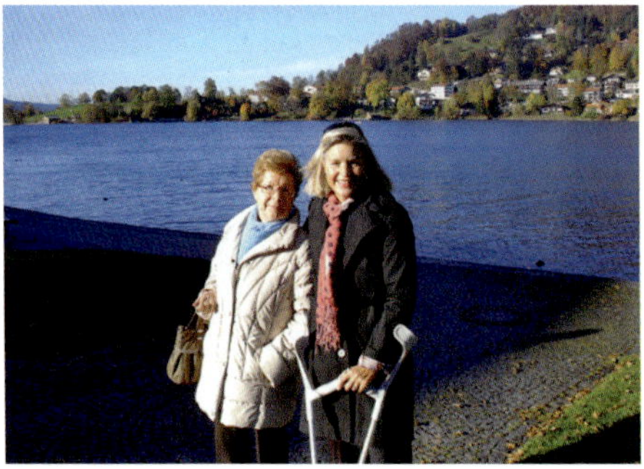

Meine liebe Mama fliegt aus Berlin ein und freut sich über das Sommerwetter Ende Oktober am Tegernsee.

Ein bisschen war ich schon irritiert, als mir einige mitfühlende Zeitgenossen kurz vorher sagten, dass ich ja da doch einen sehr großen Eingriff vor mir hätte. Klar, habe ich geantwortet, weiß ich. Aber mittlerweile ist das ja eine Routine-OP: rund 200.000 Hüft-OPs werden in Deutschland pro Jahr durchgeführt! Wahrscheinlich war meine pragmatische Einstellung gar nicht schlecht. Konnte man sie bei der ersten OP noch fast naiv nennen, war sie bei der zweiten OP schließlich von Erfahrung geprägt, aber nicht minder positiv.

Im Krankenhaus entwickelte ich meine Eigenheiten, für die ich sicher nicht nur Bewunderung, sondern eher Verwunderung erntete. Zum einen habe ich am Tag vor der OP ab mittags schon nichts mehr gegessen. Ich wollte einfach nicht einsehen, warum ich jetzt noch eine feste Mahlzeit und später eine mir sowieso nicht schmeckende Suppe essen sollte, nur damit ich am frühen Abend einen Einlauf bekomme und alles wieder rausbringe. Sicher, nach der OP am folgenden Morgen gibt es erst einmal bis zum Abend nichts zu essen. Macht doch nichts. Ist gut für die Linie. Man liegt ja doch nur herum.

„Im Krankenhaus war ich Vegetarierin und habe schon wieder am PC gearbeitet.“

Zum anderen habe ich mich als Vegetarierin angemeldet, obwohl ich keine bin. Ich wollte einfach keine zusätzlichen Antibiotika in Form von Fleisch aus Massentierhaltung zu mir nehmen. Leider machte mir der

Ehec-Virus bei der ersten OP einen Strich durch die Rechnung: Da Salat- und Tomaten-Verbot herrschte bis sich Sprossen als die Übeltäter herausstellten, bekam ich abends Käseplatten zum Abwinken und tagsüber eben Fisch mit Reis ohne Gemüse oder Süßspeisen wie Dampfnudeln oder Apfelstrudel mit Vanillesoße. Bei der zweiten OP freute ich mich dann über Salate und Gemüse-Lasagne.

Schließlich habe ich schon im Krankenhaus wieder gearbeitet. Am OP-Tag selbst ist man natürlich noch zu schwach. Am Tag danach darf bzw. muss man ja wg. des Kreislaufs schon aufstehen und danach, wenn der Kreislauf mitspielt, die ersten Schritte mit dem „Maxl", einem Gestell gehen. Später dann mit Krücken. Da die Physiotherapeutin auch schon am zweiten Tag nach der OP erste Bewegungsübungen im Bett verordnete, sah ich keinen Grund, mein Gehirn nicht ebenfalls nutzen zu wollen. Nachdem ich sämtlichen Verwandten und Freunden am Telefon ein „ärztliches Bulletin" abgeliefert hatte, wollte ich auch nicht dauernd gedanklich mit meinem Gesundheitszustand beschäftigt sein. Also verband ich mich via PC und Internet (mit mobilem Zugang, da die Klinik kein W-Lan anbietet) wieder mit der Arbeitswelt – zunächst am Bett-Tisch, nach dem Ziehen des Katheters und mit zunehmender Beweglichkeit (endlich wieder allein aufs Klo gehen und duschen können!) dann am Tisch im Zweibettzimmer.

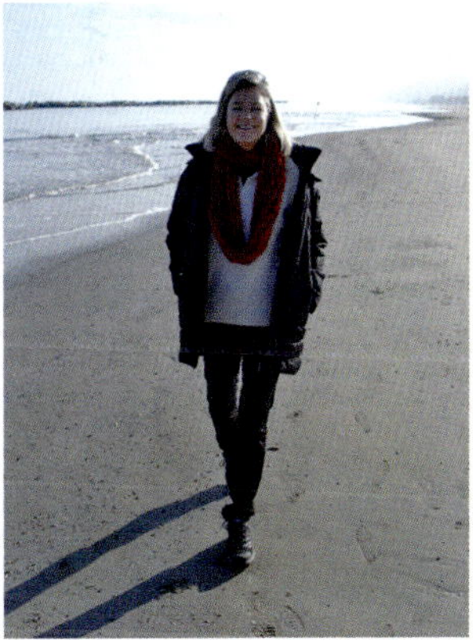

Zweieinhalb Monate nach der zweiten OP heißt Heidis Reha-Programm am Jahresanfang 2012: Strandspaziergang an der Adria.

Meine Bett-Nachbarin schüttelte zunächst den Kopf, später war sie fast neidisch, als sie mitbekam, wie schnell die Tage damit vergingen. Natürlich blieb ich nicht stundenlang wie angewurzelt auf meinem Keilkissen sitzen, sondern bin immer wieder über den Gang gegangen, habe am Fenstersims Dehnübungen gemacht, bin mit Freunden (verbotenerweise) im Klinik-Park spazieren gegangen und habe mich mit meinen

Besuchern unten in die Cafeteria gesetzt. Zwischendurch habe ich immer wieder Liege-, Lese- und Schlafpausen eingelegt – und mich schließlich unbändig gefreut, als ich endlich nach zehn Tagen in die Reha wechseln durfte.

Erste Reha in Bad Heilbrunn

Mit meiner ersten künstlichen Hüfte war ich zur Reha in Bad Heilbrunn, der Einrichtung, die mit dem Rotkreuzklinikum kooperiert. Ich hatte Glück, dass ich ein sehr schön renoviertes Einzelzimmer bekam. Meine Mitpatientin Christine, die ein paar Tage später kam, landete in einer eher deprimierenden „Abstellkammer“, die sie nach Protest gegen ein etwas weniger deprimierendes Zimmer tauschen durfte. Der Übergang vom Krankenhaus zum Reha-Ort an einem Wochenende ist allerdings problematisch. Da ist es gut, wenn man gleich viel Besuch bekommt, denn Samstag und Sonntag tut sich noch nicht viel. Zeit also, alles zu erkunden – in diesem Fall vor allem den sehr schönen Kräuter-Erlebnispark vor der Haustür. Wirklich ein Gewinn! Am schönsten fand ich die „Kurschatten-Gewächse“, das „Tee-Labyrinth“ und den Teich, an dem ich jeden Morgen meine Übungen machte.

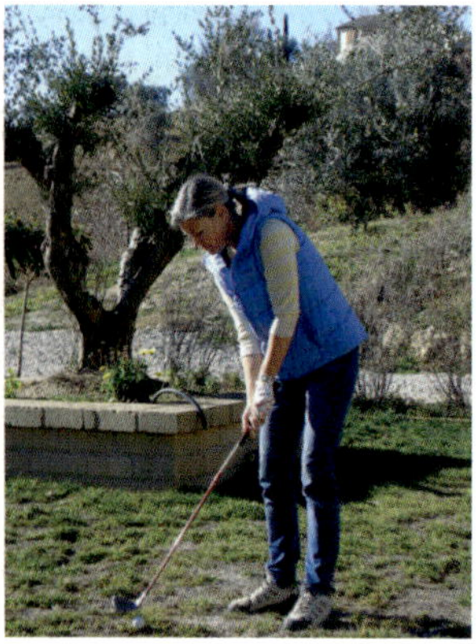

Knapp drei Monate nach der zweiten OP erste Chip-Versuche im italienischen Garten …

Dann freute ich mich über das Essen – endlich doch wieder etwas Wurst, Schinken und Fleisch. Und das an einem Tisch mit netten Mitpatienten, jenseits von Krankenhaus-Gerüchen. Ich hatte auch das große Glück, einen ehemaligen Arbeitskollegen, Hans, zu treffen, der wiederum einen Mitpatienten, Hubert, an unseren Tisch holte, der nun Gestalter dieses Buchs geworden ist. Wir Vier, Christine, Hubert, Hans und ich, verkürzten uns die Abende ungemein beim bayerischen Kartenspiel Wattn, das sie mir als Preußin beibrachten. Was haben wir gelacht und Spaß gehabt!

Sechs Wochen Teilbelastung von 20 kg

Die Anwendungen waren in Bad Heilbrunn insgesamt gut. Allerdings kann ich allen nur empfehlen, sich selbst um genügend Termine zu kümmern. In meinem Fall ging es derart schleppend los – sowohl bei der Physiotherapie als auch bei der Medizinischen Trainingstherapie –, dass ich vehement protestieren gegangen bin. Netterweise hat sich Chefarzt Dr. Udo Gieler um meinen OP-Bericht bemüht, den ich erstaunlicherweise selbst nicht zu Gesicht bekommen hatte (bei der zweiten OP habe ich ihn gleich angefordert zur Entlassung). Darin stand die Begründung, warum ich sechs Wochen lang nur eine Teilbelastung von 20 kg hatte – und entsprechend „sanft" therapiert wurde. Dr. Radke hatte bei der Entfernung meiner Geröllzysten den Hüftknochen mit Spongiosa, Knochenmehl, aufgefüllt, um die Dicke der Hüftpfannenwand zu stärken. Diese Spongiosa braucht einfach Zeit zum Einwachsen und Verfestigen. Aber generell vertritt Dr. Radke die konservative Einstellung, seinen Patienten nicht sofort Vollbelastung zu empfehlen.

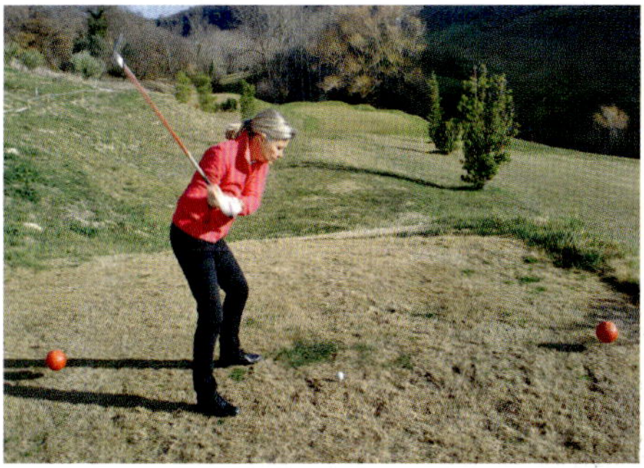

… und zwei Tage später am 14. Januar 2012: Die erste 9-Loch-Runde im Golfclub I Lauri. Hier genau an dem Abschlag des Par 3, an dem mir am 10. Juni 2012 das erste Hole-in-one meiner 24-jährigen Golf-„Karriere" gelingt. Und das mit zwei TEPs!

Das war für mich zunächst schwer einzusehen, schließlich gingen viele Hüft-Patienten um mich herum schon nach wenigen Tagen in der Reha ohne Krücken. Aber ich fügte mich – und hätte aufgrund meiner geschwächten Muskulatur auch gar nicht anders gekonnt.

Dankenswerterweise setzte sich meine Physiotherapeutin dafür ein, dass ich nicht nur täglich eine halbe Stunde, wie im Therapieplan vorgesehen, sondern eine ganze Stunde an den Geräten trainieren durfte. So schaffte ich dann meine sechs gestatteten Teilbelastungen wenigstens und hatte das beruhigende Gefühl, genügend für meinen Muskelaufbau zu tun.

Zweite Reha in Bad Wiessee

Dieses Problem hatte ich in der zweiten Reha in der Medical Park-Klinik St. Hubertus in Bad Wiessee nicht mehr, weil dort die Patienten frei wählen dürfen, wie oft und wie lange sie die Medizinische Trainingstherapie nutzen wollen. Diese Art der Selbstbestimmung kam mir natürlich viel mehr entgegen.

Generell geht es in der Hubertus-Klinik wesentlich sportlicher zu. Während in Bad Heilbrunn doch sehr viele Schlaganfall-Patienten und neurologische Fälle im Rollstuhl anzutreffen sind, ist die Klientel am Tegernsee in Relation gesünder. Herzpatienten und Orthopädie-Patienten halten sich hier die Waage. Alle freuen sich an der tollen Lage direkt am See und treffen sich nebenan im „Aquadome", dem See-Bistro mit den frischen Saiblingen und dem kleinen Aquarium. Grundsätzlich kann man an beiden Orten viele schöne Ausflüge unternehmen, wenn nette Freunde und Bekannte mit dem Auto kommen. Die Gegend um Bad Tölz, dem Nachbarbad von Bad Heilbrunn, ist ebenso schönstes Oberbayern wie die Tegernseer Berge. Ich bin der festen Überzeugung, dass eine schöne Umgebung deutlich zur Heilung beiträgt. Schließlich will die Psyche nach so einem Eingriff auch wieder aufgerichtet werden.

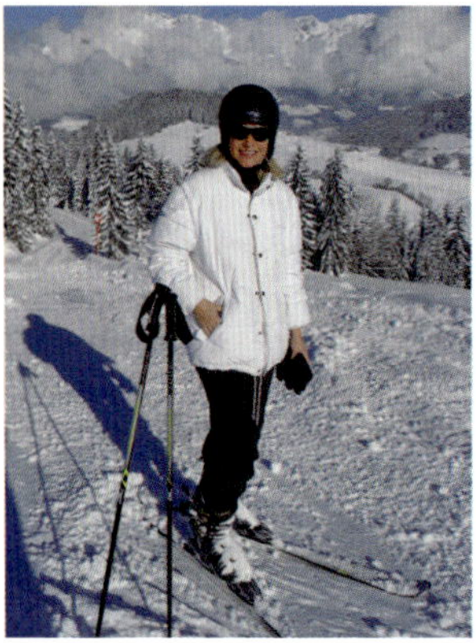

25. Januar 2012: Gute drei Monate nach der zweiten Hüft-OP erster Ski-Ausflug ins österreichische Skigebiet Hopfgarten.

Ach ja: Und in Bad Wiessee habe ich auch meinen Titanhüften-Blog begonnen. Denn natürlich habe ich nicht nur im Krankenhaus, sondern auch in der Reha stets gearbeitet, was in meinem Fall ja schreiben bedeutet.

Erst mit meinen beiden Endoprothesen ist es wirklich aufwärts gegangen mit meiner Beweglichkeit und dem Sport. Solange ich nur ein künstliches Hüftgelenk hatte, suchte der Körper immer noch nach der nicht möglichen Balance. Nach der ersten Reha bin ich im Sommer viel geschwommen und habe Spaziergänge am Strand und in der flachen Adria gemacht. Die ersten Golfschwünge waren ernüchternd. Die linke Seite tat einfach zu weh. Ich ging in Schonhaltung und war zunehmend frustriert. Also ließ ich es sein und entschloss mich nach einem Termin in der Praxis bei Dr. Radke zur zweiten OP bei ihm nach nur fünf Monaten. Die Zeit bis dahin nutzte ich zum stetigen Muskelaufbau mit Hilfe eines Personal Trainers und meiner Physiotherapeutin. Schließlich musste das operierte Bein kräftig genug sein, um die einseitige Voll- bis Doppelbelastung zu tragen. Bevorzugte Übung: Einbeinstand.

„Erst mit meinen beiden Endoprothesen war der Körper wieder so in der Balance, dass es auch sportlich aufwärts ging."

Nach drei Monaten schmerzfrei Golfen und Skifahren

Nach der zweiten OP und Reha verzichtete ich erneut auf die so genannte IRENA, das ambulante Reha-Programm, das Kassenpatienten zusteht. Mein Operateur meinte auch lapidar: „Das schaffen Sie schon alleine." Recht hatte er. Ich machte täglich meine Übungen zu Hause inklusive meiner geliebten Fünf Tibeter, trainierte auf dem Stil Fit-Ergometer im Wohnzimmer und auf meinem Bellicon-Mini-Trampolin. Mit dem Zutrauen, das ich nach der ersten OP gewonnen hatte, traute ich mir nach der zweiten OP natürlich viel mehr zu. Ich denke, dass ich genau gespürt habe, was ich wann meinen neuen Gelenken zumuten konnte. So habe ich also nach drei Monaten schon meine ersten neun Löcher Golf gespielt und habe nach dreieinhalb Monaten meine ersten Schwünge im Schnee gemacht. Zweieinhalb Stunden sind wir im relativ anstrengenden Neuschnee Ski gefahren.

Nach diesen „Feuerproben" im Januar 2012 habe ich eine kleine Pause eingelegt, bevor ich Ende Februar, Anfang März mehrere Tage Ski gefahren bin, auch eine schwarze Piste (!), und danach meine ersten 18 Löcher Golf gespielt habe. Es geht alles wunderbar.

Fazit: Bewegung macht wieder Spaß, nichts tut mehr weh, ich fühle mich um Jahre verjüngt!

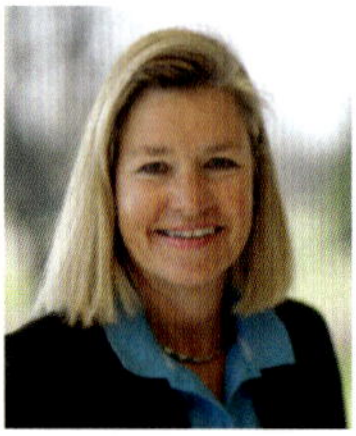

Steckbrief

Heidi Rauch,
Diplom-Journalistin, Kultur PR und Autorin
*23. 8. 1957 in Berlin

Hüft-Beschwerden:
Ab ca. 2001, zunehmende Beschwerden beim Gehen, überfallsartiger stechender Schmerz in der Leistengegend mit Einknicken, zum Schluss Brustschwimmen nicht mehr möglich

Ursache: Wahrscheinlich nicht erkannte Hüftdysplasie als Baby

Diagnose: Juni 2010 fortgeschrittene Coxarthrose beidseitig

Behandlungen vor der OP:
Physiotherapie, ambulante Reha mit Stoffwechsel-Übungen zum Erhalt der Beweglichkeit; sporadisch Schmerzmittel; in den Jahren vor der richtigen Diagnose diverse andere Behandlungen (s. ABC`s in diesem Buch)

Hüft-OP: 24. 5. 2011 rechts, 18. 10. 2011 links

Klinik und Operateur:
Beide Male Rotkreuzklinikum München, PD Dr. med. Jürgen Radke

Krankenkasse:
AOK, Private Krankenhaus-Zusatzversicherung (Zweibettzimmer) Axa

Technik und Material:
Unzementierte Totalendoprothesen; antero-lateraler minimal-invasiver Zugang modifiziert nach Watson-Jones; Pfanne: Typ EP Fit, Größe 50, Pure Titanium; Inlay: Typ Rexpol STD, Größe 36/50-52; Kopf: Typ Keramik, Länge 36 M (rechts) 36 S (links); Schaft Typ Polarschaft, Größe 3 (rechts), Größe 4 (links); Firma: Smith & Nephew

Komplikationen nach der OP: Keine

Reha: 1. Hüfte m & i Fachklinik Bad Heilbrunn, 2. Hüfte Medical Park Klinik St. Hubertus Bad Wiessee, Tegernsee, jeweils drei Wochen

Reha-Ziel: Wieder schmerzfrei 18 Löcher Golf spielen können.

Behandlungen nach der Reha:
Physiotherapie, Übungen mit Personal-Trainer

Sportarten vor der Hüft-OP: Golf, Alpin-Ski, Radfahren

Sportarten nach der Hüft-OP und ab wann:
Golf jeweils knapp drei Monate nach der OP, nach der ersten Hüft-OP aber nicht schmerzfrei, nach der zweiten schon; Ski dreieinhalb Monate nach der zweiten Hüft-OP

Fitness-Training vor der OP:
Gerätetraining, Personal Trainer, Bellicon-Trampolin, Ergometer bzw. Radfahren, tägliche Morgen-Gymnastik mit den Fünf Tibetern und Qi Gong-Übungen

Fitness-Training nach der OP:
Wie oben (ohne Gerätetraining) plus Schwimmen und Walken, Morgen-Gymnastik ergänzt durch Dehn- und Kräftigungsübungen, außerdem ca. 2 x pro Woche 18 Löcher Golf

Wie zufrieden heute, 2012? Sehr

Mutmach-Satz für andere:
Freuen Sie sich auf die wiederkehrende Lebensfreude nach der Hüft-OP! Denn schmerzfreie Bewegung macht Spaß – und schüttet Endorphine, Glückshormone aus.

Peter Herrchen, 55, zwei Hüft-TEPs

Vom Gipsbett zum Tischtennis-Leistungssportler und Triathleten

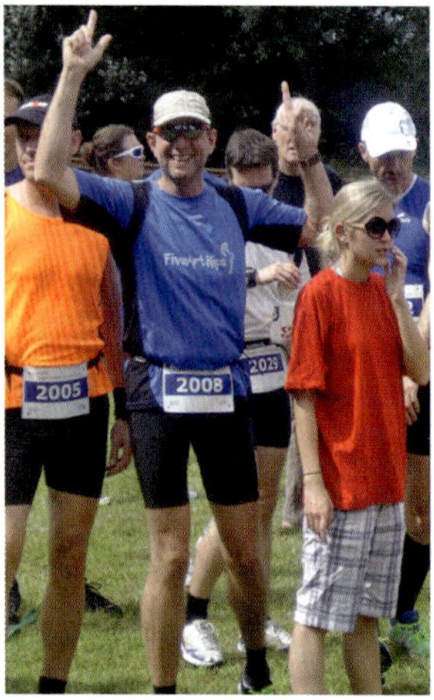

Laufen ist die Leidenschaft von Peter.

Es war ein Sonntag im September 1957, kurz nach 3.00 Uhr, als wieder einmal das schönste Baby von allen je geborenen Babies auf die Welt kam. Sein Name: Peter. Die Freude der Eltern war riesig über den Erstgeborenen. Schade nur, dass der medizinische Standard noch nicht dem heutigen entsprach und Hüft-Screening (Ultraschall) bei Neugeborenen noch nicht erfunden war. Eine eventuelle visuelle Prüfung der Po-Falten stand oder fiel mit dem Kinderarzt. Bei mir war letzteres der Fall. Während der ersten Lebenswochen, ohnehin nur ein Pflegefall, verlief meine Entwicklung scheinbar völlig normal. Schreien, spucken, Bäuerchen, alles unter und hinter sich lassen, krabbeln und die ersten Steh- und Gehversuche.

Nicht erkannte angeborene Hüftdysplasie

Mit 13 Monaten endlich des aufrechten Ganges mächtig, freuen und wundern sich die Eltern zugleich. Wieso stehen ein Bein und ein Fuß ziemlich nach außen? Die Kinderärztin fand alles ganz normal und verschrieb Massagen. Drei Monate später überwies eine Vertretungskinderärztin zum Orthopäden Dr. Priessnitz. Das Röntgenbild gab traurige Gewissheit. Eine nicht erkannte angeborene Hüftdysplasie hatte sich inzwischen zur Hüftluxation (Hüftköpfe befinden sich oberhalb der Pfanne

und die Pfanne ist nicht richtig ausgebildet) gemausert.
Eine niederschmetternde Diagnose, damals mangels Verständnis weniger für mich als für meine Eltern. Gab es doch jetzt scheinbar keine Aussicht mehr auf eine Korrektur, eine Heilung. Das Leben als Behinderter schien damit vorprogrammiert. Jeder hat vermutlich das eine oder andere Bild von alten, mit Gehstöcken ausgestatteten Männern und Frauen im Kopf, die krumm, gebückt und mit seltsam konvex geformten, viel zu kurzen Beinen durchs Leben humpeln. So sollte ich also ab jetzt die Welt erkunden?

Hartnäckige Eltern

In der orthopädischen Klinik in Wiesbaden wurde dann versucht, durch Einrenken und anschließende Ganzkörper-Streckverbände die Situation zu verbessern. Insgesamt wurden fünf Einrenk-Versuche über einige Monate, immer einhergehend mit Gipsverbänden vom Oberkörper bis zu den Füßen, unternommen. Danach sah der damalige Chefarzt Dr. Volk keine Besserung und brach die Behandlung ohne Erfolg ab. Von einer Operation riet er ab, da diese lebensgefährlich sei und selbst im besten Fall nur kurze Zeit halten würde.

„Leider muss ich die Behandlung wegen Erfolglosigkeit abbrechen, eine Operation wäre lebensbedrohlich. Sie müssen sich damit abfinden, dass Ihr Sohn nie mehr richtig laufen wird.“

Meine Eltern, die sich mit der Unheilbarkeit nicht abfinden wollten, fanden im Oberarzt der Klinik einen Verbündeten, der sogar zu uns nach Hause kam. Er hatte noch einen Prof. Dr. Kaiser in Erfurt (damalige DDR) und einen Prof. Dr. Lange in München parat. Beide sagten nach Studium der Röntgenbilder zu, die weitere Behandlung ohne Operation zu versuchen bzw. zu übernehmen. Meine Eltern sollten mich einfach mal eben dorthin bringen. Nach nochmaliger Rücksprache mit der Orthopädischen Klinik Wiesbaden und mit dem erstbehandelnden Orthopäden Dr. Priessnitz übernahm dieser schließlich die weitere Behandlung. Er hat mich dann „nur“ noch von oberhalb des Beckens bis zu den Knien eingegipst,

so dass ich mich immerhin stellen konnte ohne umzufallen. Dieser Gips blieb noch gut ein Jahr mein Begleiter. Nach und nach konnte ich damit sogar ganz kleine Schritte machen.
Gut, dass einem der Lebensabschnitt bis ca. vier oder fünf Jahren nicht mehr im Gedächtnis bleibt, zumindest nicht in meinem.

Beginn der Bewegungssucht und Sportverrücktheit

1961 kam der Gips endlich ab. Überglücklich begannen meine Eltern, unterstützt von Experten, mit meinem Muskelaufbau. Ich bekam ein „Schiebe-Rädchen" (Dreirad ohne Pedale) und ging über einen Zeitraum von fünf Monaten zweimal wöchentlich zur Massage und Gymnastik. Heute würde man das wohl Physiotherapie nennen.

Nachts musste ich in dieser Zeit noch in einer Plexiglas-Schale schlafen. Parallel dazu bekam ich auf privaten Rat ein Medikament aus gemahlenen Kalbsknochen (Ossopan), dessen Monatskosten mit DM 50,00 damals etwas mehr als der Hälfte der Monatsmiete unserer Wohnung entsprachen. Meine Eltern glauben bis heute daran, dass dieses Medikament den Heilungs - prozess positiv beeinflusst hat.

„Wenn schon eine unpopuläre Sportart wie Ping Pong, dann aber richtig. So wurde ich mehrfacher Hessen-Meister im Tischtennis bei Schülern und Jugendlichen."

Auch wenn ich mich an nichts in dieser Zeit erinnern kann, so bin ich fest davon überzeugt, dass die damalige über einjährige Bewegungsunfähigkeit dazu geführt hat, dass ich ab diesem Zeitpunkt bewegungssüchtig und damit dann später auch sportverrückt wurde.

Meine Kindheit verlief danach ganz normal, außer dass ich von morgens bis abends auf der Straße Fußball spielte, rannte, herumtobte, Rollschuh (ja so hießen Inliners früher) lief, kurz gesagt, keine freiwillige Minute ruhte. Meine Eltern, immer noch unsicher, ob das wirklich alles gut für mich sei, planten nun, den Bewegungsdrang vielleicht in einem Sportverein zu kanalisieren. Sicherheitshalber fragte man den Orthopäden, welches denn die geeignete Sportart bei meiner Vorgeschichte sei. Darauf empfahl er meinen Eltern und damit auch mir, etwas Ping Pong zu spielen.

O. k., dachte ich vermutlich damals, wenn schon eine unpopulärere Sportart, dann aber richtig. So wurde ich innerhalb von drei Jahren zum Hessen-Auswahlspieler und mehrfachen Hessen-Meister bei Schülern und Jugendlichen. Mit 16 stand ich unter den Top 15-Spielern in der deutschen Rangliste und war bei den Herren bereits Stammspieler in der Regionalliga.

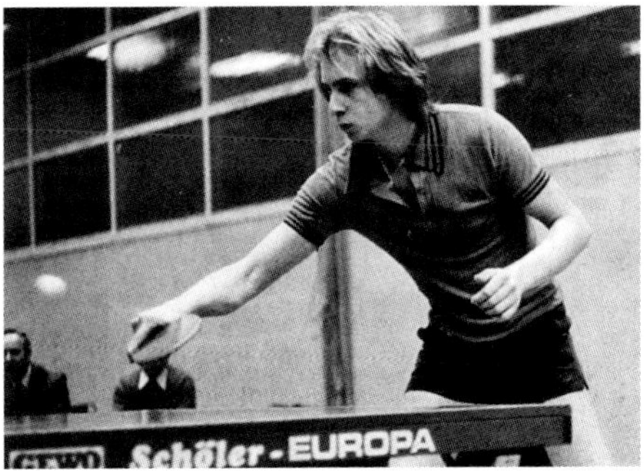

Peter Herrchen 1977 an der geliebten Tischtennisplatte.

Zusatz-Hindernis I: seltene Hüftkopf-Erkrankung

Bevor dies alles soweit kam, gab es noch einen kleinen Dämpfer. Alsob die Hüftluxation nicht schon gereicht hätte, litt ich im Alter von neun Jahren plötzlich an Morbus Perthes. Dies ist eine relativ seltene Erkrankung, hauptsächlich bei Jungen im Alter zwischen vier und neun Jahren. Die Chance, daran zu erkranken, liegt bei 1 zu 1.200. Ich bin eben ein echter Glückspilz. Die Ursachen dieser Krankheit sind heute noch weitgehend unklar. Es handelt sich um eine durch Durchblutungsstörungen hervorgerufene Erkrankung des Hüftkopfs, meist beidseitig, einhergehend mit starken Schmerzen. Die Krankheit dauert meist zwei bis vier Jahre, es gibt aber auch längere oder kürzere Verläufe. Bei langer Krankheitsdauer bleibt der Hüftkopf dauerhaft verformt und geschädigt. Zumindest hier hatte ich ein wenig Glück, die Krankheit war nach ca. sechs Monaten überwunden. Eine Therapie gibt es außer Entlastung und Streckung des Hüftgelenks praktisch nicht.

Für eine bleibende zusätzliche Schädigung des linken Hüftkopfs haben die sechs Monate jedoch ausgereicht. Mein Orthopäde wollte danach mir und meinen Eltern einreden, dass jetzt Reiten besser sei als Ping

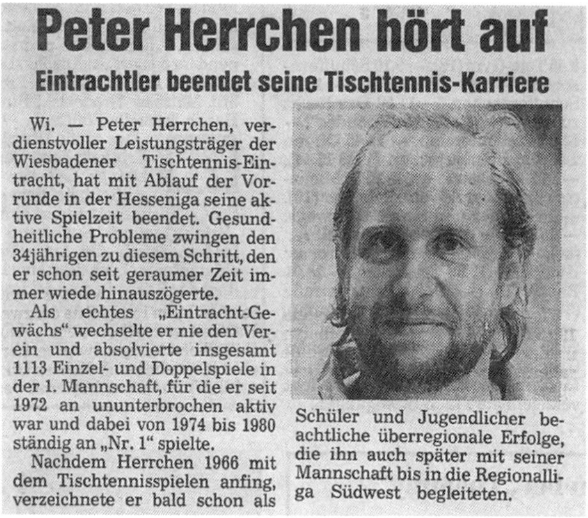

Peter Herrchen hört auf

Eintrachtler beendet seine Tischtennis-Karriere

Wi. — Peter Herrchen, verdienstvoller Leistungsträger der Wiesbadener Tischtennis-Eintracht, hat mit Ablauf der Vorrunde in der Hesseniga seine aktive Spielzeit beendet. Gesundheitliche Probleme zwingen den 34jährigen zu diesem Schritt, den er schon seit geraumer Zeit immer wiede hinauszögerte.

Als echtes „Eintracht-Gewächs" wechselte er nie den Verein und absolvierte insgesamt 1113 Einzel- und Doppelspiele in der 1. Mannschaft, für die er seit 1972 an ununterbrochen aktiv war und dabei von 1974 bis 1980 ständig an „Nr. 1" spielte.

Nachdem Herrchen 1966 mit dem Tischtennisspielen anfing, verzeichnete er bald schon als Schüler und Jugendlicher beachtliche überregionale Erfolge, die ihn auch später mit seiner Mannschaft bis in die Regionalliga Südwest begleiteten.

Ein Artikel im Wiesbadener Kurier im Januar 1991 verkündete das Ende von Peter Herrchens Tischtennis-Karriere aus gesundheitlichen Gründen. Aber er spielt bis heute erfolgreich weiter!

Pong. Ich kann mich auch entsinnen, danach mal unter Androhung von Zwangsmaßnahmen auf einem Pferd gesessen zu haben. Es muss verdammt kurz gewesen sein.

In meiner Blütezeit als Tischtennisspieler im Alter zwischen 14 und 24 Jahren war ich mit diesem Sport noch nicht vollständig ausgelastet und habe deshalb zusätzlich regelmäßig Squash und Tennis gespielt und im Winter Skilanglauf betrieben.

Zusatz-Hindernis II: vierfacher Beckenbruch

Manche Leser werden sich noch an die TV-Serie der 80er Jahre „Ein Colt für alle Fälle" erinnern. Eine amüsante Serie über einen Stuntman, gespielt von Lee Majors, der als Kopfgeldjäger arbeitete.

Offensichtlich hatte ich in der Zeit eindeutig zu viel davon gesehen, sonst wäre mir nachfolgende Bewegungslegasthenie erspart geblieben. Als stolzer Besitzer eines fast neuen bayerischen PKWs mit drei Buchstaben hielt ich dieses Fahrzeug auf einer leicht abschüssigen Straße an, um mal eben schnell zum Briefkasten zu springen. Kurz darauf machten mich gestikulierende Bauarbeiter in der Nähe darauf aufmerksam, dass mein Wagen ins Rollen gekommen war. Nach einer kurzen Schrecksekunde erinnerte ich mich an hunderte von Szenen oben genannter TV-Serie, in der Menschen in fahrende Autos springen, um diese locker unter Kontrolle zu bringen. Dies sollte ich doch auch lässig schaffen… Ein kurzer Sprint, öffnen der Fahrertür, und...

Vor meinen Augen liefen die verschiedenen „sich ins Auto schwingen"-Techniken ab. Sekunden später wurde ich zwischen PKW und Hauswand eingeklemmt und beides war stabiler als mein Becken. Ergebnis der Action-Szene: Ein vierfacher Beckenbruch und zwei geschrottete Fahrzeuge. Die nachfolgenden endlosen sechs Wochen, die ich rücklings auf dem Krankenhausbett zu liegen hatte, betrachte ich heute als Generalprobe für meine späteren Hüft-OPs.

Als weiteres Positivum wäre da noch die Unterstützung der Medizinstudenten zu erwähnen. Der Oberarzt der Uniklinik fragte mich nämlich, ob ich ihm gestatten würde, seine Studenten vor mir und meinem Röntgenbild zu versammeln. Nach meiner Zustimmung schauten sich alle verwundert meine Becken- und Hüftfotos an. Keiner der Studenten hielt es mit Blick auf meine Röntgenbilder für möglich, dass ich auch nur einen Schritt ohne Krücken gehen, geschweige denn noch aktiv in der Hessenliga Tischtennis spielen könnte. Somit haben die angehenden Doktoren zumindest gelernt, dass man nicht nur Röntgenbildern glauben darf, sondern unbedingt das Empfinden und die Empfindlichkeit des Patienten berücksichtigen muss. Eine perfekte Muskulatur kann eben einiges ausgleichen, wenn auch leider nicht unbegrenzt.

„Man darf nicht nur Röntgenbildern glauben, sondern muss unbedingt das Empfinden und die Empfindlichkeit des Patienten berücksichtigen. Eine perfekte Muskulatur kann einiges ausgleichen."

1. Hüft-OP mit 39 Jahren: 1997 noch keine Routinesache

Bei mir sollte dieses Ausgleichen nur noch sechs Jahre halbwegs funktionieren.
Danach war mit schmerzfreiem Gehen und Sport treiben erst mal Schluss. Nach weiteren quälenden vier Jahren ohne wirkliche Lebensqualität, sowohl für mich als auch für meine Familie, nur noch wenige Meter ohne Pause gehen könnend, stöhnend und japsend die Treppen

zu unserer Dachstudiowohnung am Geländer hochziehend schaffend und mangels Bewegung fast 90 kg wiegend, entschloss ich mich zur ersten OP.

Bloß schien sich keiner zu finden, der mich mit gerade mal 39 Jahren operieren wollte - man ist damals wohl noch nicht ganz so routiniert mit Hüft-OPs umgegangen wie heute. Letztlich bin ich dann nach einigen Recherchen in einer Hamburger Spezialklinik in unmittelbarer Nachbarschaft zur Reeperbahn gelandet, die einen hervorragenden Ruf genoss und deren Gründer die Hüfttotalendoprothesen (Hüft-TEP) Anfang der 60er Jahre in Deutschland als erster entwickelte (zusammen mit dem Briten John Charnley) und implantierte. Der mich untersuchende Arzt machte mir große Hoffnung und versprach mir, dass ich nach der OP ziemlich zügig wieder alle meine sportlichen Aktivitäten ausüben könnte. Die Frage, ob es schwierig sei, zementierte Hüften zu wechseln (es gab damals auch die ersten nicht zementierten Endoprothesen), wurde eindeutig verneint und zwar mit dem Satz: "Machen Sie sich keine Sorgen, das machen wir täglich, das können wir". Als Freund der klaren Worte waren damit meine letzten Zweifel ausgeräumt. Im Mai 1997 war es dann soweit.

„Machen Sie sich keine Sorgen, das machen wir täglich, das können wir.“

Alle Vorbereitungen waren getroffen, Ehefrau und dreijähriges Töchterchen in der Nähe einquartiert. Die OP lief laut der Ärzte nach Plan, und ich durfte bereits am ersten postoperativen Tag die Haltbarkeit des Zements und der künstlichen Hüfte im Stehen testen. Es versprach eine Erfolgsgeschichte zu werden.

Doch drei Tage nach der OP bekam ich Fieber und einen viel zu hohen Puls. Als Grund stellte sich schnell ein sehr großes Hämatom heraus, welches sich am Rücken von oberhalb des Beckens an der operierten Seite bis in den Genitalbereich gebildet hatte. Und das, obwohl doch die OP laut Operateur so problemlos verlaufen war!

Ein zusätzliches Problem stellte dabei meine Entscheidung dar, mich zwecks Minimierung des Arbeitsausfalls zwischen möglichst vielen Feiertagen im Mai operieren zu lassen. Die meisten Ärzte hatten nämlich auch Urlaub, und das Pflegepersonal war extrem ausgedünnt. Zum Glück hatte mich meine Frau begleitet, die ausgebildete Intensivschwester ist. Sie übernahm, natürlich sehr zur Freude des Klinikpersonals, jetzt soweit wie möglich das Regiment. Ihr ist es zu verdanken, dass, wenn auch ein bis zwei Tage zu spät, überhaupt jemand meine Komplikationen ernst nahm. Nach Beinvenenthrombose und Lungenembolie kam ich dann mit einem HB-Wert (Hämoglobinwert = Menge des roten Blutfarbstoffes) von 5 mmol/l (Millimol pro Liter) auf die Intensivstation (Der Normalwert ist mindestens doppelt so hoch). Trotz meiner Eigenblutspende wurde jetzt noch Fremdblut benötigt. Aber danach ging's bergauf.

Neue Leidenschaft: Radfahren drei Monate nach der OP

Den ursprünglichen Plan, beide Hüften kurz nacheinander operieren zu lassen, gab ich allerdings auf, da meine Beweglichkeit auch mit nur einer 'neuen' Seite sehr gut war. Nun galt es an der Kondition zu feilen. Da an Joggen als Ausdauersport damals natürlich nicht zu denken war, entdeckte ich das Zweirad als Sportgerät neu und begann zunächst mit einem schicken Damenrad (wg. des einfachen Aufsitzens) meine neue Sportart drei Monate nach der Operation.

„Ein Jahr nach der OP war ich wieder in der Tischtennis-Landesliga aktiv."

Die ersten Ausflüge endeten zwar bei jeder ein- bis zwei-prozentigen Steigung mit hochrotem Kopf, doch das änderte sich schnell. Das Damenrad mutierte bald zu einem richtigen Männer-Crossrad und kurze Zeit später zu einem MTB-Fully. Die nächsten sieben bis acht Jahre war mein Fully Sommer wie Winter mein treuester sportlicher Begleiter.

Wie selbstverständlich stand ich ein Jahr nach der Operation auch wieder aktiv an der Tischtennisplatte und zwar in der Landesliga. Daneben

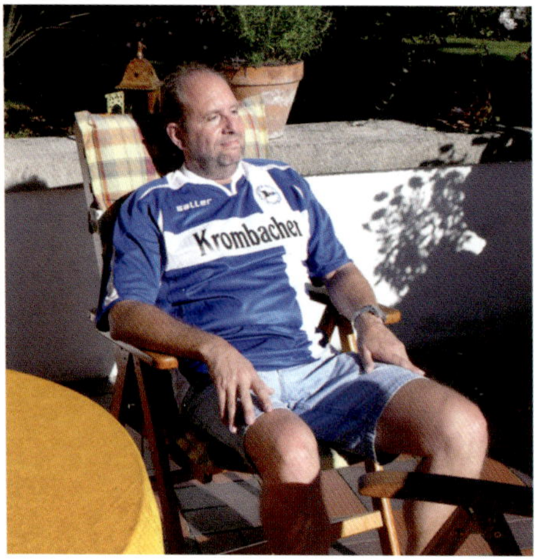

Zunehmende Schmerzen nach dem Sport ließen Peter Herrchens Gewicht auf 90 kg steigen, hier im Oktober 2007. Der 1,86 m große Sportverrückte nennt es selbst „das Adipositas-Foto".

waren ausgedehnte Spaziergänge und Bergwanderungen mit Hilfe von Wanderstöcken problemlos möglich, auch wenn das hinkende Gangbild immer mein Markenzeichen blieb. Mein BMI – Body Mass Index (Formel zur Einteilung in Untergewicht, Normalgewicht und Übergewicht) – entwickelte sich in dieser Zeit wieder deutlich in Richtung der Spieleranzahl zweier Fußballmannschaften.

Ab 2005 meldete sich dann leider doch wieder verstärkt meine nicht operierte Seite. Die Einschränkungen wurden größer, die Schmerzen nach sportlicher Betätigung stärker, mein Körpergewicht höher – bis zu 90 kg bei einer Größe von 1,86 m. Heute, bei wieder voller sportlicher Betätigung, hat sich mein Gewicht bei „schlanken" 78, 79 kg eingependelt.

2. Hüft-OP 2008: Nach sechs Wochen zu Fuß auf den Wallberg

Fest entschlossen, dieses Mal nicht so lange wie beim ersten Mal zu warten, begann zügig die Suche nach einer geeigneten Klinik. Hamburg sollte es nach den Nachsorgeproblemen von damals nicht mehr sein. Nach längeren Recherchen und dem Studium vieler Qualitätsberichte fiel die Entscheidung für Garmisch-Partenkirchen. Schon der erste Klinik-Besuch, bei dem ich zunächst nur einen Eindruck gewinnen wollte, war überzeugend. Freundliches Personal, sehr kompetent wirkende Ärzte und der gute Ruf taten ihr Übriges. Der OP-Termin wurde vereinbart, ein Aprilscherz, der 1. April 2008!

Vielleicht wurde deshalb der Termin kurz vorher auf den 2. April verschoben. Die Anschluss-Reha in Bad Wiessee wurde zu diesem Zeitpunkt auch bereits fest vereinbart.

Der OP-Bericht ist einfach und kurz: Perfekter Verlauf, Implantat als 4-teiliges nicht zementiertes Baukastensystem. Die AHB (Anschlussheilbehandlung) war nicht minder perfekt und bescherte mir bereits nach sechs Wochen die ärztlich genehmigte Möglichkeit, den Tegernseer Hausberg, den 1.722 Meter hohen Wallberg, zu Fuß zu besteigen. Insgesamt 830 Höhenmeter auf 6,5 Kilometer Wegstrecke, natürlich noch unter Zuhilfenahme von Wanderstöcken. Bergab musste wegen der Belastung die Seilbahn genommen werden.

Im Anschluss an die stationäre Reha nutzte ich mit IRENA, hierbei handelt es sich leider nicht um meine attraktive Physiotherapeutin, die intensivierte Rehabilitationsnachsorge der Deutschen Rentenversicherung. Diese beinhaltete insgesamt 24 ambulante Anwendungen über einen Zeitraum von bis zu sechs Monaten. Praktisch, dass dies in der gleichen Reha-Einrichtung wie zuvor bei der stationären Rehabilitation durchgeführt werden konnte. Damit ergab sich die Möglichkeit, die zusätzlichen Einrichtungen des Hauses, wie Fitness-Studio, Schwimmbad und Sauna, neben den Anwendungen zu nutzen und so weiter in Eigenregie an der körperlichen Fitness zu arbeiten.

„Mit Eigenregie und Eigeninitiative lässt sich viel mehr erreichen.“

Darin liegt übrigens ein Teil des Erfolges: Eigenregie und Eigeninitiative. Sofern es der Heilungsprozess zulässt, sollte man immer versuchen, noch ein paar mehr Anwendungen zu bekommen. Dies ist nach meiner Erfahrung auch problemlos möglich, wenn man hartnäckig bleibt. Meine Therapeuten waren jedenfalls immer dankbar, wenn ich mehr gefordert habe. Drei Monate später und wieder knapp 15 Kilogramm leichter, begannen dann die ersten Joggingversuche, nicht ohne vorher mit meinem Operateur gesprochen zu haben. Vorsichtige langsame drei Kilometer mit Gehpausen schaffte ich immerhin beim ersten Mal.

Ein Jahr nach der OP zum Triathlon

Ich hatte mir zwar erhofft, dass die Operation ein voller Erfolg werden würde, dass ich aber zum ersten Mal nach fast 30 Jahren wieder ein normales Gangbild bei zwei gleich langen Beinen hatte und mich dazu noch schneller als Schrittgeschwindigkeit fortbewegen konnte, war doch etwas ganz Besonderes. Man weiß plötzlich Selbstverständlichkeiten ganz anders zu schätzen.

Ich wäre aber nicht ich selbst, nämlich sportverrückt, wenn ich von nun an nicht wieder an Wettkämpfe in meiner erstmals seit langem möglichen neuen Sportart Laufen gedacht hätte. Aber Laufen alleine, das ist doch zu wenig. Also meldete ich mich optimistisch und voller Elan für den ersten Sprinttriathlon (500 Meter Schwimmen, 20 Kilometer Mountainbiken, 5 Kilometer Laufen) an. Termin fast genau ein Jahr nach der Operation.

„Bei Laufproblemen mal eine Ganganalyse machen lassen – manchmal helfen auch Einlagen im Sportschuh.“

Trainingspläne wurden geschmiedet und das Pensum erhöht. Schöner Nebeneffekt: Das erste Mal konnte ich gemeinsam mit meiner Frau, schon lange eine Läuferin, joggen. Anfänglich natürlich noch hoffnungslos von ihr abgehängt, wenn sie das wollte. Das sollte sich allerdings relativ schnell ändern. Doch kein Auf ohne Ab. Nach einiger Zeit traten nach längeren Läufen Schmerzen am Schienbein auf der operierten Seite auf. Diese wurden so schlimm, dass ich kaum noch auftreten konnte. Die 30 Sekunden-Diagnose und der Neun-Worte-Satz meiner Orthopäden-Vertretung: "Meniskus kaputt, aber sicherheitshalber noch mal ein MRT durchführen". Dabei wurde glücklicherweise nur eine Überlastung/Reizung des Schienbeins festgestellt. Vermutete Ursache: Eine kleine Fehlstellung beim Laufen. Ich machte eine kurze Zwangspause und begab mich dann zu einem Laufladen mit orthopädischer Expertise. Nach einer Laufband-Analyse wurde mein rechter Schuh auf der Innenseite unter der Sohle um wenige Millimeter erhöht. Danach hatte ich bis heute nie wieder einen Hauch von Schmerzen. Was wenige Millimeter im Leben doch ausmachen können!

Nun endlich wieder das Ziel des ersten Triathlons fest im Blick, wurde das Training auf fünf bis sechs Einheiten pro Woche erhöht. Schwerpunkt Laufen, sowie Radfahren und Schwimmen.

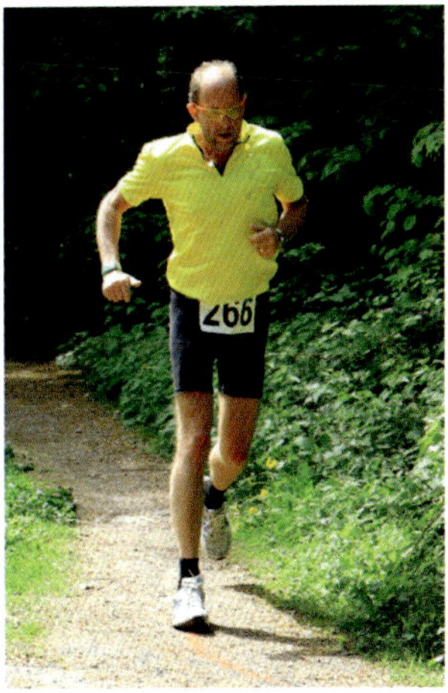

Am 26. April 2009 startet Peter Herrchen beim Cross-Triathlon Neroman in Wiesbaden – ein Jahr nach der zweiten Hüft-OP.

Mein realistisches Minimalziel für den Wettkampf: unter zwei Stunden. Am 26. April 2009 war es dann so weit, und mein Ziel wurde mit 1:59:23 „locker" erreicht.

In den Folgejahren galt es nun, regelmäßige Lauf- oder Triathlon-Wettkämpfe zu bestreiten, darunter auch einen Halbmarathon. Meine jährlichen Trainingsumfänge liegen bis heute bei durchschnittlich 1.000 Laufkilometern, 1.000 Radkilometern und 25 bis 30 Schwimmkilometern. Im Winter kommt noch Skilanglauf dazu, und natürlich stehen von September bis April meine Tischtennis-Ligaspiele nebst Training auf dem Programm.

Das Fazit meines im wahrsten Sinne des Wortes bisher bewegten Lebens mit vielen gesundheitlichen Hochs und Tiefs kann für mich nur lauten: Niemals aufgeben und immer daran glauben, dass die Dinge, die man erreichen will, auch erreicht werden können, selbst wenn es teilweise aussichtslos erscheinen mag.

Five Art Hips meistern Triathlon am Tegernsee

Weltpremiere beim Tegernsee-Triathlon am 8. Juli 2012: Fünf künstliche Hüften bestritten den Kurztriathlon über die olympische Distanz als Staffel! Peter Herrchen hat das Projekt „Five Art Hips“ ins Leben gerufen und erfolgreich durchgeführt. Mit dabei: Stefan Saal mit einer TEP als Schwimmer, Heinz Meixner (s. seine Geschichte in diesem Buch) mit zwei TEPs als Radfahrer und Peter mit seinen zwei TEPs als Läufer. Ergebnis: 3,04 Stunden = 36,8 Minuten pro TEP und Platz 24. Immerhin gingen 800 Triathleten an den Start, 350 davon über die Olympische Distanz. Stefan hatte 1.5 Kilometer zu schwimmen und absolvierte diese in einer knappen halben Stunde; Heinz hatte 40 Kilometer zu radeln (bergauf und bergab wohlgemerkt) und war mit seiner Zeit von einer Stunde und 29 Minuten nicht ganz zufrieden. Peter hatte 10 Kilometer Laufstrecke zu absolvieren (ebenfalls bergauf und bergab, u. a. über den Golfplatz Bad Wiessee) und verfehlte mit einer Stunde und sechs Minuten knapp sein selbst gestecktes Ziel von unter einer Stunde. Aber die Zeit war den „Five Art Hips“ sowieso eher egal: „Wir wollen anderen ein Vorbild sein und vor allem Spaß an der Bewegung haben.“, sagten sie unisono in die Mikrofone der Reporter am Ende der Strecke.

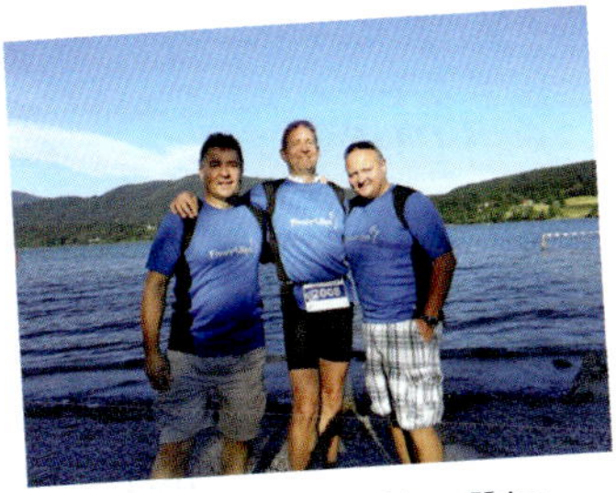

Die drei Five Art Hips-Triathleten Heinz, Peter und Stefan (v. l. n. r.) in eigens angefertigten Shirts vor der Kulisse des Tegernsees.

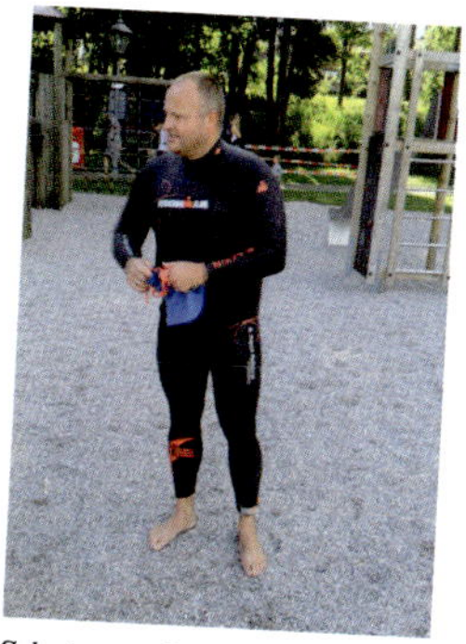

Schwimmer Stefan macht sich warm vor dem Sprung in den Tegernsee.

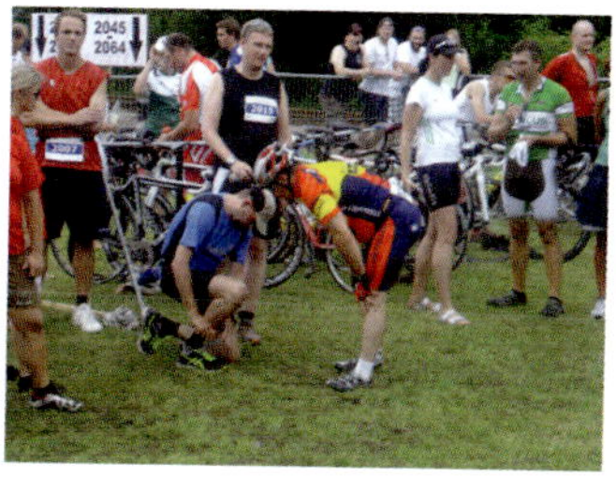

Radler Heinz übergibt den elektronischen Zeitmesser an Läufer Peter.

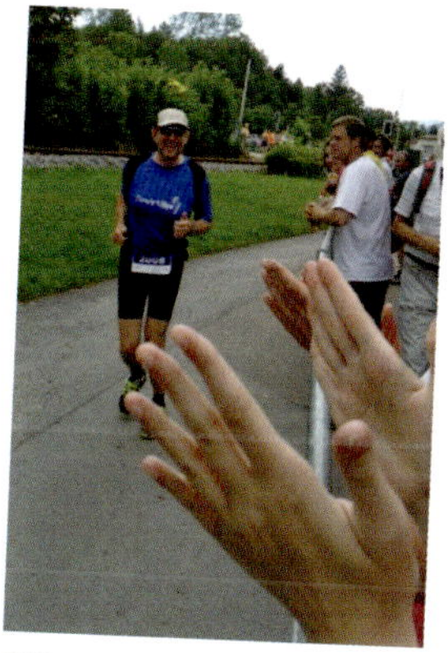

Während seines Laufs wird Peter ordentlich angefeuert.

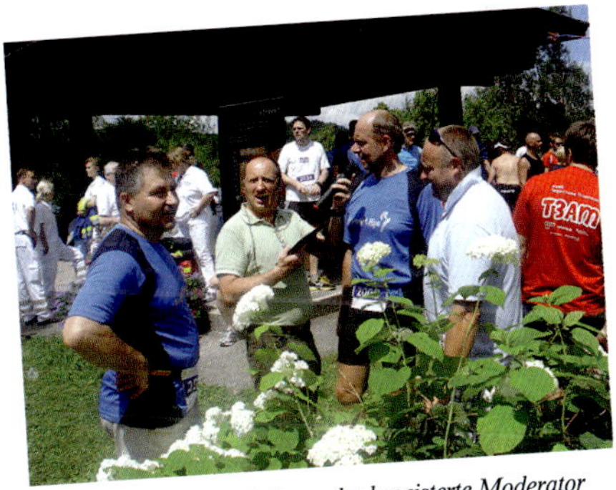

Nach drei Stunden hält ihnen der begeisterte Moderator Gidi Beilhack das Mikrofon unter die Nase und Heinz, Peter und Stefan (v. l. n. r.) betonen, wie viel Spaß sie bei der Sache hatten und wie gut es ihnen mit den künstlichen Hüftgelenken geht.

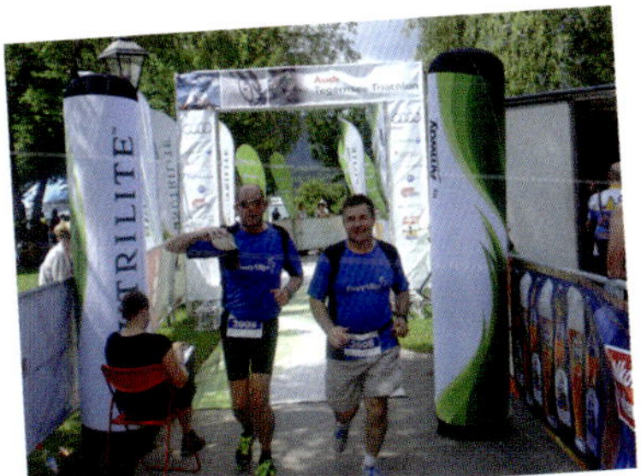

Und auch im Ziel lacht Peter noch, auf den letzten Metern begleitet von Heinz (rechts).

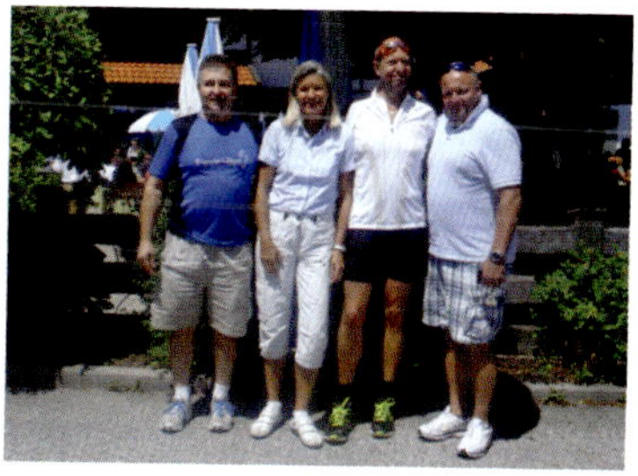

Historisches Foto von sieben künstlichen Hüften nachher im Biergarten: Heinz, die beiden Buchautoren Heidi Rauch und Peter Herrchen, Stefan (v. l. n. r.).

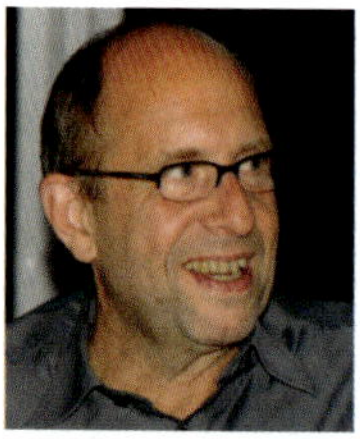

Steckbrief

Peter Herrchen,

Diplom-Betriebswirt, IT-Fachmann

*8. September 1957 in Wiesbaden

Hüft-Beschwerden:

Ca. ein Jahr nach der Geburt Hüftluxation festgestellt in Wiesbaden durch den Orthopäden Dr. Priessnitz. Ab dem 30. Lebensjahr zunehmend Bewegungseinschränkungen und Beschwerden nach Belastung. Ab dem 36. Lebensjahr nur noch kurze Geh-Strecken hinkend unter Schmerzen möglich. Ca. drei bis vier Jahre vor der 2. Operation ähnliches Beschwerdebild, wenn auch nicht ganz so dramatisch.

Ursache: Angeborene und nicht erkannte beidseitige Hüftdysplasie.

Diagnose:

Aufgrund der in frühester Kindheit festgestellten Defizite war schon im Jugendalter klar, dass eines Tages bei fortschreitender Coxarthrose künstliche Hüftgelenke unausweichlich sein würden.

Behandlungen vor der OP:

In der Endphase vor den OPs jeweils Physiotherapie, um die Restbeweglichkeit zu erhalten. Ansonsten Sport so lange es irgendwie möglich war.

Hüft-OP: 1. Mai 1997, links   2. April 2008, rechts

Klinik und Operateur:

1. OP Endo-Klinik Hamburg, Team um Dr. Zinck
2. OP endogap - Klinik für Gelenkersatz Garmisch-Partenkirchen, Team um Dr. med. Florian Wolpert

Krankenkasse: DAK, gesetzlich

Technik und Material:

1. OP: Seitlicher Schnitt, zementiert, Hersteller Waldemar LINK GmbH, LINK ENDO-Modell, Mark III, Schaft 4 (Kopf Keramik, Schaft Kobalt-Chrom-Legierung), Pfanne 32/62 (Polyäthylen)

2. OP: Dorsaler Zugang, Hersteller Fa. Zimmer Germany GmbH

- Pfanne:Allofit-S+, Schale/Ploverschluss 58/LL, Titan
- Inlay: Metasul-Alpha-Einsatz, neutral, LL/28
- Schaft: CLS, Gr. 11.25 mm, CCD 135°, 12/14 Konus;
- Kopf: Metasul, 28/-4 mm, S, 12/14 Konus

Komplikationen nach der OP:
1. OP: Am 3. postoperativen Tag massive Einblutungen und im Anschluss daran Beinvenenthrombose und Lungenembolie
2. OP: Keine

Reha:
1. OP: Reha-Klinik in Wiesbaden im Aukamm, drei Wochen stationär - existiert nicht mehr.
2. OP: Reha Klinik Medical-Park St. Hubertus, Bad Wiessee, drei Wochen stationär, sechs Wochen ambulant

Reha Ziel: Möglichst schnell wieder Sport treiben

Behandlungen nach der Reha: Jeweils längere Zeit Physiotherapie

Sportarten vor der Hüft-OP:
jeweils Tischtennis, Tennis, Squash, Skilanglauf, Radfahren, Schwimmen

Sportarten nach der OP und ab wann:
1. OP
Noch in der Reha Krafttraining
Nach 3 Monaten intensives Radfahren
Nach 1 Jahr wieder aktiv Tischtennis und nebenbei Tennis und Skilanglauf
2. OP
Noch in der Reha Krafttraining
Nach 6 Wochen Radfahren (MTB) und Bergwandern
Nach 3 Monaten mit Joggen begonnen
Nach 6 Monaten wieder aktiv Tischtennis und Skilanglauf
Nach 1 Jahr Triathlon (Joggen, Schwimmen, Radfahren), Tennis

Fitness-Training vor der OP: Jeweils moderates Krafttraining im Studio

Fitness-Training nach der OP: Jeweils Krafttraining im Studio und Sport siehe oben.

Wie zufrieden heute, 2012?
Super zufrieden, keine Beschwerden trotz intensiver sportlicher Tätigkeit und zahlreicher Wettkampfteilnahmen

Mutmach-Satz für andere:
Immer an das Unmögliche glauben, um genau dies mit eisernem Willen und Einsatz zu schaffen.

Vorher = undefinierbare Beschwerden – und wie man ihnen begegnen kann

Die Welt der Hüft-OPs von A bis Z, teils aus weiblicher, teils aus männlicher Sicht. Wir haben die Form des ABCs gewählt, weil wir sie für übersichtlich, leicht verständlich und leicht „nachschlagbar“ halten. Nicht jeder wird dieses Buch von vorn bis hinten durchlesen. Wahrscheinlich pickt er sich das eine oder andere Thema heraus, blättert mal vor, mal zurück, bleibt an einem Buchstaben hängen, mal an einer Geschichte.

Hier also zuerst das „ABC der ersten unheilvollen Anzeichen“: Manchmal zwickt und zwackt es, man nimmt es nicht so ernst. Schließlich wird man ja älter, und da sind zunehmende Zipperlein ganz normal. Denkt man. Dann nehmen die Einschränkungen und irgendwie undefinierbare Schmerzen zu. Mal spürt man einen stechenden Schmerz in der Leistengegend, mal wird das treppab Gehen noch mühsamer als das treppauf Gehen, ein anderes Mal tun die Knie und Oberschenkelmuskeln weh. Man geht zum Arzt, zum Orthopäden. Der findet nichts, verordnet Physiotherapie, sechs Termine im Quartal für Kassenpatienten. Der Physiotherapeut macht Mobilitätsübungen, schaut bedenklich, massiert und macht ein paar Dehnübungen.

So oder so ähnlich fängt es an. Inzwischen fragen wir bei solchen Schilderungen gleich: Sind schon mal die Hüftgelenke geröntgt worden? Meist nicht. Die Wirbelsäule wurde schon mal durchleuchtet, vielleicht auch die Beckengegend. Denn gern wird auf eine Beckenblockade, eine Blockade des Iliosakralgelenks (Kreuzbein/Darmbein), getippt. Dabei zeigt ein Röntgenbild meist sofort die richtige Diagnose: Coxarthrose, d. h. Arthrose im Hüftgelenk, Gelenkverschleiß.

ABC der ersten unheilvollen Anzeichen – eine Hilfestellung zur richtigen Diagnose

A – Anlaufschwierigkeiten. Typische Beschwerde bei Hüftproblemen. Wenn man „eingelaufen“ ist, verflüchtigen sich die Schmerzen, aber die ersten Schritte ähneln eher einem Humpeln.

A - Arthrose ist in den meisten Fällen der Grund für eine notwendige Hüft-OP, sei es als Folge von früheren Vorschädigungen, wie z. B. einer angeborenen Hüftluxation, oder eben auf Grund altersbedingter, in selteneren Fällen auch unfallbedingter Verschleißerscheinungen.

B – Bückbeschwerden. Wenn man sich nicht mehr problemlos selbst die Zehennägel schneiden kann oder erst einmal „einrasten“ muss beim Aufrichten nach einer Bückbewegung, dann könnte die Ursache eine defekte Hüfte sein (anstelle eines gern diagnostizierten Bandscheibenvorfalls).

C – Chemie bzw. Pharmazie in Form von Schmerztabletten wird der beste Freund? Lieber nicht.

D – Diclofenac ist einer der gern verschriebenen Entzündungshemmer, die nur bedingt und zeitlich begrenzt helfen – und keine Lösung sind. Sie schädigen nachweislich das Magen-Darm-System.

E – Energieverlust. Wer immer weniger Lust hat, Freunde zu besuchen, die im vierten Stockwerk ohne Aufzug wohnen, wer sich vor längeren Stadtbummeln drückt, indem er lieber im Café sitzt, wem zunehmend jede Bewegung schwer fällt, der sollte doch mal einen fachmännischen Blick auf die Hüften werfen lassen.

F – Fahrradfahren. Wer lieber Fahrrad fährt als läuft, muss natürlich nicht gleich eine defekte Hüfte haben. Aber wer sich nur noch auf dem Drahtesel fortbewegt anstatt zu laufen, bei dem ist die Hüft-OP nicht mehr weit. Achtung, wenn Herren nur noch Damenräder besteigen!

G – Geröllzysten. Manchmal geht das Laufen problemlos, manchmal sticht es ganz höllisch. Dann haben sich wieder die gemeinen Geröllzysten gemeldet, auch Trümmerzysten genannt! Das sind durch Gelenkeinbrüche entstandene Hohlräume. Die muss man sich vorstellen wie bei gerissenem Asphalt, der einbricht und bröselig wird. Bei der Hüfte ist es abgestorbenes Knorpel- und Knochengewebe, das dort nichts zu suchen hat. Sie sind ein sehr sicheres Zeichen einer fortgeschrittenen Arthrose.

H – Hüfte. Die tut direkt eigentlich nie weh. Der Schmerz strahlt aus und ist deshalb schwer zu lokalisieren. Wenn allerdings schon im Liegen bzw. beim Umdrehen im Schlaf das Gestell weh tut, dann ist es höchste Zeit für eine OP.

I – Iliosakralgelenk. Das ist die durch starke Bänder gesicherte Verbindung zwischen dem Kreuzbein und dem rechten und linken Darmbein. Das so genannte ISG-Syndrom wird bei unspezifischen Beschwerden im unteren Bereich gern diagnostiziert. Manchmal handelt es sich vielleicht wirklich um eine ISG-Blockade. Aber da die Hüft-Symptome sehr ähnlich sind, lohnt es sich in jedem Fall, mal die Hüften in genaueren Augenschein zu nehmen.

I – Ischiasbeschwerden. Der Ischiasnerv wird auch als Hüftnerv bezeichnet, weil er ganz in der Nähe des Hüftgelenks verläuft und sich bis in den Oberschenkel hinein zieht. Ischiasschmerzen tun gemein weh. Wenn es „nur“ der Ischias ist, seien Sie froh. Aber vielleicht ist es doch das Gelenk?

I – Injektionen. Ich würde mir nie eine Spritze in ein so geschlossenes Gebilde wie ein Hüftgelenk geben lassen. Z. B. Hyaluron-Spritzen helfen zwar einige Tage oder Wochen, dann fängt alles wieder von vorn an. Lieber gleich die OP ansteuern.

J – Joggen geht eigentlich gar nicht mehr mit kaputten Hüften. Bei jedem Schritt ruht das mehrfache Körpergewicht auf dem armen, lädierten Gelenk und verursacht Schmerzen.

K – Knieschmerzen können viele Ursachen haben, etwa Darmprobleme. Daran denken wenige. Auch eine defekte und daher unbewegliche Hüfte gibt gern ihre tragenden Eigenschaften an Gelenke ab, die eine Etage tiefer liegen.

L – Leistenstechen. Es kommt aus heiterem Himmel und führt zu unkontrollierten Schmerzlauten. Wie ein Messer schießt der Schmerz in die Leistengegend, wenn es zum Beispiel nur eine Stufe bergab geht oder wenn man mal unvorsichtigerweise etwas schneller laufen möchte. Sofort wird man ausgebremst und mehr als unsanft auf den Boden der Tatsachen zurückgeholt, der da heißt: Lange geht das nicht mehr gut.

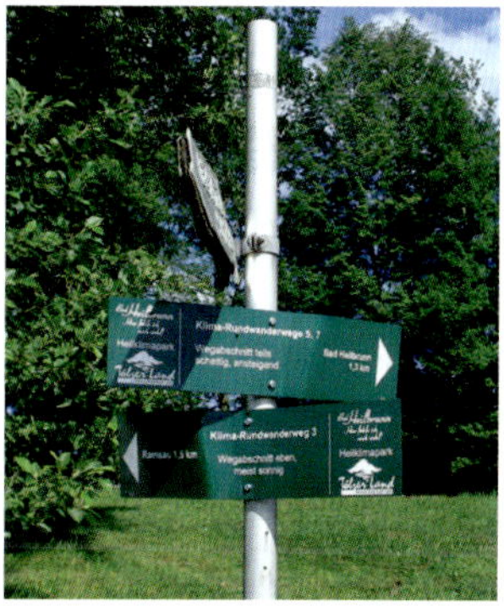

Die Klima-Rundwanderwege in Bad Heilbrunn laden zum Spazierengehen oder Nordic Walking ein.

M – Manualtherapie lindert die Beschwerden nur kurzzeitig. Ein guter Manualtherapeut schaut sich das Gangbild an, etwa auf einem Laufband, beseitigt Blockaden im Sprunggelenk, auch im Hals-Nackenbereich. Alles, um schmerzfreies Gehen wieder zu ermöglichen. Aber irgendwann müssen auch die kundigsten Therapeutenhände kapitulieren.

N – Nordic Walking macht noch Spaß. Prima. Weiterlaufen. Der Stockeinsatz entlastet das Hüftgelenk. Aber wahrscheinlich wird der Schritt alsbald immer kürzer, weil die Bewegung nach hinten Beschwerden verursacht. Und bei jedem Stolperer sticht es ganz gewaltig.

O – Osteoporose. Ganz dringender Rat für alle Frauen um die 50: Unbedingt eine Knochendichtemessung machen lassen. Die so genannte Knochenerweichung ist heimtückisch, merkt man sie doch zunächst gar nicht. Aber plötzlich kommt es zu Brüchen – bevorzugt sind Oberschenkelhals-, Wirbel- und Handgelenkfrakturen. Die Hüfte wird da leicht auch zur Schwachstelle.

P – Piriformis. Der musculus piriformis ist der Gesäßmuskel, der bei gestreckter Hüfte für die Außenrotation und bei gebeugter Hüfte für die

Abduktion, die Abspreizung, zuständig ist. Häufig wird auf Ischiasbeschwerden getippt, obwohl es sich um ein Piriformis-Syndrom handelt. Aber meist deutet ein aufmuckender Piriformis auf eine kaputte Hüfte hin. Bei einer Hüft-OP kann der verkürzte und evtl. geschädigte Piriformis dann wieder befreit und möglicherweise verlängert werden.

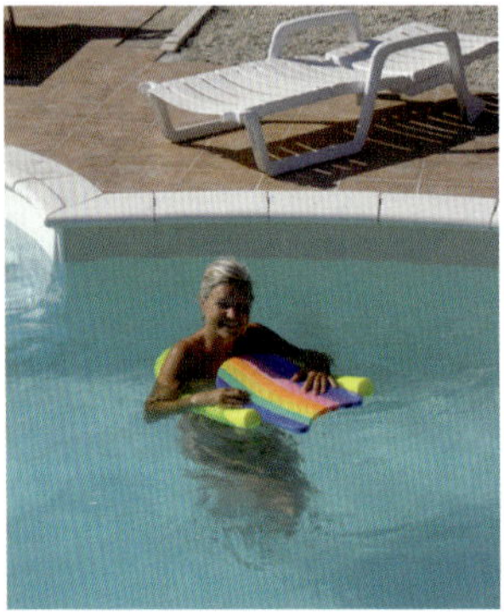
Heidi Rauch mit Schwimmbrett

Q – Quatschen Sie mit allen möglichen Leuten über Ihre Beschwerden. Sie werden von unzähligen Leidens-Irrwegen hören und unter Umständen wertvolle Tipps bekommen. Gern dürfen Sie auch dieses Buch weiterempfehlen.

R – Rotation. Wenn das Aussteigen aus dem Auto nur noch mit geschlossenen Beinen möglich ist und das Brustschwimmen Schmerzen verursacht, dann ist es höchste Zeit für die Hüft-OP.

S – Schlafstörungen. Wer nachts aufgrund von Hüftschmerzen aufwacht, der hat das letzte Stadium vor einer Hüft-OP erreicht.

S – Schuhe binden. Geht nicht mehr. Oh je. So weit ist die Bewegungseinschränkung schon…

S – Schwimmen. Wenn Schwimmen nur noch mit auf und ab paddelnden Beinbewegungen möglich ist oder auf der Luftmatratze mit den Armen als Fortbewegungsmittel, dann sollte man nachdenklich werden.

T – Therapien gibt es viele, die verordnet werden, auch alternative Therapien, die nicht von der gesetzlichen Kasse übernommen werden. Siehe dazu unser nächstes ABC in diesem Buch. Bevor man sich zu einer OP entschließt, sollte man alles machen, was einem gut tut und woran man glaubt.

U – Urvertrauen. Wenn das Urvertrauen in die Fähigkeiten des eigenen Körpers gestört ist, verliert man eine wichtige Lebensfunktion. Wer sich dauernd vor jeder Bewegung überlegen muss, ob er sie ausführen sollte oder lieber nicht, weil sie ja doch wieder Schmerzen verursacht, der ist reif für die Hüft-OP.

V – Verrentungsgedanken. Natürlich kann man auch über eine Frühverrentung nachdenken, wenn man zunehmend bewegungseingeschränkt und damit arbeitsunfähig wird. Aber es gibt eine Lösung: ein künstliches Hüftgelenk. Und die Rentenkasse zahlt die Reha.

W – Wunderglaube. Die Möglichkeit einer Wunderheilung ohne Hüft-OP besteht. Erfahrene Ärzte sagen, sie operieren ja nicht das Röntgenbild, sondern den Patienten, dessen Schmerztoleranzgrenze erreicht ist. Mein Vater hatte als aktiver Bowlingspieler mit Mitte 50 auch eine diagnostizierte Coxarthrose, kam kaum noch aus dem Sessel hoch. Er schmierte seine schmerzende Seite mit Mobilat ein, ließ sich eine Kur verschreiben, bekam Fangopackungen – und hatte nie wieder Hüftbeschwerden. Ich habe lange geglaubt, ich sei auch in dieser Beziehung meines Vaters Tochter – aber leider war dem nicht so.
Peter kann diese Geschichte gar nicht glauben. Sie ist aber wahr!

X – X-Ray = Röntgen. Das Röntgenbild bringt endgültige Klarheit. Hier sieht oft schon der Laie, dass der Gelenkspalt zu schmal bzw. gar nicht mehr vorhanden ist oder dass die Ränder der Hüftgelenkpfanne ausgefranst sind.

Y – Yoga. Anstrengende Form der Gymnastik, die bei Hüft-Beschwerden gar nicht mehr möglich ist. Hier kann man nur noch das richtige Atmen lernen.

Z – Zusammenspiel gestört. Es zwickt im Knie, im Rücken, im Nacken, in der Schulter? Vielleicht liegt die Ursache in der Mitte, d. h. im blockierenden Hüftgelenk. Der Körper versucht ja immer erst, sich selbst zu helfen. Mit Ausgleichsbewegungen, mit Muskelkraft an „falscher" Stelle – und schädigt damit umliegende Gelenke.

Z – Zweite Meinung einholen. Auf jeden Fall bei allen Beschwerden vor einem Schritt wie einer Operation immer eine zweite Meinung eines anderen Arztes einholen; möglichst von einem, der nicht selbst operiert.

ABC der eher „alternativen" Therapie – und Trainings-Möglichkeiten – aus weiblicher Sicht

Im Folgenden wollen wir – jeder aus seiner Sicht – wichtige Tipps weitergeben, die wir im Laufe unserer „Karriere" als Hüft-Patienten für wichtig erachtet haben und es noch tun. Dabei treten auch unsere Unterschiede zu Tage: Heidi Rauch ist eher die Verfechterin alternativer Therapiemethoden, während Peter Herrchen eher der Schulmedizin zugeneigt ist. Viele der genannten Therapie- und Trainings-Möglichkeiten sind vor und nach der Hüft-OP sinnvoll (s. Link-Liste am Ende des Buchs).

A – Alexandertechnik. Eine viel zu wenig bekannte Körpertherapie, benannt nach dem australischen Schauspieler F. M. Alexander (1869-1955), der auf der Bühne beim Sprechen heiser wurde und Muskelverspannungen als Ursache ausmachte. Wichtig sind das Bewusstwerden von falschen Alltagsbewegungen und das Üben der Aufrichtung des gesamten Körpers, um verkrampfte Haltungen zu vermeiden. Viele Musiker und Schauspieler wurden durch Alexander-Arbeit schon von ihren Schmerzen befreit. Mir hilft das Mantra der Aufrichtung, d. h. ich kontrolliere immer mal wieder meinen Gang, in dem ich bewusst den Kopf nach oben recke, die Schultern fallen und den Blick in die Weite schweifen lasse. Meine Alexandertherapeutin Barbara Wiebe in München hat mir übrigens auch das Bellicon-Trampolin (s. Buchstabe T) empfohlen.

A – Atmen. Man denkt, man kann es. Aber wenn man genau darauf achtet, ist es ungeheuer schwer. Dabei ist die tief durch den Körper strömende Atemluft extrem wichtig, um Verspannungen zu lösen, gerade im unteren Bereich, wo es ja bei Hüft-Patienten oft hapert. Ganz falsch ist es, wie ich es gern tue, bei Anstrengungen die Luft anzuhalten. Gute Therapeuten achten immer wieder darauf, dass der Patient richtig und möglichst entspannt atmet. Dabei gibt es verschiedene Lehren. Ich halte mich an die meines italienischen Personal Trainers: „Dentro il naso, fuori la bocca“, d. h. einatmen mit der Nase, ausatmen mit dem Mund. Und das „lentamente“, langsam. Dabei sollten sich gerade Frauen nicht scheuen, beim Einatmen den Bauch ordentlich aufzublähen.

B – Balance, innere und äußere. Innere Balance erfährt man wieder, wenn man nicht mehr mit den Defiziten seines Körpers hadert. Äußere Balance trainiert man z. B. in der Reha auf Wackelplattformen (s. Buchstabe P), später z. B. mit Übungen wie Einbeinstand.

B – Bauchmuskeltraining ist sehr wichtig, um einerseits die Rückenmuskulatur zu entlasten und damit Rückenbeschwerden vorzubeugen, die meist aufgrund einer so genannten muskulären Dysbalance (Ungleichgewicht zwischen vorn und hinten, salopp gesprochen) entstehen. Andererseits wird jeder Hüft-Operierte noch im Krankenhaus feststellen, wie mühsam es ist, das operierte Bein ohne Beugung aus dem Bett zu heben und vor allem wieder hinein. Klar, man kann es an den Thrombosestrümpfen hochziehen. Aber besser ist es, wenn man es dank gut trainierter Bauchmuskeln schafft. Außerdem erntet man da bewundernde Blicke der Krankenschwestern – dies als Rat einer Frau an die Männerwelt, die doch immer so gern ein „Sixpack“ hätte. (s. auch segmentale Stabilisation).

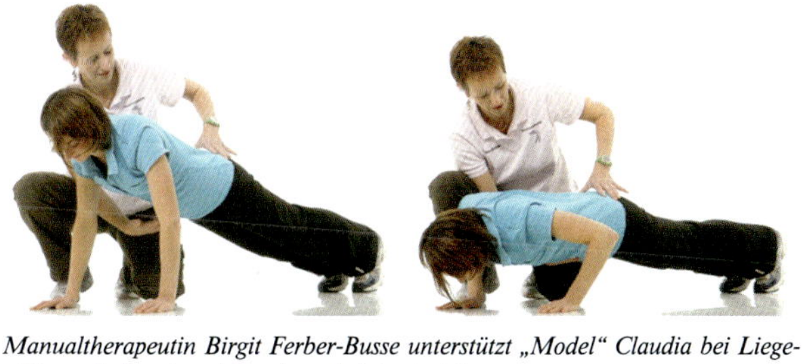

Manualtherapeutin Birgit Ferber-Busse unterstützt „Model“ Claudia bei Liegestützen, die Brust- und Bauchmuskulatur trainieren.

C – Carving Golf. Carven ist sicher den meisten vom Skifahren her ein Begriff. Daran angelehnt ist Carving Golf eine hüftschonende Schwungmethode, die u. a. im Golfclub München Eichenried von Pro Barry Rixom gelehrt wird. Erfinder ist der Münchner Architekt Jürgen Bechler. Ideal für Anfänger und Senioren, aber auch für Hüftpatienten, die lieber einen halben Pendelschwung ohne große Rotation machen wollen.

C – Craniosacral-Therapie. Der amerikanische Mitbegründer der Osteopathie William G. Sutherland entdeckte Anfang des 20. Jahrhunderts, dass der Schädel (lat. Cranium) nicht unbeweglich ist, sondern rhythmische Bewegungen ausführt, die sich bis zum Kreuzbein (lat. Sacrum) fortsetzen. Es handelt sich um eine sanfte, entspannende manuelle Behandlung, bei der der Therapeut durch Berührung des Kopfes und anderer Körperpartien Blockaden aufspürt, Funktionseinschränkungen löst und nicht zuletzt die Selbstheilungskräfte des Körpers aktiviert.

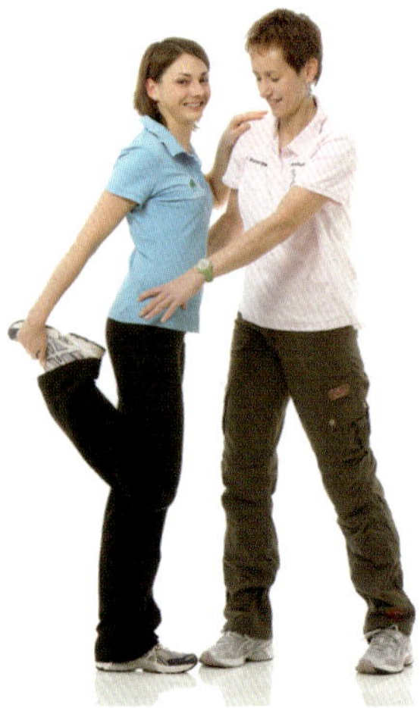

Manualtherapeutin Birgit Ferber-Busse schaut, dass Claudia bei dieser Dehnübung für die Oberschenkelmuskulatur nicht in der Hüfte abknickt.

D – Dehnen der Muskeln ist wichtig, nicht nur das Kräftigen. Denn durch unsere mehrheitlich sitzende Tätigkeit und durch die Einschränkungen mit Hüft-Problemen verkürzt sich die Muskulatur ganz ungemein. Verblüffend, wie sich das „Gestell" nach einer Hüft-OP erst den neuen Möglichkeiten anpassen muss. Leider dauert das eine Weile. Aber nur Geduld – es wird schon. Moderner Ausdruck für Dehnübungen: Stretching.

E – Elektro-Muskel-Stimulationstraining EMS. Grundsätzlich setze ich mehr auf „natürliche" Hilfsmittel. Aber warum nicht mittels Strom einem 20-minütigen Training die Power von mehreren Stunden Krafttraining geben? Das jedenfalls verspricht Miha Bodytec. Dazu trägt man eine hautenge schwarze kurze Hose und ein ebensolches Shirt, darüber eine zuvor angefeuchtete Weste und verschiedene Gamaschen mit Elektroden. Diese werden an ein Gerät angeschlossen, an dem der Trainer mittels Reglern die Muskelpartien der verschiedenen Körperregionen (unterer Rücken, Po etc.) ansteuert. Man spürt ein leichtes bis stärkeres Kribbeln und darf „stop“ sagen, wenn es von der Intensität her reicht. Angeblich ist das ein Fitnesstraining für Faule. Das zumindest stimmt nicht. Denn während einen die Stromimpulse in bestimmten Intervallen durchströmen, muss man ziemlich anstrengende Übungen machen. Ob es wirklich was bringt? Keine Ahnung. Mein Gefühl war dagegen, und so bat ich meinen Personal Trainer nach einigen Sitzungen, den Rest der bezahlten 10er Karte doch wieder „normal“ mit mir zu trainieren.

E – Entspannen. Nur mit Entspannungspausen zwischen den Übungen in der Reha können die Muskeln tatsächlich etwas lernen. Entspannungspausen während der Arbeit sind notwendig, um auf neue, frische Gedanken zu kommen – aber als Hüft-Patient mit frischer TEP besonders, um immer mal wieder von der Sitzposition in die Horizontale oder Vertikale zu wechseln. Ein Spaziergang ist da genauso effektiv wie ein kleines Nickerchen zwischendurch.

E – Energie tanken ist wichtig – vor und nach der Hüft-OP. Es ist ja doch kein ganz kleiner Eingriff. Alles, was Spaß macht, sollte man möglichst vorher noch machen, um schöne Erinnerungen zu speichern. Und alles, was Spaß macht und vorher wg. Bewegungseinschränkungen nicht ging, kann man endlich nachher wieder tun – und sich daran freuen. Wer sich vor der Hüft-OP schlapp und alt gefühlt hat, wird danach garantiert neue Energieschübe spüren.

F – Faszien. Das kollagene Bindegewebsnetz der Faszien umgibt jeden Muskel, jedes Organ, jede Bandstruktur. Nach neuesten Erkenntnissen sind es die Faszien, die große Muskelleistungen, etwa von Gewichthebern, erst möglich machen. Also gilt es, nicht nur die Muskeln, sondern

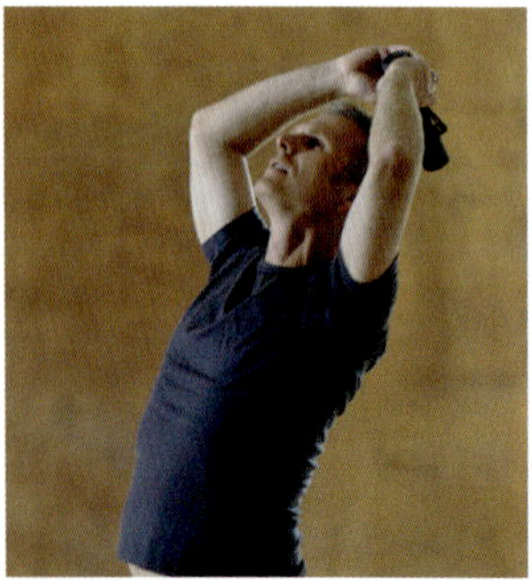
Faszientraining: Rolfer Markus Roßmann zeigt eine dreidimensional schwingende Bewegung mit einer Hantel.

auch die Faszien zu trainieren. Beim Rolfing (s. „R“) geht der Therapeut schon sehr tief in das Bindegewebe. Da liegt es nahe, dass mein Rolfer Markus Rossmann, der in München und Erding praktiziert, auch Faszien-Trainings anbietet. Eine Übung ist etwa das schnelle Schwingen der Arme in einem kreisenden Rhythmus über Kopf und wieder zurück, damit die Faszien und nicht die Muskeln das Gewicht übernehmen. Auch mit einer Schaumstoffrolle kommt man effektiv an die Faszien heran.

F – Feldenkrais ist eine Körpertherapie nach Moshe Feldenkrais (1904-1984) – deshalb hat es nichts mit dem Kreis zu tun. Hier lernt man – in der Gruppe oder in Einzelsitzungen – einzelne Körperpartien bewusst wahrzunehmen und damit "alteingesessene" Bewegungsmuster zu ändern. Es ist eine sehr ruhige, angenehme und völlig schmerzfreie Form der Selbsterziehung, die besonders Musikern, Tänzern und Sportlern hilft, aber eben auch nach Unfällen oder OPs hilfreich ist.

F - Fünf Tibeter. Jungbrunnen-Übungen für die Beweglichkeit nach dem Bestseller von Peter Kelder. 21 x jede Übung jeden Morgen – und man fühlt sich wie neugeboren. Meine Erfahrung seit 1993 (!): null Rückenschmerzen, Tennisarm damit kuriert, alle Körperbereiche kommen in Schwung. Hüft-OP-Kandidaten trainieren damit hervorragend auch die Armmuskeln, um gut mit Krücken zu laufen.

G – Gymnastik sollte einem TEP-Träger in Fleisch und Blut übergehen. Am besten morgens ca. 20 Minuten, gern mit Entspannungsmusik dazu, damit die Übungen nicht einfach rasch runtergespult werden. Ohne meine tägliche Gymnastik wäre ich mitsamt Hüftschmerzen nicht so lange beweglich geblieben und sicher auch nicht so rasch wieder fit gewesen nach der OP.

H – Heilpraktiker. Wer wie ich der Schulmedizin mehr als kritisch gegenüber steht, sollte sich einen guten Heilpraktiker als Begleiter suchen. Meiner, zu dem ich nach Jahren der verschiedensten alternativen Heilmethoden kam, war so gut, dass er angesichts meiner sich nicht bessernden Geh-Beschwerden binnen Kurzem ganz klar sagte: Es helfe nichts, ich müsse es akzeptieren, dass eine Hüft-OP unerlässlich sei. Recht hatte er.

I – Innere Stimme. Wenn sie sich meldet: hinhören! Viele haben verlernt, auf ihren Körper zu achten, ihrem Bauchgefühl zu vertrauen. Wenn ich Erfahrungsberichte von Hüft-Patienten höre, die sich jahrelang geplagt oder ihre Beschwerden ignoriert bzw. mit Schmerzmitteln betäubt haben, frage ich mich immer wie das sein kann. Unser Körper ist unser Kapital. Er begleitet uns ein ganzes Leben lang. Drum sollte man ihn pflegen und in Form halten.

J – Jungbrunnen. Tatsächlich ist eine gelungene Hüft-OP ein Jungbrunnen. Vorher: humpeln, hinken, klagen wie ein Greis. Hinterher: beschwingt gehen, Sport treiben wie neu geboren.

K – Kinesiologie. Man kann mit Hilfe der Kinesiologie das für den eigenen Körper passende Material austesten. Mein Zahnarzt war einst gar nicht verblüfft, als ich meinte, ich müsste die verschiedenen Materialproben für eine Brücke zu einer Kinesiologin mitnehmen. Der so genannte Muskeltest, der dann gemacht wird, erschien mir allerdings so dubios, dass ich – ehrlich gesagt – daran nicht glaube. In meiner zweiten Reha hatte ich allerdings eine Mitpatientin, die allen Ernstes ihr Endoprothesen-Material kinesiologisch hat testen lassen. Sie fühlte sich damit blendend. Also: Wenn's hilft… Wer allerdings vor der OP schon weiß, dass er gegen Titan allergisch ist, sollte sich nach Alternativen erkundigen.

K – Körperspüren. Gleich am ersten Tag nach der OP wird der Körper mit Hilfe einer Physiotherapeutin in die Senkrechte gebracht, kleine

Dehn- und Mobilisationsübungen im Bett werden „verordnet“. Von da an geht‘s bergauf. Jeden Tag spürt man seinen Körper etwas mehr und besser. Ein wunderbares Gefühl!

L – Life Kinetik. Das ist Gehirntraining durch Bewegung. Überraschen Sie mal Ihr Gehirn, indem Sie die Zahnbürste in die andere Hand nehmen beim Putzen oder beim Spazierengehen mal rückwärtsgehen und dabei das ABC rückwärts aufsagen. Mit Life Kinetik-Übungen werden die brach liegenden Areale unseres Gehirns aktiviert, die Synapsen vervielfältigt, üblicherweise unverbundene Areale miteinander vernetzt. Wir schöpfen nämlich die Möglichkeiten unserer 100 Milliarden Gehirnzellen nicht einmal annähernd aus. Die Methode basiert darauf, nicht Übungen im herkömmlichen Sinne zu lernen, bis man sie beherrscht und sie dann sogar langweilig findet. Vielmehr wird das Gehirn mit immer neuen Anforderungen, nicht alltäglichen visuellen und koordinativen Aufgaben überrascht, neu herausgefordert. Besonders in der Gruppe macht das total Spaß – und ist sehr erhellend.

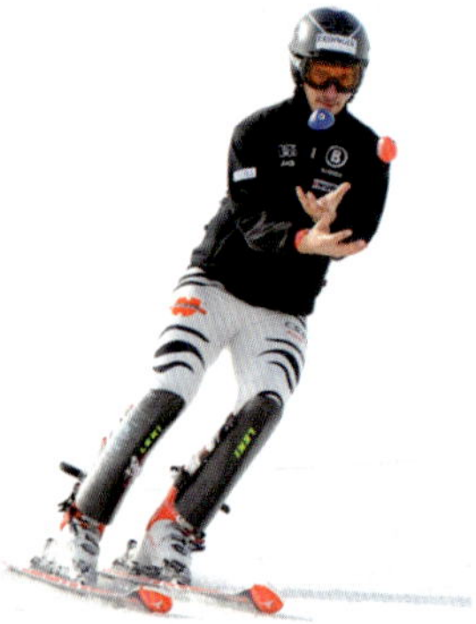

Slalomfahrer Felix Neureuther bei einer Life Kinetik-Übung: Bälle jonglieren und Ski fahren.

L – Liebe. Das Schönste auf der Welt! So eine Krisensituation wie zwei Hüft-OPs in einem Jahr konnte ich nur dank meines über alle Maßen innig geliebten Ehemanns gelassen und pragmatisch überstehen. Er hat mich umsorgt (im Krankenhaus täglich), buchstäblich gestützt und gestärkt. Dank der segensreichen Erfindung von Skype haben wir uns auch beim Telefonieren gesehen. Und mindestens zwei Mal pro Woche haben wir gemeinsam die Umgebung meiner beiden Reha-Orte erkundet. Auf diese Weise fühlte sich das Ganze fast wie Urlaub im schönsten Oberbayern an.

M – Manuelle Therapie. Meine Physiotherapeutin Birgit Ferber-Busse in Erding behandelt (und unterrichtet) nach dem Maitland Konzept und wendet die so genannte Orthopädische Manuelle Therapie (OMT) an.

Dabei werden verschiedene Behandlungen kombiniert: passive Gelenkmobilisation, neurodynamische Techniken, Muskeldehnungen, stabilisierende Übungen sowie Übungen für zu Hause. Damit hat sie zum Beispiel den Bandscheibenvorfall meines Mannes kuriert, obwohl alle zur Operation rieten. Also durchweg zu empfehlen, weil sehr gründlich.

M – Mondkalender. Tatsächlich habe ich mich ein bisschen danach gerichtet, weil ich eine sehr esoterische Freundin habe, die mir das dringend angeraten hat. Es gibt wohl Tage, an denen so ein doch blutiger Eingriff glimpflicher verläuft. Zu meiner Verblüffung hatte die Dame in der Krankenhaus-Anmeldung einen Mondphasen-Kalender hinter ihrem Schreibtisch hängen und bestätigte mir bei der ersten OP den günstigen Termin. Bei der zweiten OP war er wohl nicht mehr ganz so günstig, da ich dabei deutlich mehr Blut verloren habe und knapp an einer Bluttransfusion vorbeigeschrammt bin.

N – Natur ist ein wichtiger Heilfaktor. Sowohl die Bewegung in der Natur als auch die Naturheilkunde. In meiner ersten Reha in Bad Heilbrunn, Landkreis Bad Tölz, hat die Gemeinde einen Kräuterlehrgarten vor der Klinik anlegen lassen. Ein wunderbarer Ort, um seinen Bewegungsradius kontinuierlich zu steigern und gleichzeitig etwas über Heilkräuter, Gewürze, Tees und „Kurschattengewächse“ zu lernen. So ein herrliches Naturphänomen wie der Tegernsee, Ort meiner zweiten Reha, ist schon heilsam an sich.

O – Osteopathie. Griechisch osteo = Knochen und pathos = Leiden. Wenn klassische Physiotherapeuten nicht mehr weiter wissen, empfehlen sie meist einen guten Osteopathen, der mit seiner speziellen manualtherapeutischen Ausbildung noch mehr die Selbstheilungskräfte aktivieren kann. Verspannte Muskeln und Gelenke bringt er wieder ins Lot.

O – Ölziehen. Wer im März 2012 „Wer wird Millionär?“ gesehen hat, wird sich zusammen mit Günther Jauch vielleicht gewundert haben über diese Methode, den Körper zu entgiften. Tatsache ist jedoch, dass ich meinem ersten Heilpraktiker Anfang der 90er Jahre noch heute dankbar für die Empfehlung bin, täglich mit einem knappen Esslöffel neutralem kaltgepressten Sonnenblumenöl meinen Mund zu „spülen". Während ich unter der Dusche bin, wird das Öl im Mund hin und her bewegt, danach spucke ich es aus. Ergebnis: Mein Zahnarzt kann es gar nicht fassen, dass ich keinerlei Paradontose habe, vielmehr ein sehr gutes Zahnfleisch. Und ich bin überzeugt, dass ich deshalb so wenig anfällig für Infekte oder gar Allergien bin.

P – Plate One oder Power Plate. Hier gilt Ähnliches wie ich es beim EMS-Training geschrieben habe. In diesem Fall handelt es sich um Vibrationsplattformen, die mittels Schwingungen die Muskeltätigkeit aktivieren, und zwar mehr als man es mit herkömmlichem Training erreichen könnte. Sorry, aber ich trainiere lieber auf meiner Gymnastikmatte. Allerdings glaube ich, dass die Zukunft dieser Geräte in Seniorenheimen liegen könnte. Das ist keineswegs despektierlich gemeint. Vielmehr bewirkt das relativ kurze und eher relaxte Stehen auf dieser Plattform tatsächlich einen „Trainingseffekt" dahingehend, dass sich die Koordinationsfähigkeit der älteren Menschen verbessert. Das ist wichtig zur Sturzprävention und könnte dafür sorgen, dass sich immer weniger Senioren auf den Rollator stützen müssen, der nachweislich die Muskeln eher verkümmern lässt.

P – Positives Denken ist der erste Schritt zum Heilerfolg. Frei nach der bekannten „Selffulfilling prophecy" bin ich der festen Überzeugung, dass positives Denken die ganze Haltung eines Menschen in Krisenzeiten – und nichts anderes ist eine Hüft-Arthrose plus OP für den Körper – beeinflusst. Zweifeln, nicht in Selbstmitleid baden, sondern positiv denken – und durch.

Q – Qi Gong = wörtlich übersetzt „Energie Arbeit". Eine chinesische Heilmethode, die Meditation und Körperarbeit verbindet. Die Übungen werden langsam und harmonisch ausgeführt, auch um unserer Außenorientierung wieder Muße und Stille entgegenzusetzen. Deshalb heißen die so genannten acht Brokat-Übungen auch „Übungen zur Pflege des Lebens". Sie kräftigen Muskeln, dehnen Sehnen und Bänder, verbessern die Blutzirkulation und regen den Lymphfluss im gesamten Körper an. Wichtig ist auch das tiefe und langsame Atmen, um den Körper optimal mit Sauerstoff zu versorgen. Meine Lieblingsübung: „Hinter sich schauen, um die fünf Leiden und sieben Kümmernisse zu lindern." Ich habe Qi Gong bei Kursen auf der Fraueninsel im Chiemsee bei Wolfgang Schmidtkunz gelernt.

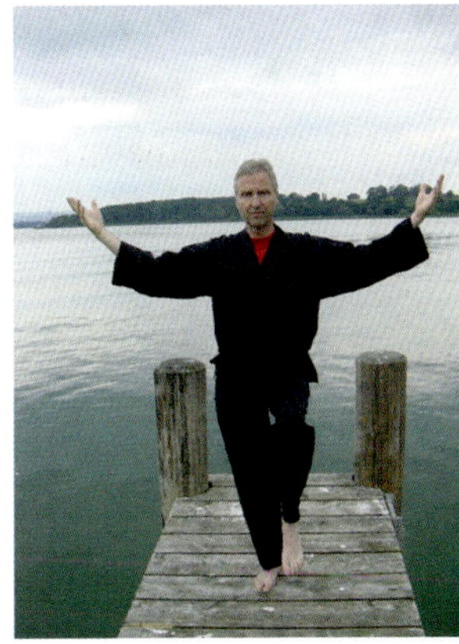

Wolfgang Schmidtkunz bei einer Qi Gong-Übung am Chiemsee

R – Rolfing. Eine zu Unrecht eher unbekannte Körpertherapie, benannt nach der amerikanischen Biochemikerin Ida Rolf (1896-1979). Ihrer Ansicht nach sind fehlerhafte Körperhaltungen Ursache vieler Erkrankungen. Das Bindegewebe sei wichtiger für die Körperhaltung als die Muskeln und die Wirbelsäule. Der Rolfing-Therapeut löst mit einer anfangs durchaus schmerzhaften „Massage" verklebte Bindegewebsschichten, dehnt Verkürzungen im Gewebe und macht verhärtete Stellen geschmeidig. Anleitungen für den Alltag führen zu einer ökonomischeren Bewegung, die Gelenke und den Rücken schont. Basis sind zehn ca. einstündige Sitzungen innerhalb von drei Monaten. Danach war ich z. B. mein Fersensporn-Syndrom los. Nach der Hüft-OP haben sich durch Rolfing Verklebungen rund um die Narbe gelöst.

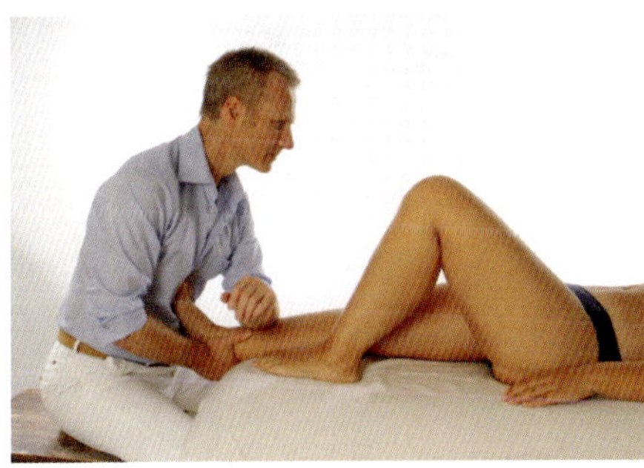

Rolfer Markus Roßmann beim Ausgleichen der muskulären und faszialen Spannungsverhältnisse um das Hüftgelenk.

S – Segmentale Stabilisation (s. auch Bauchmuskeltraining). Dieser Begriff wird in der Medical Park-Klinik St. Hubertus am Tegernsee von allen Therapeuten wie ein Mantra benutzt. Dahinter steckt eine Art Atemtraining, das die Bauchmuskeln zur Mitarbeit auffordert. Das heißt, man atmet ein, spürt die Bauchmuskeln und hält diese Position. Damit stabilisiert man vor allem die Lendenwirbelsäule und den Beckenbereich. (s. auch Beckenbodentraining bei Peter).

S – Shiatsu ist eine in Japan entwickelte Form der Körpertherapie, die aus der in der TCM (Traditionelle Chinesische Medizin) üblichen Tuina-Massage hervorgegangen ist. Shiatsu bedeutet wörtlich übersetzt Fingerdruck. Der Therapeut arbeitet aber durchaus mit seinem ganzen Körper, vor allem auch mit seinem Gewicht. Man liegt bequem bekleidet auf einer Matte und genießt ca. eine Stunde das Bewegtwerden sämtlicher Gliedmaßen. Das Qi, die Energie, fließt wieder in den Meridianen – und ich kann sagen, dass ich mich vor der Hüft-OP nach einer Shiatsu-Sitzung tatsächlich besser bewegen konnte. Danach hilft es, das so genannte postoperative Trauma des Körpers zu bewältigen.

S – Spiraldynamik®. Eine wenig bekannt Form der Physiotherapie. Sie kommt aus Zürich, wo sie Dr. med. Christian Larsen zusammen mit einem Expertenteam aus den Gebieten Medizin, Physiotherapie, Sport, Tanz und Yoga entwickelt hat. Inzwischen gibt es auch in Deutschland, etwa in Berlin, Frankfurt, Freiburg, Hamburg und München, Praxen, die Spiraldynamik® anbieten. Beim Menschen entspricht die Spirale als geometrisches Modell der Form von Knochen, Bändern und Muskeln. Gut fand ich, dass am Anfang einer Behandlung eine ausführliche Haltungs- und Bewegungsanalyse inkl. Laufbandanalyse steht, um „unfunktionelle“ Bewegungsmuster zu erkennen. Über Wahrnehmungsübungen, Bewegungsschulung und Alltagsübungen lernt man ein neues Körperbewusstsein.

T – Training soll in erster Linie Spaß machen, finde ich. Leider ist es manchmal ganz schön mühsam. Vor allem in der ersten Zeit nach der Hüft-OP wollen die Muskeln einfach überhaupt nicht so wie man sich das wünschen würde. Wie habe ich plötzlich Mitleid mit Bodybuildern bekommen: Was müssen die Armen sich quälen für solche Muskelpakete (vorausgesetzt sie sind natürlich erzeugt). Tatsächlich ist es so, dass Muskeln schon innerhalb weniger Tage bei Nichtinanspruchnahme verkümmern, aber wochenlang brauchen, um wieder aufgebaut zu werden. Also dann doch lieber regelmäßig weitertrainieren, ehe wieder alles erschlafft. Sieht ja auch besser aus, so ein durchtrainierter Körper.

U – Urvertrauen ist wichtig, wenn man sich in die Hände eines Operateurs begibt. Das hat nichts mit blindem Vertrauen zu tun. Natürlich sollte man sich vorher gut informieren, von welchem erfahrenen Arzt und in welcher Klinik man den Eingriff vornehmen lässt. Aber nach der einmal gefällten Entscheidung, sollten keine Zweifel mehr bestehen. Nach der Hüft-OP kehrt auch mehr und mehr das Urvertrauen in die Fähigkeiten des eigenen Körpers zurück.

V – Vegetarisch. Im Krankenhaus habe ich mich als Vegetarierin angemeldet, obwohl ich keine bin. Aber ich wollte das Billigfleisch aus Massentierhaltung vermeiden, weil ich ja selbst schon genug Medikamente nehmen musste. Da brauche ich nicht auch noch mit Antibiotika gefütterte Rinder, Kälber oder Schweine. Generell essen wir Deutsche viel zu viel Fleisch, was übrigens auch für die Gelenke nicht das Beste ist. Wer wie ich liebend gern italienisch isst, der kann sich gut mit den verschiedensten Pasta-, Risotto- und Pizza-Gerichten als Quasi-Vegetarier fühlen. Dazu ein oder zwei Mal pro Woche Fisch, einmal eine Süßspeise wie Kaiserschmarrn, einmal eine Brotzeit mit Käse und Rohkost bzw. Salat – dann bleiben nur wenige Tage mit Fleisch. Aber dann bitte vom Fleischer Ihres Vertrauens oder wenn möglich Bio.

W – Wu wei. Chinesische Lebenskunst, kommt aus dem Daoismus (früher Taoismus). Gemeint ist das Nichthandeln im Sinne von „Enthaltung eines gegen die Natur gerichteten Handelns“. Übersetzt: „Die Kunst des

Loslassens". Ich bin selbst weder Buddhistin noch kann ich Yoga oder Zen-Meditation; auch Esoterik ist mir fremd. Aber Wu wei hat mir gefallen, seitdem mir mein Kollege Hans, den ich zufällig (?) nach über 10 Jahren in der ersten Reha wiedertraf, in den 90er Jahren ein Buch mit diesem Titel geschenkt hat (Autor: Theo Fischer). Im weitesten Sinne beschreibt der Begriff intuitives Handeln, das keine unnötige Energie mit sinnlosen oder kontraproduktiven Aktionen vergeudet. Es ist eine Art „kreative Passivität", die den Dingen einfach ihren Lauf lässt. In Bezug auf meine Hüft-OPs bedeutete das für mich: Lass' es einfach geschehen. Es ist notwendig und wird bestimmt zu etwas Gutem führen. Quod erat demonstrandum! (was zu beweisen war).

X – Da gibt es nix. Wenn doch: Bitte melden!

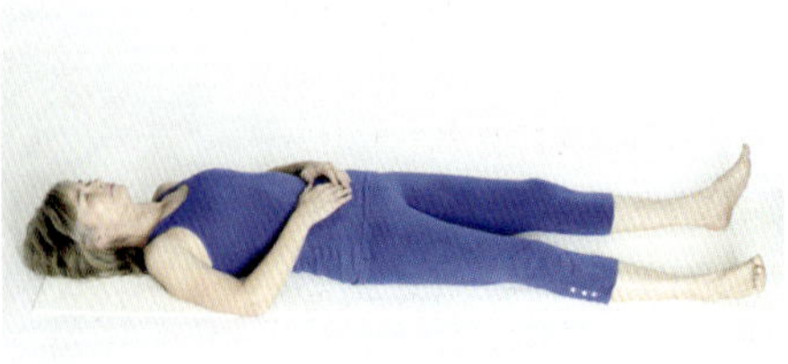

Entspannung durch Bauchatmen. Yogabuch-Autorin Dorothee Haering zeigt wie es geht. Foto Florian Freund, bildhaft.

Y – Yoga. Beherrsche ich nicht, hilft aber vielen. Immerhin kann ich wunderbare Videos meiner lieben Bekannten und Yogalehrerin Bärbel Miessner empfehlen: Eine Übung, die aus dem Yoga kommt, mache ich allerdings regelmäßig: Sie heißt Baum und ist nichts anderes als der gute alte Einbeinstand mit entsprechenden Armbewegungen und kontrollierter Atmung. Sieht sehr anmutig aus, wenn's gelingt.

Z – Zukunftslust. Ich habe mich wirklich freudig zu meinen beiden Hüft-OPs entschlossen, weil ich endlich wieder unbelastet in die Zukunft schauen wollte. Ich hatte es einfach satt, viele Dinge nicht mehr machen zu können, weil Schmerzen mich daran hinderten (Stadtbummel, Bergwanderungen, Golf spielen, Schwimmen etc.). Somit habe ich gleich nach dem Aufwachen aus der Narkose daran gedacht, was nun für eine wunderbare Zukunft vor mir liegt. Denn ich wusste: Nach einer ersten Durststrecke in der postoperativen Aufbau-Reha-Phase ist wieder alles möglich!

ABC der eher „konservativen" Therapie – und Trainings-Möglichkeiten – aus männlicher Sicht

A – Abnehmen. Hat man ein paar Pfunde auf Grund mangelnder Beweglichkeit zu viel, ist das Abnehmen besonders vor der OP ratsam. Aber auch die Zeit nach der OP und der Reha bietet hervorragende Möglichkeiten, sein Gewicht zu verringern und somit gleich seinem neuen Gelenk etwas Gutes zu tun. Ich habe zu viele schwergewichtige Hüft- oder Kniepatienten gesehen, die Mühe hatten, ihr eigenes Gewicht mit Unterarmstützen zu tragen.
Ich selbst habe in den drei Monaten nach der OP über zehn kg abgenommen ohne die geringste Anstrengung. Einfach nur durch die Bewegung und die Wahl einer reduzierten Kost sowohl in der Klinik als auch in der Reha.

B – Beckenbodenübungen werden normalerweise eher im Zusammenhang mit dem weiblichen Geschlecht genannt – mache ich seit der OP aber täglich so wie sie mir der Physiotherapeut gezeigt hat. Ich glaube, dass ich dadurch entsprechend beweglich in der Hüfte und im Becken bin. Auch vor einer OP können diese Übungen hilfreich sein.

C – Chancen nach einer erfolgreich verlaufenen OP gibt es in Bezug auf das eigene Umfeld viele, die es vor der OP nicht gab. Sei es die neue Freude am schmerzfreien Leben, an der Bewegung, die bessere Körperhaltung, Möglichkeiten des Sports und die eigene Zufriedenheit. Man muss diese Chance aber auch ergreifen und nutzen, und zwar durch eiserne Disziplin und Training nach der OP.

D – Diclofenac ist zwar keine Therapie, kann zumindest zeitweise dafür sorgen, die Gelenkschmerzen im Zaum zu halten, sollte aber in keinem Fall regelmäßig über einen längeren Zeitraum genommen werden (Magen-Darmbeschwerden drohen!). Ich habe es immer nur vorsorglich vor geplanten sportlichen Aktivitäten eingesetzt, um die Beschwerden danach in Grenzen zu halten.

E – Eigeninitiative ist sehr wichtig in Bezug auf die geplante OP und die Zeit danach. Das geht von der Auswahl der geeigneten Klinik und des Operateurs bis zur Auswahl der Reha-Einrichtung. Besonders als gesetzlich Versicherter muss man gelegentlich etwas hartnäckiger sein und bei seiner Krankenkasse ggf. auch mal persönlich vorsprechen, um die eine oder andere Wahlleistung zu erhalten. Auch in der Reha selbst kann man durch Gespräche mit den Ärzten erreichen, dass man mehr Anwendungen erhält, als im Normalfall, sofern sinnvoll. Nach der Rehazeit ist Eigeninitiative gefragt, um weiter an sich zu arbeiten und Muskel- und Haltungsdefizite auszugleichen.

F – Familie und Freunde sind gerade im Vorfeld und nach der OP ein wichtiger Anker, um möglichst schnell wieder fit zu werden. Ist die Entscheidung zur OP einmal gefallen, muss die Familie diese mittragen und aktiv unterstützen.

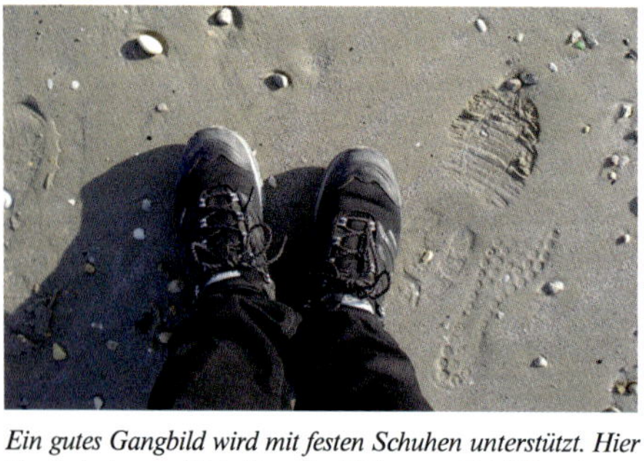

Ein gutes Gangbild wird mit festen Schuhen unterstützt. Hier Sportschuhe von Meindl an den Füßen von Heidi Rauch.

G – Gangbild. Es ist extrem wichtig, wenn durch die Operation die eigentlich korrekte aber ungewohnte Körperstatik wieder hergestellt ist, an seinem Gangbild zu arbeiten. Man muss die gewohnte Fehlhaltung nämlich erst einmal ganz bewusst aus seinem Gedächtnis herausbekommen. Mir geht es manchmal heute noch so, dass ich durch Müdigkeit oder Abgespanntheit in den zumindest für mich noch wahrnehmbaren Hüftkrankengang verfalle.

H – Hausaufgaben. Sowohl vor als auch nach der Operation sollte man unbedingt seine Hausaufgaben in Bezug auf seinen Körper machen. D. h. sich optimal auf die OP vorbereiten und alle Risiken wie Übergewicht, mangelnde Grundfitness etc. soweit wie möglich vermeiden. Umso einfacher ist es, nach der OP schnell wieder auf die Beine zu kommen.

I – IRENA ist nicht etwa meine perfekte Physiotherapeutin, sondern das Programm der Kranken-/Rentenkassen für eine ambulante Anschluss-Reha nach der stationären. In meinem Fall habe ich nach meinem dreiwöchigen Aufenthalt in der Reha-Klinik am Tegernsee dort noch eine sechswöchige ambulante Reha im Anschluss absolviert. Diese besteht aus ein bis drei Anwendungen pro Tag (Physio, Wassergymnastik, Medizinisches Kraft- und Fitnesstraining). Der Vorteil ist, dass man im Haus in dieser Zeit weiterhin alle Einrichtungen zusätzlich selbst nutzen kann, wie Fitness-Raum, Schwimmbad, Sauna, etc. (S. auch Fremdwörter-Glossar)

J – Jacuzzi oder Whirlpool. So ein warmes Sprudelbecken bietet einfach nach einem Training oder einer Physiotherapie eine wunderbare Entspannung. Schön, wenn dies in einer Reha-Einrichtung vorhanden ist.

K – Krankengymnastik bzw. Physiotherapie sollte den Hüftpatienten vor und nach der OP solange wie möglich begleiten. Vor der OP hilft diese, die „letzten" Bewegungen noch aus dem verschlissenen Gelenk herauszuholen und somit den Verkürzungen der Muskeln, Bänder und Sehnen entgegenzuwirken, nach der OP sorgt diese dafür, die genannten Verkürzungen möglichst schnell wieder auszugleichen. Allerdings können dies nur begleitende Maßnahmen sein, die in Eigenverantwortung täglich durch eigenes Training unterstützt werden müssen.

L – Lymphdrainage ist eine Therapieform der physikalischen Anwendungen. Die manuell durchgeführte Therapie sorgt dafür, dass ödematöse Körperregionen, die nach OPs entstehen können, entstaut werden.

Habe ich bei mir mehr als Alibianwenung gesehen, mag aber bei dem einen oder anderen durchaus angebracht sein.

M – Medizinische Trainingstherapie, kurz MTT, wird in der Reha an Geräten angeboten. Muss hier also nicht näher erläutert werden. Das sind prima Übungen, die kontinuierlich für Muskelaufbau sorgen.

M – Motivation ist der Motor für unser gesamtes Leben, ohne die sich nur wenig erreichen lässt, sei es privat oder beruflich. Motivationslose Menschen sollten daher professionelle Hilfe aufsuchen, um nicht in Dauerdepression zu verfallen. Direkt nach einer Hüft-OP ist die Motivation der entscheidende Faktor, um Teilziele zu erreichen. Das erste Mal an Gehhilfen gehen, der erste eigene Toilettengang, Strümpfe und Schuhe alleine anziehen. Später sorgt die richtige Motivation dann für die völlige Wiederherstellung der körperlichen Fitness und Alltagstauglichkeit und in zweiter Linie ggf. auch für sportliche Leistungen.

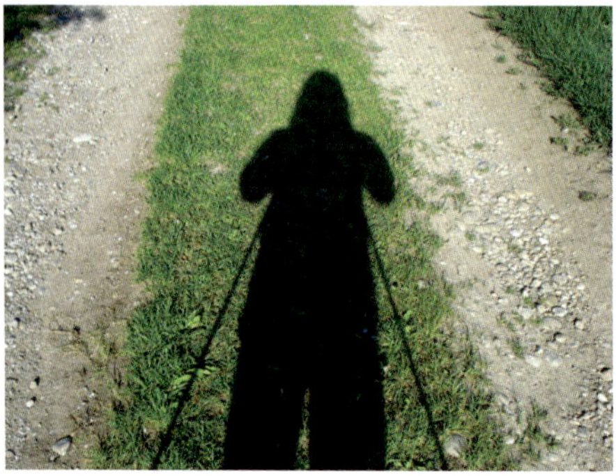

Heidi Rauch im Nordic Walking-Schattenriss

N – Nordic Walking zählt zu den sehr empfehlenswerten sportlichen Betätigungen nach einer Hüft-OP und ist auch durch die Arm-Unterstützung etwas entlastender für die Hüfte als Joggen. Besonders etwas schwerere Personen sollten zunächst damit beginnen.

Man sollte sich allerdings von einem Fachmann die richtige Nordic Walking-Technik zeigen lassen, da es korrekt ausgeführt doch weit mehr ist als nur Stöcke hinter oder neben sich herzuziehen. Auch vor der OP ist das Gehen, Wandern mit Stöcken empfehlenswert. Es trainiert zudem etwas den Oberkörper (Arme, Schultern), was dem Gehen an Unterarmstützen nach einer OP entgegen kommt.

O – Organisation hat einem im Leben selten geschadet und ist auch rund um die Hüft-OP sehr sinnvoll. So sollte man frühzeitig den OP-Termin planen und so legen, wie es für einen selbst, die Familie und den Job am besten ist. Man sollte auch an die Tage nach der Entlassung aus dem Krankenhaus denken, besonders wenn vielleicht die Anschluss-Reha nicht nahtlos anfängt. Die häuslichen Gegebenheiten sollten im Vorfeld bereits etwas angepasst werden (Toilettensitz, Keilkissen, Seitenschläferkissen, etc.) und es sollte eine helfende Hand zugegen sein.

P – Personal Trainer: Wer es sich finanziell leisten kann, ist ggf. gut beraten als Ergänzung zur leider endlichen Krankengymnastik nach der OP mit einem Personal Trainer zu arbeiten. Dieser kann einem schneller helfen, die gewünschte körperliche Fitness wieder zu erlangen.

Q – Qualen und quälen gehören im positiven wie negativen Sinne zu einer Hüft-OP dazu. Sind es im Vorfeld oft die Schmerzen, die einem Qualen bereiten und letztlich den Schritt zur OP einläuten, so muss man sich nach der OP schon selbst ein wenig im positiven Sinne quälen, um schnell wieder auf die Beine zu kommen. Mein Physiotherapeut in der Reha-Klinik ist meiner Aufforderung, bei einigen Übungen durchaus auch bis zum Schmerz zu gehen, gerne nachgekommen.

R – Reha, siehe auch IRENA: Die im Volksmund genannte Reha heißt eigentlich Anschluss-Heilbehandlung. Dieser Name ist Programm. Soll doch der Heilungsprozess im Anschluss an die Operation beschleunigt und gefördert werden. Dieser Phase der Genesung ist höchste Bedeutung zuzumessen, da hier die Basis für viele problemlose Jahre mit dem neuen Gelenk geschaffen wird.

S – Sport, das Lebenselixier. Für mich ist sportliche Betätigung lebenswichtig. Diese gibt mir den Ausgleich zum Beruf, fördert und vertieft soziale Kontakte und tut mir einfach gut. Außerdem hilft Sport auch, das Gewicht zu halten und ist in der Regel immer gesundheitsfördernd.

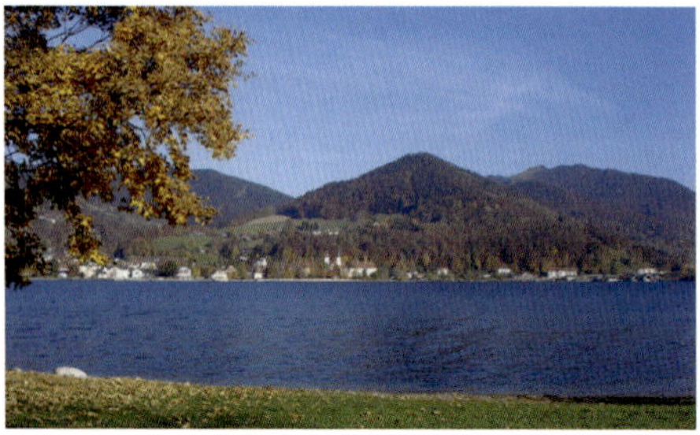
Blick über den See von Bad Wiessee zum Ort Tegernsee

Entsprechend düster und unzufrieden waren jeweils die Phasen vor den Operationen, in denen ich die sportliche Betätigung fast gegen Null fahren musste oder die Schmerzen während oder nach den Aktivitäten die Glücksgefühle bei weitem überwogen.

T – Tegernsee, die Traumlandschaft Deutschlands. Schon allein die Lage der Reha-Klinik Medical-Park St. Hubertus in Bad Wiessee direkt am See ist eine Therapie für die Psyche.

U – Unterstützung ist vor allen Dingen von Freunden und Familie wichtig - und zwar vor, während und nach der OP. Schließlich hat die Familie am meisten unter den eigenen körperlichen Einschränkungen zu leiden und wird deshalb eine gehörige Portion Verständnis und Unterstützung für die eingeschränkte Situation aufbringen müssen.

V – Vertrauen muss man unbedingt zu seinem Operateur haben. Ihm ist man ausgeliefert und deshalb sollte im Vorfeld alles besprochen werden und keine Frage offen bleiben. Ein gutes Arzt-Patient-Verhältnis ist sehr wichtig.

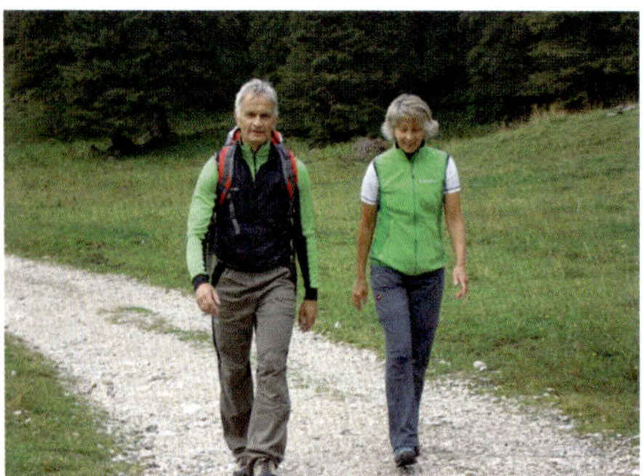
Wandern kann man überall. Hier der Gestalter des Buches mit seiner Ehefrau auf einer Forststraße in der Nähe von Mittenwald.

W – Wandern oder auch ausgedehnte Spaziergänge. Die sind in der Regel auch bei älteren Patienten nach einer Hüft-OP problemlos möglich. Hierbei handelt es sich um die minimale sportliche Betätigung, die es anzustreben gilt. Sie hält das neue Gelenk beweglich und fördert die Festigkeit des Knochens und damit auch die des künstlichen Gelenks.

X – XS statt XXL (s. auch Abnehmen) ist vor der Operation besonders wichtig, um zuerst das kranke Gelenk nicht noch stärker zu belasten und eine möglichst hohe Beweglichkleit und Fitness zu erhalten und nach der Operation hilft es einem schneller auf die Beine und ist gut für das künstliche Gelenk.

Y – Ystad: Die Kriminalromane des Henning Mankell, die sich mit der Romanfigur Kurt Wallander alle in und um die südschwedische Gemeinde Ystad abspielen, sind hervorragend geeignet, sich die Zeit in Klinik und Reha zu vertreiben.

Z – Zuversicht. Zuversichtlich muss man unbedingt an seine bevorstehende OP herangehen, damit diese auch gelingt.

Erkenntnis = eine Hüft-OP wird unvermeidbar – und wie man sich darauf einstellen kann

Eine Hüft-OP ist keine überraschende Operation. Man kann den Zeitpunkt selbst wählen und sich darauf einstellen. Viele Kliniken händigen dem Patienten Merkblätter aus. Aber wir haben festgestellt, dass sich das Meiste erst im Laufe der Zeit ergibt. Manches hat man überlesen oder tatsächlich noch nie gehört. Für manche Tipps wäre man schon früher dankbar gewesen. Wieder Anderes stellt sich als überflüssig heraus. Deshalb sagen wir Ihnen im Folgenden von A bis Z, was Sie so erwartet, was Sie sich vielleicht vorher anschaffen sollten, worauf Sie achten sollten. Lauter gute Ratschläge, diesmal aus weiblicher Sicht mit den entsprechenden männlichen Kommentaren. Einen despektierlichen Kommentar („meschugge") habe ich Peter einfach rausgestrichen. Vielleicht erahnen Sie, an welcher Stelle er sich so geäußert haben könnte…

ABC der guten Ratschläge – Hilfs- und Heilmittel und einiges mehr

A – Automatikgetriebe. Autofahren bedeutet ja bekanntlich ein Stück Freiheit. Meine Freiheit hieß spätestens nach meinem Tennisarm rechts: Automatikgetriebe. Und als besonders ideal hat sich das bei meiner zweiten Hüft-OP links erwiesen: Da man nur das rechte Bein zum Bremsen und Gasgeben benötigt, konnte ich zügig wieder ans Steuer. Ein ungeheurer Gewinn an Selbstbestimmung!

Und was sagt Peter dazu:
Nur blöd, wenn das rechte Gelenk ersetzt wird!

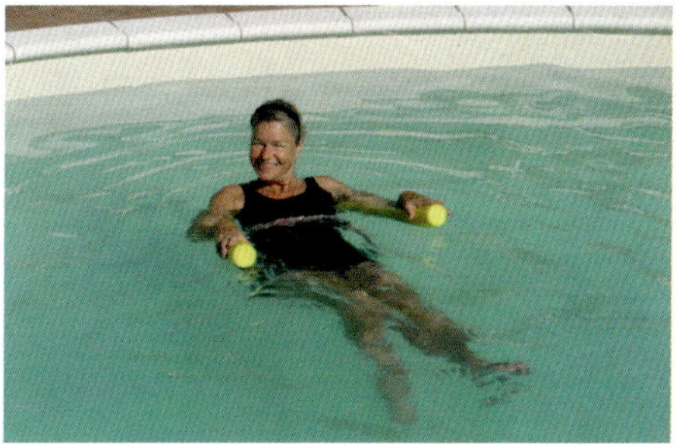

Heidi Rauch im Badeanzug mit Beinansatz beim Training mit der Pool-Noodle.

B – Badeanzug mit Beinansatz. Das ist nur für Frauen ein Thema, da Männer, die einigermaßen modisch sind, heutzutage sowieso eher Bermudashorts als knappe Slips (peinlich!) zum Schwimmen anziehen. Bei Frauen darf die Bikinihose bzw. der Badeanzug bei den meisten Modellen aber gern ein hoch geschnittenes Bein haben, was uns zu einer umfangreichen Schamhaar-Rasur nötigt. Das würde nach der Hüft-OP nichts ausmachen, da man sowieso komplett rasiert wird. Aber man sieht doch die zumindest anfängliche Narbe. Leider sind die Anbieter von Badeanzügen mit Beinansatz mehr als rar gesät, höchstens bei wirklichen Sport-Bademoden-Anbietern wird man fündig. (s. Internet-Links am Ende des Buchs).

Und was sagt Peter dazu:

Narben bei Männern, na und!

B – Beinschiene. Ein langes Schaumstoffkissen, in dem das frisch operierte Bein gebettet wird. Es liegt darin die ganze Zeit in der Klinik schön gepolstert, evtl. mit Eisbeutelchen neben dem etwas geschwollenen Narbenbereich.

Und was sagt Peter dazu:

Ist die ersten Tage nach der OP sehr angenehm!

B – Bequemschuhe. Die sind heutzutage ja dankenswerterweise schon sehr viel modischer als früher. Ich habe z. B. Sportschuhe von Bär oder welche mit ganz fester Sohle von Meindl oder modischere von Valleverde. Grundsätzlich sollte man gerade nach einer Hüft-OP sehr großen Wert auf gutes Schuhwerk legen, um das „richtige" Gehen zu unterstützen.

Und was sagt Peter dazu:

Da kann ich sogar uneingeschränkt zustimmen!

B – Betterhöhung. Es gibt eigentlich keinen Grund, warum Betten so niedrig sein müssen. Keine Ahnung, warum hohe Betten bei uns immer die Assoziation von Krankenhausbett hervorrufen. Wie dem auch sei: Als Hüft-Operierter brauchen Sie ein hohes Bett. Entweder Sie kennen einen Schreiner, der Ihnen das macht, oder Sie haben wie ich jemanden in der Familie, der geschickt ist und im Heimwerkermarkt ein paar Holzklötze besorgt und diese mit geballter Kraft unter die vier Füße Ihres Bettes montiert bzw. stellt. Ich fand das so praktisch, dass ich es gleich gelassen habe – fürs Alter, wie wir anfangs frotzelten. Ist aber wirklich sehr bequem – auch übrigens für Dehnübungen mit im 90-Grad-Winkel gestreckten Bein (bitte erst drei Monate nach der OP machen!).

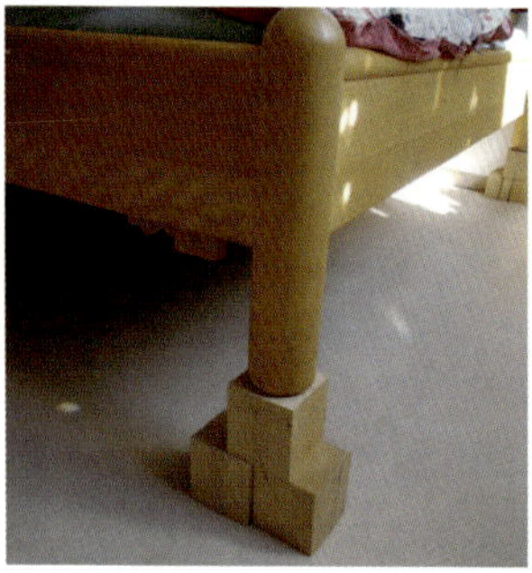

Vier einfache Holzklötze erhöhen das Bett.

Und was sagt Peter dazu:
Mag sinnvoll sein, habe ich aber nie benötigt, da ich nur ein Bein gebeugt und das operierte Bein gestreckt gehalten habe.

B – Bewegungsbad. Das ist ein warmes Schwimmbecken, in dem man als Hüft-Operierter aber nicht schwimmen, sondern nur gehen und stehen darf – meist mit Poolnoodle oder -Brett. Aber schon das ist eine ungeheure Befreiung, fühlt sich im Wasser doch alles so viel leichter an. Ich habe sehr witzige Therapeuten am Beckenrand erlebt, die aus dem Wasser-Training ein echtes Tages-Highlight gemacht haben. Wenn dann noch ein paar Ungeschickte dabei sind, denen das Pool-Brett regelmäßig aus dem Unterwasserstand nach oben flutscht, ist die gute Laune in der Gruppe garantiert. Nach der zweiten OP ist mir das mit dem Nachoben-Flutschen natürlich nicht mehr passiert!

Und was sagt Peter dazu:
Klingt zwar nach Warmduscherprogramm, ist aber wirklich gut. Wir hatten wohl den gleichen witzigen Therapeuten.

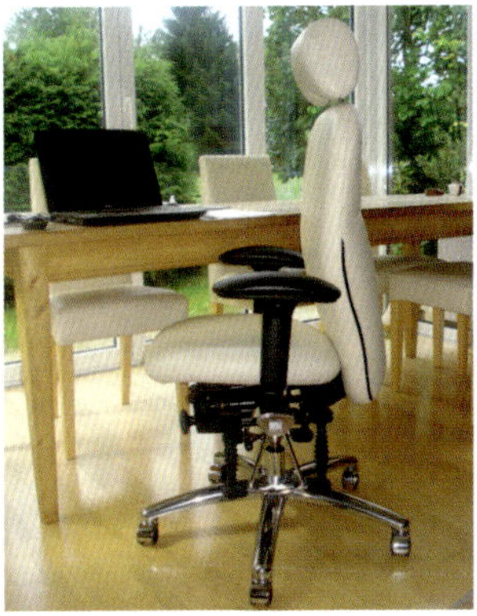

Eigendynamisch schwingend sitzt man auf dem Haider-Bioswing-Bürostuhl.

B – Bioswing-Bürostuhl. Dieses hochbewegliche Sitzwerk bringt die eigendynamischen Schwingungen des Körpers fast unmerklich zur Entfaltung. Anders als beim Sitzen auf dem bekannteren Swopper oder auf dem Peci Ball muss man nicht dauernd gegen Schwankungen ankämpfen, sondern hier werden die Muskeln nur sanft, quasi subkutan aktiviert. Ein Meisterwerk der Firma Haider, das ich nur jedem empfehlen kann, der viel sitzen muss und über Rückenbeschwerden klagt.

Ich glaube, Peter hat davon erst durch mich erfahren, oder?

Ja, klingt aber gut, sollte ich mal ausprobieren!

B – Brustbeutel. In jeder Reha-Klinik gehört er zur Grundausstattung der Patienten. Es handelt sich dabei um einen Jutesack mit Logo-Aufdruck der Klinik, den man vorn um den Hals trägt. Denn schließlich kann man mit zwei Krücken nichts tragen. Darin befinden sich meist das Handtuch fürs Training und der Therapieplan, damit man weiß, wann man wohin muss. Wer es eleganter mag, besorge sich vor dem Einzug in die Klinik einen Rucksack.

Und was sagt Peter dazu:

Bin eindeutig für Rucksack!

B – Bücken. Geht erst einmal nicht. Hüftpatienten dürfen den 90 Grad-Winkel nicht überschreiten (s. auch dort). Deshalb gibt es eben viele der hier aufgeführten Hilfsmittel. Man glaubt übrigens nicht, wie oft einem etwas runterfällt. Bitte nicht reflexartig bücken!

Und was sagt Peter dazu:

Kann man ohne Hilfsmittel mit Unterarmstützen und der Einbeinbeugetechnik lösen.

C – Cremes für die Narbe. Wieder nur ein Thema für Frauen? Meine Mutter jedenfalls hat mir Aloe Vera Gelly zum täglichen Einschmieren der Narbe gegeben, meine Shiatsu-Therapeutin hat die APM-Narbencreme empfohlen. Ich habe beides benutzt und dabei ein gutes Gefühl gehabt. Ob die Narbe auch ohne Creme relativ „schön" geworden wäre? Wer weiß es…

Und was sagt Peter dazu:
Siehe oben Badeanzug!

D – Duschhocker. Höhenverstellbarer Plastikhocker, den ich mir schon vorher auf Rezept meiner gesetzlichen Krankenkasse besorgt habe. Das wäre aber gar nicht nötig gewesen. Denn in der Klinik stand sowieso einer, und in der Reha gibt es überall Haltegriffe. Zu Hause habe ich den Hocker dann gar nicht mehr gebraucht. Er steht jetzt relativ ungenutzt im Bad herum.

Und was sagt Peter dazu:
Deshalb habe ich mir auch keinen besorgt!

E – Eigenblutspende (Eisen, Hämoglobin-Wert). Dazu wird in den Aufklärungsbroschüren vor der OP etwas halbherzig geraten. Man müsste, sollte, könnte vier Wochen vor dem Eingriff spenden. Als ich mal nachfragte, hieß es, das sei eigentlich nicht nötig. Stimmte auch bei der ersten OP. Bei der zweiten dann sank mein Hämoglobin-Wert so dramatisch, dass der Oberarzt mir zu einer Bluttransfusion riet. Ich lehnte standhaft ab, bekam stattdessen eine hochdosierte Eiseninfusion – und siehe da, der Wert stieg wieder auf ein vertretbares Maß.

Peter hat dazu eine ganz eigene Meinung – s. seine Geschichte.
Jein, bei meiner letzten OP wurde das verlorene Blut noch während der OP gereinigt und dem Körper wieder zugeführt. (Das Verfahren gab es bei der ersten OP noch nicht). Ich denke/dachte, das ist heute in Spezialkliniken Standard.

E – Endoprothese. D A S Hilfsmittel schlechthin. Ohne dieses medizinische Wunderwerk würde ich wahrscheinlich schon eine Humpel-

Existenz führen und bald im Rollstuhl sitzen. Sehen Sie Ihre TEP (Total-Endoprothese) nicht als Fremdkörper an, sondern freuen Sie sich darüber! Sie ermöglicht Ihnen wieder ein schmerzfreies, bewegtes Leben.

Darin sind sich Peter und ich vollkommen einig!
Stimmt!

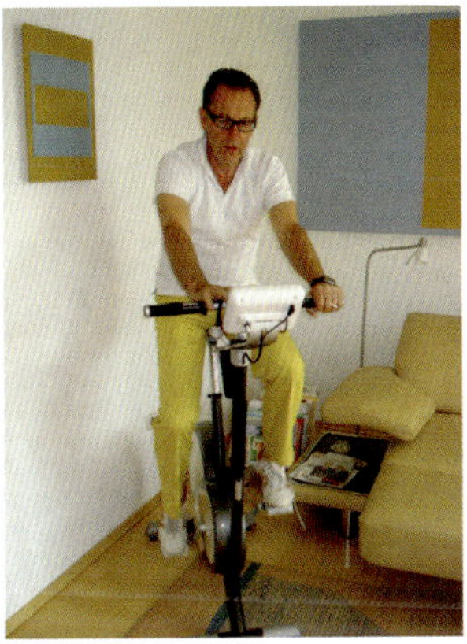

Fitnessgeräte-Designer Anton Rief auf seinem Stil Fit-Ergometer.

E – Ergometer. Die meisten so genannten Hometrainer fristen ein eher karges, missachtetes Dasein in irgendwelchen Keller-Verliesen oder Abstellkammern. Klar, dass sich da niemand drauf setzen will. Mein Rat: Kaufen Sie sich ein schönes Designer-Teil – zufällig hat unser Freund Anton Rief ein solches Stil-Fit-Ergometer entworfen - und stellen Sie es als Schmuckstück ins Wohnzimmer. Dann legen Sie sich eine Reihe wunderbarer Filme auf DVD zu und schauen all die Filme, die Sie im Kino versäumt haben. Sie werden staunen, wie Sie derart abgelenkt, wie von selbst Kilometer um Kilometer immer fitter werden... In einer guten Reha gibt es übrigens Ergometer mit verkürzten Pedalen für Hüftpatienten. Da muss man nur beim Auf- und Absteigen etwas vorsichtig sein – und dann geht`s los.

Und was meint Peter dazu, der ja bei Wind und Wetter sicher lieber draußen Rad fährt:
Ergometer gehören ins Fitness-Studio und in die Reha! Und wenn schon zu Hause, dann lieber mit dem eigenen Rad auf dem Rollentrainer!

F – Fahrradhandschuhe. Die sind aufgrund ihrer Handflächen-Polster nicht nur nützlich beim Fahrradfahren, sondern auch beim Gehen mit Krücken.

Und was sagt Peter dazu:
Ich benutze diese nur zum Outdoor-Radfahren.

F – Freunde sind unerlässlich für seelischen Zuspruch, gerade in Krankenhaus- und Reha-Zeiten. Wer es nicht schafft, einen Hüft-OP-Patienten in den ca. 5 Wochen Abwesenheit vom normalen Leben zu besuchen oder wenigstens mit ihm zu telefonieren, ist kein richtiger Freund, wage ich zu behaupten.

Peter hat „Familie und Freunde" gleich ins Therapie-ABC eingereiht.
Recht hat er.
Sag ich doch!

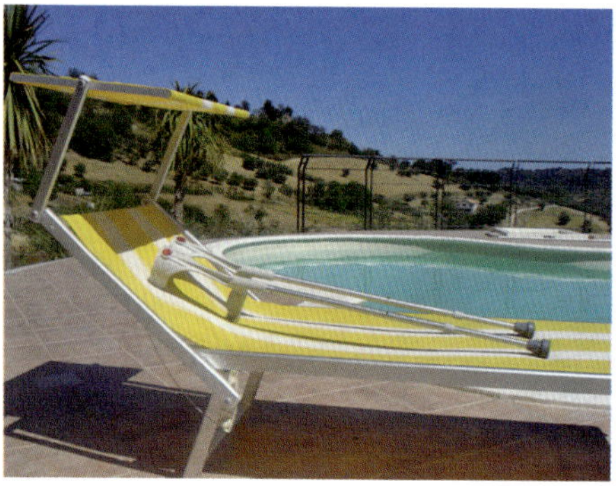

Hier liegen die Krücken faul auf der Sonnenliege am Pool.

G – Gehstützen (s. auch Krücken bzw. Unterarmstützen). Die wichtigsten Begleiter für Hüft-Patienten. Suchen Sie sich deshalb welche aus, die Ihnen gefallen. Es gibt verschiedene Farben – und vor allem auch so genannte anatomische oder ergonomische Krücken mit Handballenstütze. Man bekommt sie auf Rezept und sollte sie – obwohl sie natürlich auch in der Klinik angeboten werden – schon vor der OP besorgen. Denn ein bisschen Übung kann nicht schaden. Vielleicht stellt man spätestens dann fest, dass man noch rasch seine Armmuskeln etwas trainieren sollte (s. Hand-Hantel).

Die gängigste Fortbewegungsart mit Krücken nennt sich übrigens Dreipunktgang (bei Teilbelastung), mit fortschreitender Belastung Vierpunktgang. Mein Operateur hat mich die letzte der sechs Wochen sogar mit einer Krücke laufen lassen, obwohl das bei vielen verpönt ist, weil man sich angeblich einen schiefen Gang angewöhnt. Kann ich nicht bestätigen.

Und was sagt Peter dazu:
Ein gut trainierter Oberkörper inkl. Armen und Schultern hilft enorm, besonders bei Treppen!

G – Greifzange. Braucht man zum Bücken, kann man in der Reha ausleihen. Ist durchaus praktisch.

Und was sagt Peter dazu:
Habe ich auf Grund der oben beschriebenen Bücktechnik nie benötigt.

H – Hand-Hantel. Kleine, 3 kg schwere Hanteln sind nicht schlecht, um ein bisschen mehr Armmuskeln für die Gehstützen (s. dort) zu bekommen. Ich habe mich immer auf meinen Peci-Ball gesetzt, die Arme mit den Hanteln links und rechts herunterhängen lassen und bin dann halb hockend rund 10 x hintereinander aufgestanden und habe mich wieder hingesetzt. Ganz gutes Training ohne viel Aufwand.

Und was sagt Peter dazu:
Sicher gut für alle, die sonst wenig für ihre Armmuskulatur tun.

H – Humor. Den sollte man auch im Krankenhaus und in der Reha nicht verlieren. Das hart arbeitende Pflegepersonal dankt es einem mit freundlicher Behandlung. Sicher ist eine Hüft-OP eine ernste Sache, aber Lachen hilft – auch den Mitpatienten, denen es vielleicht schlechter geht als einem selbst.

Und was sagt Peter dazu:
Mit Humor, auch wenn es Galgenhumor ist, geht alles besser!

I – Infusionen. Nach der OP wacht man mit einem Venenkatheter auf dem Handrücken auf, darin eine Kanüle, darüber ein Beutel mit Flüssigkeit. Auf diese Weise werden Schmerzmittel eingeträufelt oder Eisen-Infusionen gelegt (s. Eigenblutspende). Das Ding ist mit zunehmender Genesung lästig und behindert auch beim Gehen mit den Gehhilfen. Aber dank der kontinuierlichen Versorgung mit Schmerzmitteln, gerade in der ersten Nacht nach der OP, ist man wirklich total schmerzfrei. Was für ein Segen!

Und was sagt Peter dazu:
Lässt sich anfänglich nicht vermeiden.

K – Keilkissen. Sehr nützlich, um die Beugung über den 90-Grad-Winkel hinaus zu verhindern. Mein Keilkissen habe ich in einer Tragetasche überallhin mitgenommen, wo ich nicht sicher sein konnte, auf welchem Untergrund ich sitzen werde. Mit zunehmender Sicherheit wird das Teil aber überflüssig. Zur Not tut es auch ein „normales" Kissen.

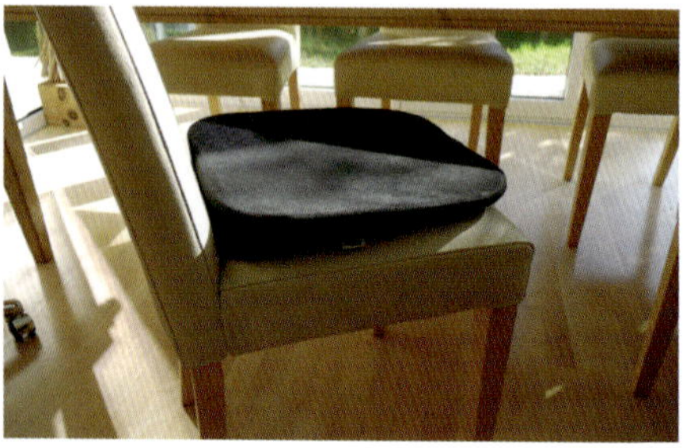

Ein Keilkissen unterstützt das richtige Sitzen.

Und was sagt Peter dazu:
Habe ich genau wie die Greifzange nie benötigt!

K – Kondition. Hilft ungemein beim Genesungsprozess. Nach meiner zweiten OP ist mir nach dem ersten selbstständigen Gang ins Bad bei der Rückkehr ans Bett kurz schwarz vor Augen geworden. Da war ich doch ziemlich beunruhigt. Aber es ist ganz normal, dass der Kreislauf nach Vollnarkose und dem insgesamt ja nicht kleinen Eingriff mit Blutverlust etwas in Unordnung geraten ist. Je besser allerdings die allgemeine Konstitution und Kondition ist, desto rascher geht es bergauf.

Und was sagt Peter dazu:
Dem ist nichts hinzuzufügen!

K – Krücken – s. Gehstützen

L – Laune, gute – s. auch Humor. Bitte nicht verlieren! Und wer sie vor der OP wg. der Schmerzen verloren hat, dem kann versichert werden: Sie bessert sich schlagartig nach der OP.

Und was sagt Peter dazu:
.. und nach den ersten sportlichen Betätigungen!

M – Massage. Wunderbar. Rücken, Nacken – alles ist ja „dank" des Gehstützen-Gangs durchaus in Mitleidenschaft gezogen. Da freut sich das Gestell, wenn ein Profi die Verspannungen löst.

Und was sagt Peter dazu:
Ich weiß nicht warum, aber ich bin mein ganzes Leben noch nie massiert worden, sollte ich mal nachholen!

M – Minimal-invasiv. Fast alle Operateure nutzen heute bei der Implantation einer Hüftprothese einen minimal-invasiven Zugang. Mein Operateur schreibt dazu im OP-Bericht: „Eingehen über einen anterolateralen minimal-invasiven Zugang nach Watson-Jones.“ Dieser Watson-Jones-Zugang ist der klassische, früher übliche. Inzwischen sind die Hautschnitte kürzer und es wird eine natürliche Lücke zwischen zwei Muskeln genutzt, um das Durchtrennen der Muskeln oder ihr Ablösen vom Knochen zu vermeiden. Dadurch wird das so genannte postoperative Trauma für die Weichteile minimiert. Der Patient kann einen Tag nach der OP schon aufstehen, kommt buchstäblich schneller wieder auf die Beine. Verdient gemacht hat sich in dieser Hinsicht die Orthopädische Chirurgie München (OCM), weshalb man auch vom OCM-Zugang spricht.

Und was sagt Peter dazu:
Manche Operateure sehen hier auch Nachteile auf Grund des eingeschränkten Operationsfeldes.

Noch einmal Heidi dazu: Das könne man wohl immer bei Bedarf erweitern. S. auch Interview mit Dr. Radke.

M – Mi Shu Bewegungsstuhl. Im Gegensatz zum mit seiner Federung eher nach Hightech aussehenden Bioswing-Bürostuhl passt der hölzerne Design-Stuhl Mi Shu auch in jedes Wohnzimmer. Der Begriff kommt aus dem Japanischen: Mi = Körper, Seele, Selbst; Shu = Zusammenwirken, Zentrierung, Konzentration. Es handelt sich um einen aktiv-dynamischen Bewegungsstuhl, der eher wie ein Hocker ausschaut. Er besteht aus mittels „Gelenken“ miteinander verbundenen, dreidimensional beweg-

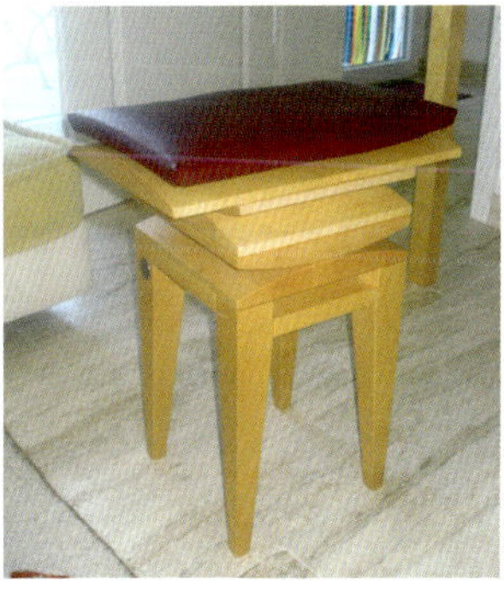

Aktiv-dynamisch sitzen auf Mi Shu.

lichen Holzteilen und einem Sitzkissen. Es geht um „lebendiges Sitzen“, d. h. darum, dass die Wirbelsäule aufgerichtet ist, man zentriert sitzt, die Muskulatur beim Sitzen mobilisiert und kräftigt und dabei auch den Rücken entspannt. Die Werkstatt in Grafing bei München stellt auch Balancierscheiben her.

Ich denke, das war Peter bisher so unbekannt wie Ölziehen oder Shiatsu. Er kann es gar nicht fassen, dass es so etwas gibt…

N – Nachuntersuchung. Nützlich und wichtig. Am besten sechs Wochen nach der OP, ein halbes Jahr danach und dann vielleicht noch einmal nach einem Jahr.

Und was sagt Peter dazu:

Unbedingt jährlich kontrollieren lassen!

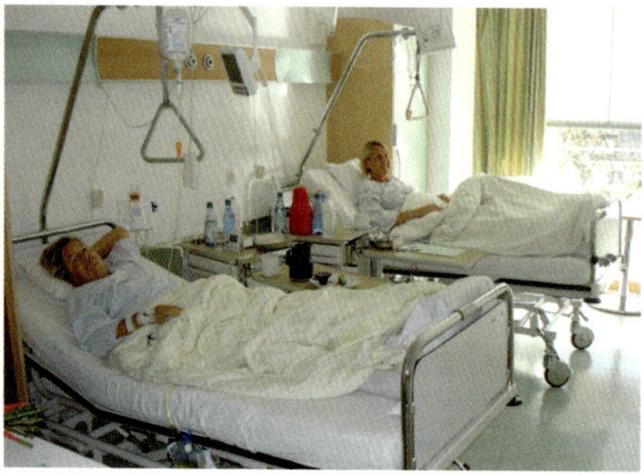

Da liegen wir, meine Freundin Susanne (nicht identisch mit Susanne bei den Erfahrungsberichten) und ich (vorn), kurz nach der Narkose mit unseren verschiedenen Kathetern (s. weiter vorn im ABC).

N – Narkose. Neunzig Prozent aller Hüft-Patienten wählen wohl die Vollnarkose. Aber zur Auswahl steht auch eine Teilnarkose, etwa wenn dem Patienten wg. Herzproblemen eine Vollnarkose nicht zugemutet werden soll. Ich hatte in meiner Reha einen 80-jährigen Patienten mit Teilnarkose, der meinte, er hätte das Sägen und Bohren einfach ausgeblendet, als ob es nicht seinem Körper gelte. Respekt! Ich wollte diesen Lärm lieber verschlafen.

Und was sagt Peter dazu:

Das mit dem Sägen und Bohren ist ein hartnäckiges aber falsches Gerücht. Man bekommt zur Teilnarkose ein Schlafmittel und spürt und hört absolut nichts. Ich habe mich beide Male für die Teilnarkose entschieden!

N – Neunzig-Grad-Winkel. Ganz wichtiges „Mantra“: Auf keinen Fall das operierte Bein über 90 Grad beugen. Halten Sie sich daran. Ihr neues Gelenk wird es Ihnen danken.

Und was sagt Peter dazu:
Jo!

O – OP-Bericht. Wird Ihnen meist unaufgefordert ausgehändigt. Lesen Sie ihn, fragen Sie bei Fremdwörtern nach oder konsultieren Sie Google. Manches Detail kann wichtig sein, etwa wenn Sie wie ich wissen wollen, warum Sie sechs Wochen lang nur eine Teilbelastung von 20 kg gestattet bekommen.

Und was sagt Peter dazu:
Hartnäckig bleiben, wenn er nicht ausgehändigt wird!

O – Osteoporose-Untersuchung. Mehr was für Frauen, aber nicht nur. Die so genannte Knochendichtemessung wird in jeder Reha bei Frauen und Männern durchgeführt. Ich habe einige Männer erlebt, die durchaus erstaunt waren, dass sie trotz Sportlichkeit offensichtlich nicht mehr über die Knochenstruktur von 20-Jährigen verfügen. Die gängigen Therapien, um dem Knochenschwund entgegenzuwirken sind Calcium, Vitamin D und Magnesium. Wie wichtig ein stabiles Knochengerüst ist, braucht man wohl nicht zu betonen. In meinem Fall hat die Untersuchung – üblicherweise an der Wirbelsäule und an der Hüfte – die Diagnose „Cox - arthrose“ zu Tage gebracht.

Und was sagt Peter dazu:
Gelegentlich hat man als Mann auch Vorteile!

P – Peci Ball. Gern genommen bei Koordinationsübungen in den Hüftgruppen. Aber nicht etwa zum Sitzen – Achtung 90-Grad Winkel! -, sondern im Liegen zur Abstützung der Beine, die den widerspenstigen Ball z. B. vor und zurück bewegen sollen.

Und was sagt Peter dazu:
Riecht nach Senioren-Sport-Gruppe, aber zu Reha-Zwecken o. k.!

P – Personal Trainer. Da Kassenpatienten ja immer weniger Physiotherapie-Einheiten verschrieben werden, ist so ein Personal Trainer nicht schlecht. Man muss ihn ja nicht zwei Mal wöchentlich besuchen – das ginge dann doch zu sehr ins Geld. Aber hin und wieder ein kleiner Kontrollbesuch kann nicht schaden. Denn komischerweise findet der Körper immer wieder intelligente Schon- und Ausweichbewegungen. Da sind ein geschultes Auge und eine korrigierende Hand sehr hilfreich.

Und was sagt Peter dazu:
Gut investiertes Geld, wenn man es hat!

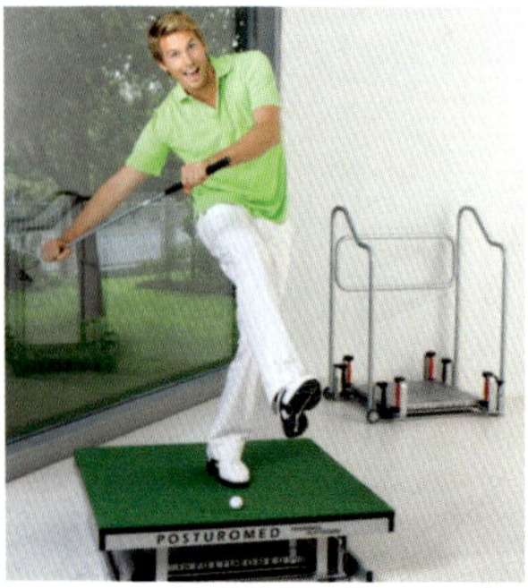

So freihändig sollte man als Hüft-Patient lieber nicht auf der Wackelplattform stehen.

P – Posturomed-Wackelplattform. Wird von der Firma Haider hergestellt (s. Bioswing-Bürostuhl) und findet sich so gut wie in jeder Reha-Einrichtung – mit Haltegriffen und ohne. Verschiedene sensomotorische und koordinative Übungsfolgen auf der Trainingsplattform stabilisieren gezielt die „posturalen", also haltungsspezifischen Funktionen des Körpers. Aktiviert werden die tief liegenden, dynamisch arbeitenden so genannten intersegmentalen Muskeln, die meist durch einseitige Belastung (stehen, sitzen) verkümmert sind.

Und was sagt Peter dazu:
Ein einfaches Wackelbrett ist auch für das tägliche Heimtraining gut!

P – Physiotherapie ist unerlässlich vor und nach der Hüft-OP. Vorher versucht der Physiotherapeut, das Gelenk so weit wie möglich beweglich zu halten; gleich nach der OP beginnt er mit den ersten leichten Übungen; danach in der Reha – und darüber hinaus – zeigt er viele nützliche Übungen, die man auch zu Hause täglich machen sollte.

Und was sagt Peter dazu:
Fast so wichtig wie der Operateur!

P – Piriformis. Kleiner Pomuskel, der mit speziellen Übungen aktiviert werden muss. Leider hat er meist bei der OP etwas gelitten.

Und was sagt Peter dazu:
Meiner auch!

Q – Quatschen ist wichtig im Sinne des Netzwerkens. Unsere Blogs sind nichts anderes als öffentliches Reden über unsere Hüft-OPs. Nur so können wir Erfahrungen und Tipps austauschen.

Und was sagt Peter dazu:
Aber kein Quatsch bitte!

Q – Quarkwickel. Gab`s bei meiner ersten Reha in Bad Heilbrunn täglich. Ist angenehm, um die Hitze aus dem Narbenumfeld natürlich zu kühlen.

Und was sagt Peter dazu:
Quark gehört bei mir zur gesunden Ernährung!

R – Röntgen. Rund um eine Hüft-OP sind Röntgenaufnahmen unerlässlich. Vor der OP, unmittelbar danach, später zur Kontrolle. Schön, wenn der Operateur beim Betrachten zufrieden nickt.

Und was sagt Peter dazu:
Es lebe die Technik!

R – Rückenschlafen. Ein großes Problem für Viele. Man könnte versuchen, diese ungewohnte Schlafposition vorher zu trainieren. Denn daran führt kein Weg vorbei, zumindest die rund zehn Tage in der Klinik nicht. Man darf das operierte Bein einfach nicht verwinden. Deshalb auch dic Beinschiene (s. dort). Später verhindert das Seitenschläferkissen (s. dort) das Überkreuzen.

Und was sagt Peter dazu:
Für mich kein Problem, da ich am liebsten auf dem Rücken schlafe, sehr zum Schnarchleidwesen meiner Frau!

Noch einmal Heidi dazu: Da empfehle ich zwei getrennte Schlafzimmer. Das hat sich in meiner bislang 13-jährigen Ehe sehr bewährt! Leider wird das im Urlaub teuer.

R – Rucksack. Nützlich, wenn man den Brustbeutel zu unelegant findet.

Und was sagt Peter dazu:
Brustbeutel. No go!

S – Schuhlöffel. Besorgen Sie sich einen langen Schuhlöffel, denn Sie dürfen sich ja nicht bücken zum Schuhe anziehen. Die meisten Reha-Einrichtungen haben diese nützlichen Teile aber sogar auf dem Zimmer.

Und was sagt Peter dazu:
Gut, bequeme Slipper kommen auch ohne aus!

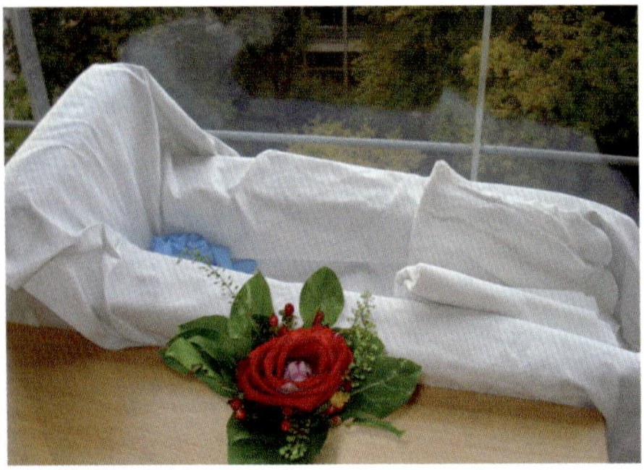

So sieht die in den ersten Tagen nach der OP so wichtige Beinschiene aus (z. B. in diesem ABC).

S – Seitenschläferkissen. Ca. 1,20 m lang, mit zwei Bezügen online zu bestellen. Man klemmt es zwischen die Knie und darf damit – endlich! – auf der Seite schlafen. Ich hab`s ab dem ersten Tag in der Reha genutzt. Apropos Seitenschlafen: Natürlich nur auf der nicht-operierten Seite! Die andere ist noch lange ziemlich empfindlich und verträgt keinen Druck. Schließlich muss sich das bei der OP in Mitleidenschaft gezogene Gewebe erst erholen. Das dauert locker sechs bis acht Wochen, ehe man bequem auf der operierten Seite schlafen kann. Übrigens: Auch für Schnarch-„Patienten“ ist das ein hilfreiches Teil. Einfach das Kissen als seitlichen Stabilisator nutzen, dann fällt „Mann“ nicht mehr so leicht in die schnarchende Rückenlage.

Und was sagt Peter dazu:
Siehe Rückenschlafen. Aber wenn Seitenlage, haben es bei mir auch ganz normale festere Kissen getan! Das mit dem Schlafen auf der operierten Seite regelt das eigene Empfinden ganz von alleine. An eine Empfehlung oder Einschränkung durch meine Ärzte kann ich mich nicht erinnern.

S – Slipper. Schuhe ohne Schnürsenkel müssen sein. Klettverschlüsse sind auch eine Lösung, sofern sie mit der Greifzange „bedient" werden können. Besser noch sind Slipper, in die man nur hineinzuschlüpfen braucht. In der Reha braucht man keine Turnschuhe mit Profilsohlen.

Und was sagt Peter dazu: Stimmt!

S – Skateboard. Keine Panik – kein Hüft-Patient wird hier zum Skaten aufgefordert. Aber so ein Board ist insofern ein nützliches Trainingsgerät, als man auf dem gesunden Bein stehen kann, sich dabei an der Wand festhält und mit dem operierten Bein möglichst weit nach hinten und vorn rollt. Das trainiert die verkürzten Muskeln.

Und was sagt Peter dazu:
Hätte ich vielleicht mal ausprobieren sollen!

S – Strumpfanzieher. Kann man in der Reha ausleihen. In den dortigen Vorträgen über Hilfsmittel bekommt man auch gezeigt, wie man sich die Strümpfe mit Hilfe eines Einkaufsbeutels anziehen kann. Immer mit dem Hintergedanken, dass man sich ja nicht bücken soll. Man wird doch sehr erfinderisch, um die Defizite auszugleichen.

Und was sagt Peter dazu: Barfuß!

T – Teilbelastung. Sechs Wochen 20 kg waren es bei mir jeweils. Das ist nicht viel, wie ich auf einem Sensor, über den ich mit Krücken gegangen bin, in der Bad Wiesseer Reha festgestellt habe. Meist überschreitet man das. Aber der Hintergedanke ist, dass das Hauptgewicht einfach einige Wochen lang auf den Unterarmstützen liegen sollte und nicht auf dem frisch operierten Gelenk. Das macht schon Sinn, auch wenn andere Patienten schon viel früher zur Vollbelastung übergegangen sind. Geduld ist sonst nicht meine Stärke. Aber in diesem Fall ist mir die Langlebigkeit meiner TEP doch wichtiger.

Und was sagt Peter dazu:
Zustimmung!

T – Thrombosestrümpfe. Lästig, aber wohl nötig, zumindest solange man mehrheitlich im Bett liegt. Die Thrombosegefahr sinkt, sobald man sich wieder mehr in verschiedenen Positionen bewegt. Trotzdem sind die meisten Ärzte relativ strikt, was Thrombosespritzen und -strümpfe angeht. In der Reha durfte ich dann auf Thrombosetabletten umsteigen und habe die Strümpfe weglassen dürfen.

Und was sagt Peter dazu:
Einfach sexy!

T – Toilettensitzerhöhung. Wenn man nahtlos von der Klinik in die Reha wechselt, braucht man sich dieses Gummi-Monstrum nicht zu besorgen. Dort ist es vorhanden – inklusive Halterungsgriffen. Auf Restaurant-Toiletten fragt man sich dann allerdings, warum um Himmels willen, die Kloschüsseln dermaßen tief sein müssen. Da ist es von Vorteil, wenn es eine Behinderten-Toilette gibt.

Und was sagt Peter dazu:
Siehe meine beschriebene Bück-/Einbeinbeuge-Technik.

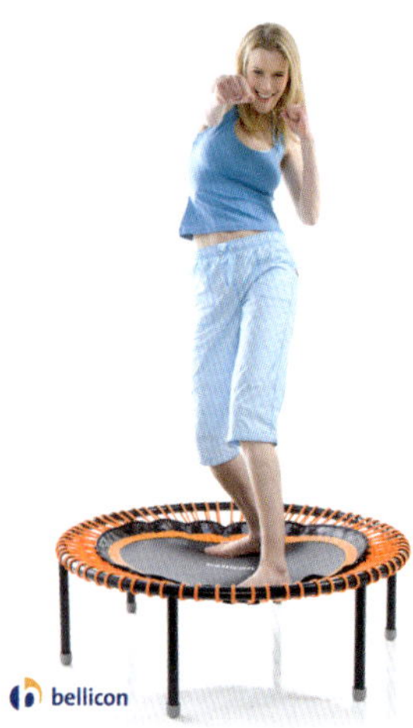

Rhythmisches Schwingen auf dem Trampolin stärkt die Muskeln.

T – Trampolin. Ich schwöre auf mein Bellicon®-Mini-Trampolin, das man auch in jeder guten Reha-Einrichtung findet. Es hat keine harten Stahlfedern, sondern eine hochelastische Gummiseilring-Federung. Hier hüpft man nicht, sondern schwingt rhythmisch – gern auch zu lauter Musik (ich lasse dazu Songs meiner Lieblingsband „Simply Red“ laufen). So eine instabile Unterlage trainiert spürbar die tiefer liegenden Muskeln und die Koordinationsfähigkeit. Manchen genügt dafür eine kleine, unten abgerundete Plattform. Aber ich finde das Trampolin viel effizienter – und es macht mehr Spaß.

Und was sagt Peter dazu:
Habe keine Erfahrung damit.

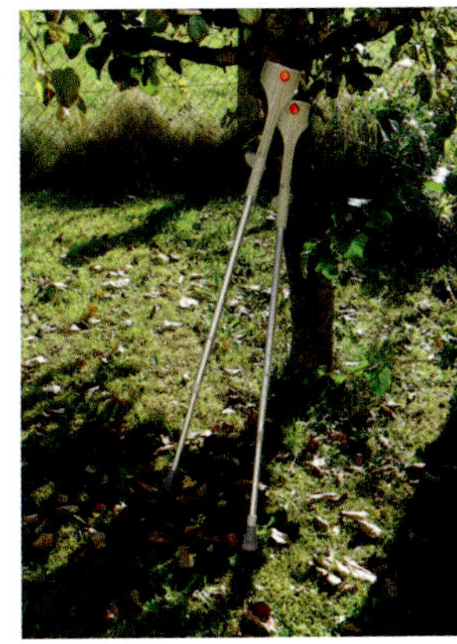

Man muss auch immer einen Ort zum Anlehnen für die Krücken finden.

U – Ultraschall-Untersuchung. Wird in der Klinik gemacht, um Hämatome aufzuspüren, in der Reha, um eine mögliche Thrombosegefahr zu erkennen.

Und was sagt Peter dazu:
Habe ich im Rahmen der Hüft-OPs keine gehabt.

U – Unterarmstützen - s. Gehstützen

V – Vitamine. Bitte nur Vitaminpräparate schlucken, wenn tatsächlich ein Mangel festgestellt worden ist. Also z. B. bei Vitamin D-Mangel, der bei Osteoporose-Patienten häufig auftritt. Lieber vitaminreich ernähren und gutes Olivenöl verwenden.

Und was sagt Peter dazu:
Da sind wir absolut einer Meinung, einfach nur ausgewogen ernähren!

W – Wackelbrett, Wackelplattform - s. Posturomed

W – Warme Jahreszeit. Besser für OP und Reha. Man kann mehr und gefahrloser spazieren gehen und braucht sich unter Umständen gar keine Schuhe anzuziehen.

Und was sagt Peter dazu:

Prinzipiell richtig, auch wenn ich persönlich lieber in der warmen Jahreszeit schon wieder fit sein möchte. Meine favorisierte OP-Jahreszeit ist daher März/April.

W – Wasser – s. Bewegungsbad

Z – Zehennägel schneiden. Machen Sie das kurz vor der OP noch einmal. Danach geht es sechs Wochen lang nicht selbstständig. Aber eine Pediküre von einem Fußpflege-Profi kann auch ganz schön sein.

Und was sagt Peter dazu:
Konnte ich doch vor der OP auch nicht selbst!

Die neun goldenen HOP-HIP-Regeln

Wie Sie Ihre Muskulatur optimal auf das neue Gelenk vorbereiten

„Vor der Reha ist nach der Reha“ – diesen Spruch haben Sie sicher schon mal gehört. Nach diesem Motto hat Nicole Gramsl, Physiotherapeutin und Geschäftsführerin des Traunmed Sport- und Rehazentrums im oberbayerischen Traunreut und dort seit zwölf Jahren Spezialistin für Ganganalyse, die 9 goldenen HOP-HIP-Regeln zusammengestellt.

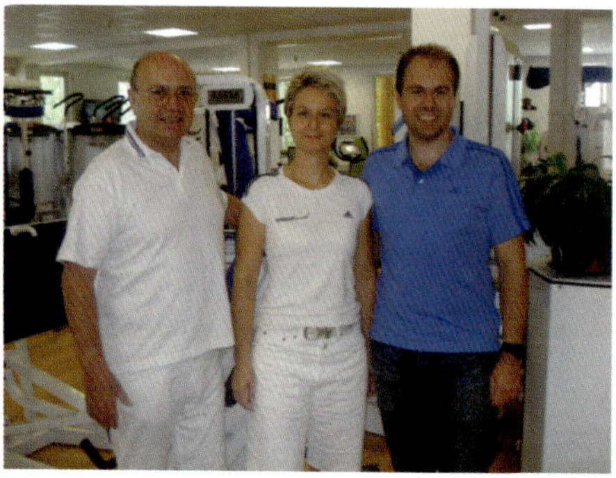

Das Traunmed-Trio Josef Schadhauser, Nicole Gramsl und Martin Schadhauser (v. l. n. r.)

Hip – natürlich in Anspielung auf Ihre Hüfte, die im Englischen hip heißt. Und Hop – na, dazu braucht man wohl nichts zu sagen…

Die Übungen helfen Ihnen, die Zeit bis zu Ihrer Hüft-OP zu überstehen und Ihre Hüftmuskulatur auf die Reha „danach“ vorzubereiten. Nicoles Vater Josef Schadhauser ist übrigens der hoch geschätzte Physiotherapeut von Boris Becker, Franz Beckenbauer, Maria Riesch und anderen namhaften Sportlern, darunter vielen Fußballern. Nicoles Bruder Martin Schadhauser ist für das Traunmed-Marketing zuständig.

Das Familienunternehmen mit seinen 32 Mitarbeitern behandelt pro Tag 200 Patienten. Nicoles Mutter Helga Schadhauser hat sich netterweise für die Übungsfotos zur Verfügung gestellt. Danach hat sie übrigens festgestellt, dass es ihren Hüften doch schlechter geht als gedacht!

- HOP-HIP 1:
  Sitzen Sie so wenig wie möglich.
- HOP-HIP 2:
  Lassen Sie überflüssige Pfunde purzeln.
- HOP-HIP 3:
  Lernen Sie richtig gehen.
- HOP-HIP 4:
  Kaufen Sie sich die richtigen Schuhe.
- HOP-HIP 5:
  Stärken Sie Ihren Rücken.
- HOP-HIP 6:
  Machen Sie sich beweglich.
- HOP-HIP 7:
  Sorgen Sie für einen knackigen Po.
- HOP-HIP 8:
  Bleiben Sie im Gleichgewicht.
- HOP-HIP 9:
  Stärken Sie Ihre Ausdauer – Sie werden sie brauchen.

HOP-HIP 1: Mehr aktiv stehen als sitzen

Bleiben Sie ständig in Bewegung. Auch wenn es Ihnen schwer fällt: Sitzen ist zwar momentan angenehm, aber das Aufstehen fällt Ihnen dann umso schwerer. Also Sie haben die Wahl. Bequemlichkeit oder Unbeweglichkeit. Packen Sie es an.

Versuchen Sie, möglichst viele Arbeiten im Stehen zu verrichten. Telefonieren, Kochen, Wäsche zusammenlegen… bei einem Stehpult ist auch das Arbeiten am Computer im Stehen möglich.

Wichtig dabei ist:
Stehen Sie aktiv! Achten Sie immer wieder auf Ihre Füße. Sind sie gleichmäßig belastet?
Auch wenn Sie lieber Ihr gesundes Bein belasten – versuchen Sie, die Poseite Ihres „Hüft-Beines“ anzuspannen und das Bein aktiv zu belasten.

Die Knie sollten dabei ganz leicht gebeugt sein und die Füße gleichmäßig auf dem ganzen Fuß belastet sein.

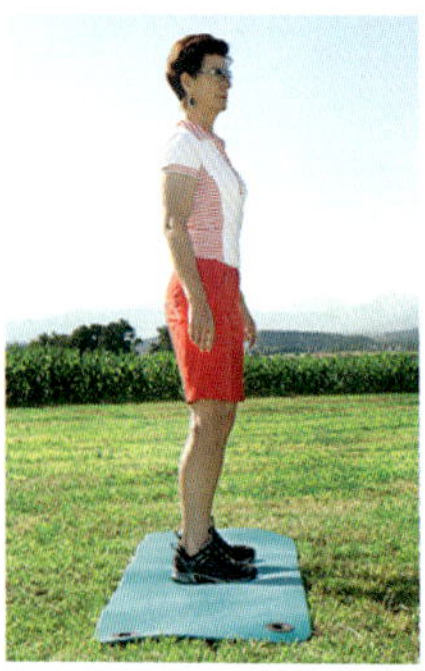

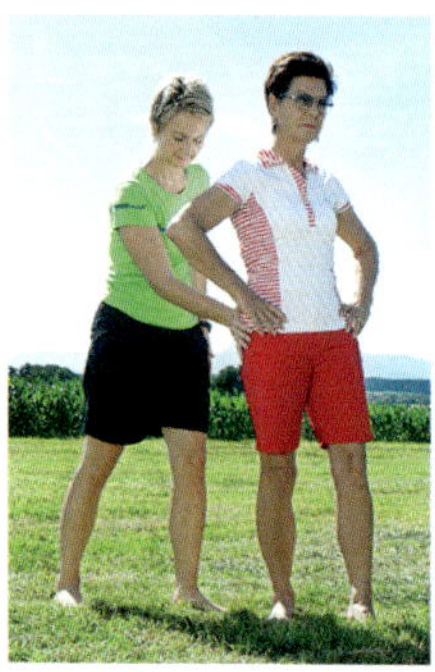

Richten Sie immer wieder Ihre Brustwirbelsäule auf. Ihre Hüfte dankt es Ihnen, wenn das Gewicht des Oberkörpers nicht auch noch auf ihr drauf sitzt.

Entlasten Sie immer wieder ein Bein und spannen Sie den Po des Standbeins an.

Wenn Sie länger stehen müssen, stellen Sie sich vor, dass Ihre Füße einen Kreis bilden, d. h. stehen Sie mal auf den Ballen beider Füße, dann mehr auf dem rechten Fuß, dann auf den Fersen beidseits, dann mehr auf dem linken Fuß, dann wieder auf den Ballen beider Füße usw.. Sie können das so langsam machen, dass es keiner merkt. Wechseln Sie auch ruhig mal die Richtung. Dabei spannen Sie aber immer Ihren Po und Ihren Bauch an.

HOP-HIP 2: Leichter werden, auch wenn`s schwer fällt

Packen Sie es jetzt an - noch heute. Jedes überflüssige Pfund auf Ihrer Hüfte macht Sie schwerfällig und unbeweglich. Belastung ist immer der Druck pro Fläche. Und nur weil Sie Arthrose haben, wird Ihre Gelenkfläche leider nicht größer – also hilft nur eines: den Druck, sprich das Gewicht zu reduzieren. Sparen Sie sich die Ausreden:
„Auch dünne Menschen haben oft Hüftarthrose.“,
„Mein Arzt hat gesagt, dass mein Gewicht nichts mit meiner Hüfte zu tun hat.“,

„Ich kann doch jetzt nicht abnehmen, wo ich mich so schlecht bewegen kann.“,
„Ich kann mich doch nach der OP noch lange genug um mein Gewicht kümmern.“,
„Ich brauche doch ein Polster, damit ich die OP gut überstehe - das zehrt doch!“

Stellen Sie sich vor, wie viel mobiler und beweglicher Sie sind, wenn Sie auch nur 5 kg abnehmen.
Stellen Sie sich vor, wie sich der Operateur freut, wenn er sich nicht durch viele Fettschichten kämpfen muss.
Stellen Sie sich vor, wie Sie dabei das Risiko einer Embolie, von Herz-Kreislauf-Komplikationen, von Thrombosen wirklich aktiv senken.
Stellen Sie sich vor, wie viel weniger Gewicht Sie an zwei Stützen durch die Gegend schleppen müssen.
Genug? Lassen Sie sich von Ihrem Ernährungsberater helfen. Jetzt!

HOP-HIP 3: Die Pomuskeln beim Gehen aktivieren

Haben Sie sich in den letzten Jahren einmal damit beschäftigt wie Sie gehen?
Sie denken jetzt: Gehen kann doch jeder oder wie soll ich das in meinem Alter noch anders lernen? Oder: Das habe ich doch schon als Kind gelernt…
Glauben Sie mir: Nach zwölf Jahren Ganganalyse glaube ich fest daran, dass man Gehen wirklich lernen kann und muss. Und dass Gehen das einfachste und billigste Training sein kann oder, wenn man es falsch macht, auch die größte Belastung sein kann!
Fangen wir doch mal ganz von vorne an:
Stellen Sie sich ein kleines Baby vor, das ein ganzes Jahr lang (!!) viele Stunden am Tag seine Rücken-, Po- und andere Aufrichtmuskeln trainiert, um endlich mit knapp 12 Monaten aufrecht stehen und dann die ersten Schritte wagen zu können…

Der aufrechte Gang - die Krone der Evolution

Apropos aufrecht. Haben Sie sich schon mal in den letzten Tagen im Spiegel oder in einem Schaufenster betrachtet? Sind Sie wirklich aufrecht? Oder ist Ihnen der aufrechte Gang schon verloren „gegangen“ und Sie sind auf dem besten Weg, wieder ein „Vierfüßler“ zu werden?

Wann haben Sie zuletzt Ihre aufrichtenden Muskeln benützt? Wann haben Sie zuletzt Ihre Hüfte mal wieder gestreckt? Wann haben Sie zuletzt mal wieder Ihre Pomuskeln angespannt und aktiviert? Sieht Ihre Evolution vielleicht sogar so aus? (siehe Grafik weiter unten)

Vielleicht haben Sie Schmerzen, wenn Sie aufstehen. Aber versuchen Sie sich trotzdem die Zeit zu nehmen, um Ihren Körper erst aufzurichten, den Po anzuspannen, den Oberkörper aufzurichten, den Kopf über die Hüfte zu bringen und dann erst loszulaufen. Diese Zeit lohnt sich, denn Sie können dann viel besser und auch schneller gehen.

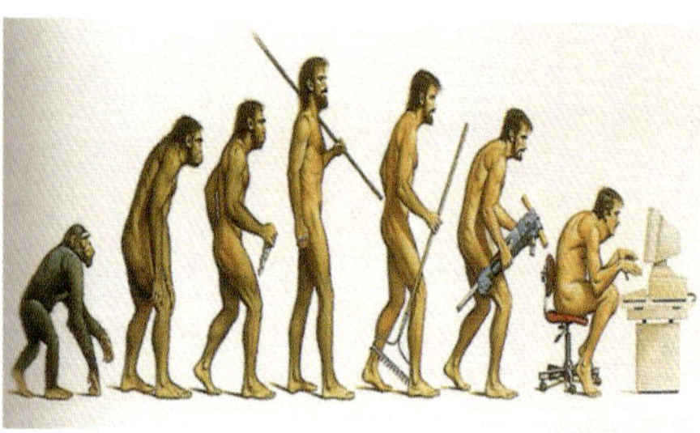

Die Evolution des Menschen vom Affen zum „Sitzaffen“

Heben Sie bewusst die Zehen hoch, bevor Sie die Ferse aufsetzen und rollen Sie den Fuß von der Ferse her über den ganzen Fuß ab. Der Fuß soll sich für den Abrollvorgang viel mehr Zeit lassen, damit die Hüfte in der Zwischenzeit nach vorne kommen kann. Bringen Sie Ihre Hüfte aktiv nach vorne und ziehen Sie den Schritt bis nach hinten über die Großzehe durch. Dort sitzt nämlich erst der Vortrieb. Ihre Hüfte, also der Pomuskel, ist der Motor, der Sie vorwärts bringt.

Vermeiden Sie jede Seitbewegung mit den Hüften – ein kesser Hüftschwung mag zwar gut aussehen, bringt Sie aber nicht vorwärts und schwächt Ihre Hüfte. Vor allem eine künstliche Hüfte dankt Ihnen ein aktives Gangbild ohne Seitkräfte. Dazu brauchen Sie aber natürlich auch die entsprechenden Pomuskeln.

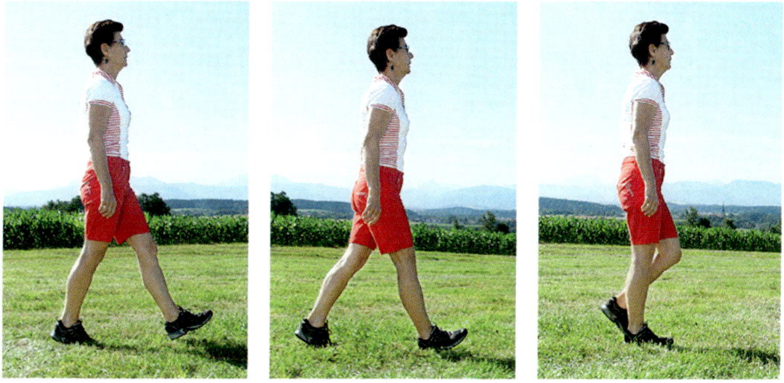

Die Hüfte muss immer vorwärts gehen! Versuchen Sie, den Oberkörper so ruhig wie möglich zu halten und keine Schaukelbewegungen zuzulassen. Geht das nicht viel leichter als vorher? Beobachten Sie am besten Ihren Schatten, er zeigt Ihnen, ob Sie Ihren Oberkörper ruhig lassen beim Gehen.

HOP-HIP 4: Die Füße mit stabilen Schuhen stützen

Sie lieben Ihre butterweichen Schuhe?
Sie haben sich gerade, weil Sie Schmerzen haben und viel Dämpfung brauchen, den neuesten supersoften, luftgepolsterten Schuh mit Sprungfedern gekauft?
Sie haben sich gerade Schuhe mit abgerundeten Sohlen gekauft, die für Sie das Abrollen übernehmen sollen und mit denen Sie sich angeblich elegant wie ein Massai im Urwald bewegen?
Egal welche Variante Sie gewählt haben – sie ist leider momentan garantiert falsch!
Stellen Sie sich vor, dass der optimale Schuh Ihrer Hüfte helfen soll vorwärts zu gehen und Ihnen den Halt und die Stabilität geben soll, die Ihre Hüfte nicht mehr hat. Sie brauchen also einen Schuh aus dem Stabilschuhsegment mit stabiler Sohle, der breit genug ist, dass ihr ganzer Fuß – einschließlich krummer Großzehen und breiter Ballen – darin Platz hat.
Stellen Sie also ruhig den Schuh neben Ihren Fuß, und sollte Ihr Fuß breiter sein als der Schuh, dann lassen Sie die Finger davon, auch wenn er Ihnen gut gefällt.

Die Sohle Ihres Schuhs sollte durchgängig stabil und ohne weitere Stützelemente sein – also neutral und fest. Die Dämpfung ist hierbei allemal noch genug, aber Sie bekommen wieder vor allem Führung und Halt. Auch das Obermaterial sollte stabil sein – also kein weiches Lederschläppchen.

Auf alle Fälle sollte der neue Schuh zum Schnüren sein und das sollten Sie auch bitte tun. Wenn Sie Probleme beim Bücken haben, besorgen Sie sich am besten im Sportgeschäft so genannte Triathlon-Schnellschnürer, dann können Sie Ihre Schuhe schnell und ohne viel Kraft zuziehen.

Am besten schauen Sie sich in der Bergschuhabteilung um. Keine Sorge, es gibt dort auch leichte Trekking-und Halbschuhe, die alle einen großen Vorteil haben: Sie haben besonders viel Spitzensprengung, d. h. sie schnabeln vorne im Zehenbereich leicht auf und helfen Ihnen somit in der letzten Phase der Abrollung – nämlich genau da, wo Ihre Hüfte nicht mehr so mitmacht.

Bitte lassen Sie aber die Finger von den komplett abgerundeten Schuhen – die Sohlen sind viel zu weich und Sie verlernen sonst noch den Rest Ihres natürlichen Abrollens, wenn alles der Schuh übernimmt. Und billig sind sie auch nicht gerade. Dafür können Sie sich leicht zwei Paar stabile Schuhe kaufen, die länger halten.

Unsere Tipps: Schuhe von Meindl, hier vor allem die Modelle SX1, XO 7, Cuba, Jamaica, Portland, Brisbane, Tulsa, Toledo, Magic und Quito. Oder von Lowa, hier vor allem Strato, Pinto, Konik, Renegade, Enduro und Argon. Oder von Hanwag z. B. Arrow, Cruisader, Drifter und Robin.

Vertrauen Sie Ihrem Gefühl, aber seien Sie ehrlich: Diese Schuhe sind Ihnen spontan zwar nicht so bequem wie Ihre Schläppchenschuhe, aber Sie helfen Ihnen wieder vorwärts zu kommen. Der Schuh soll gar nicht das machen, was Sie gerne möchten, sondern Ihnen beim Gehen helfen. Und bitte vermeiden Sie konsequent Sandalen, Birkenstock und ähnliche Schuhe, die Ihren Fuß plan über den Boden schlurfen lassen und die Sie auch noch festhalten müssen. Nur für ganz kurze Wege anziehen.

HOP-HIP 5: Ein starker Rücken ist hilfreich

Klare Sache: Alles, was Ihre Hüfte nicht mehr kann, das geht Ihnen in den Rücken. Das liegt doch nahe, oder? Also stärken Sie konsequent Ihre Rückenmuskulatur, um die Lendenwirbelsäule zu entlasten und die Brustwirbelsäule aufzurichten.

Hier sind einige Übungen für einen starken Rücken. Sie brauchen nur ein Theraband und ein Kissen - und los geht's!

1. Rückenstärkung im Stand

Theraband am Fuß festmachen und diagonal fassen; aufrichten und Gegenfuß nach hinten strecken. 5-10 x, dann Bein und Arm wechseln.

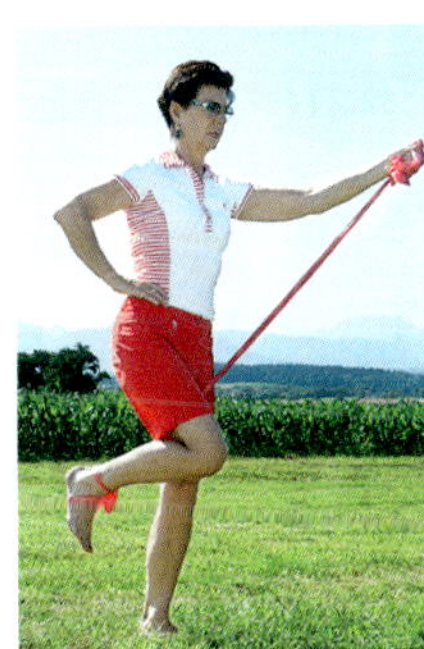

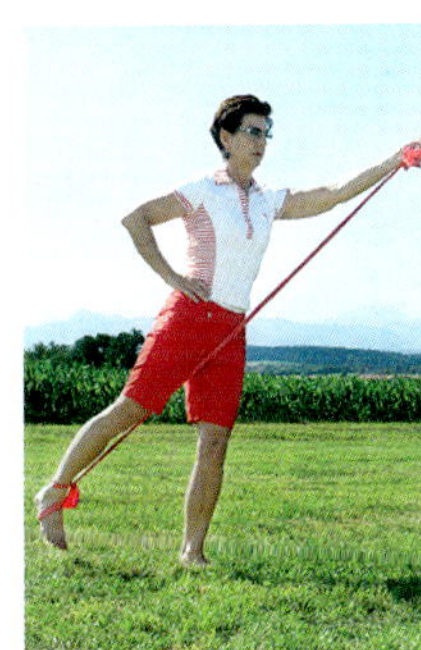

2. Rückenstärkung bäuchlings

Bauchlage über einem Kissen, Bauch anspannen, Po anspannen, diagonal Arm und Bein leicht abheben ohne die Bauchspannung zu verlieren.
Im Wechsel je 5-10 x.

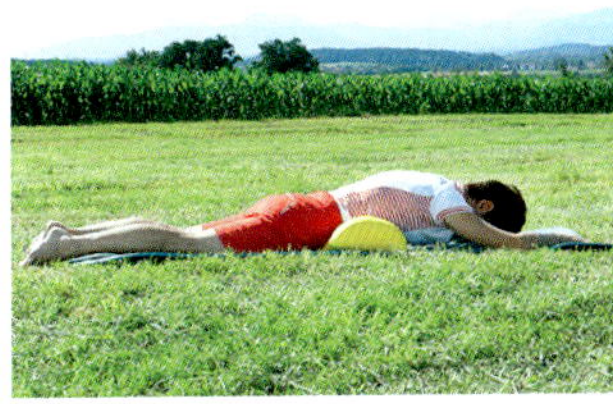

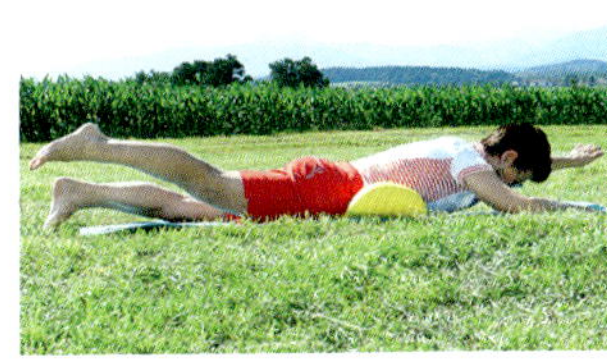

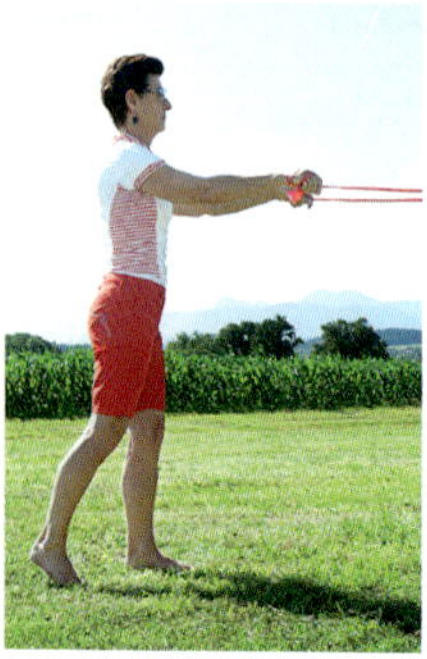

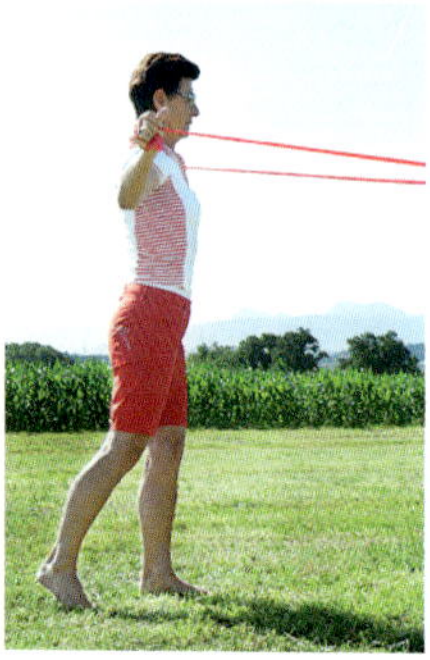

3. **Rückenstärkung wieder im Stand**
   Im Stand Theraband nach hinten ziehen.
   15-10 x.
4. **Rückenstärkung bäuchlings abgestützt**
   Unterarmstütz, Bein abheben und diagonalen Arm abheben.
   Je 3-5 x.
5. **Rückenstärkung seitlich abgestützt**
   Seitstütz mit Arm und Beinabheben pro Seite. Ca. 30-60 Sek.

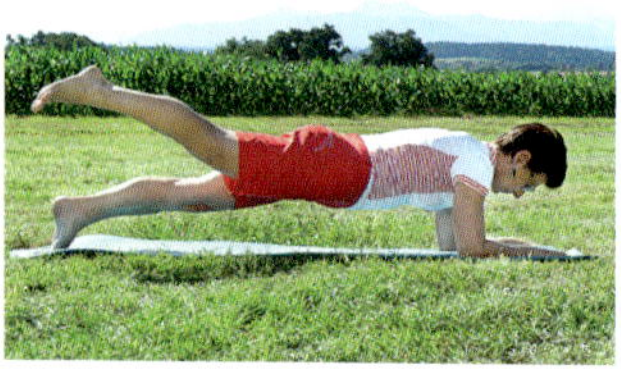

Suchen Sie sich doch einfach täglich zwei Übungen aus, und Sie werden schnell merken, wie es besser wird und wie es Ihnen hilft, wenn der Rücken kräftiger wird bei allem, was Sie gerne tun.

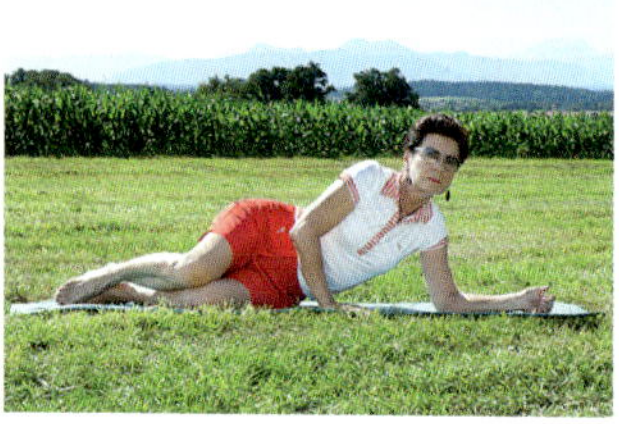

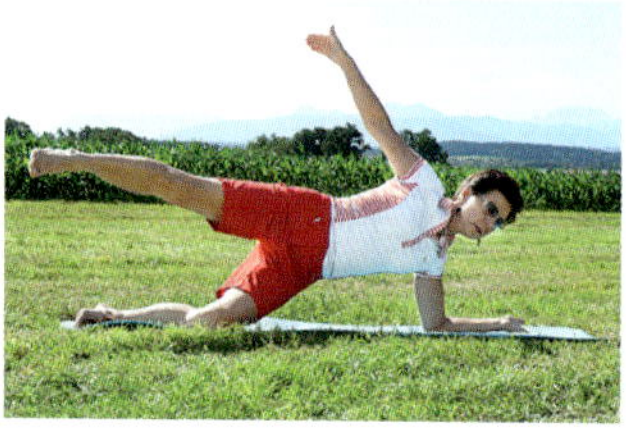

HOP-HIP 6: Die Hüftmuskeln wollen gedehnt werden

Sie haben ja sicherlich schon selbst festgestellt, dass Ihre Hüftbeweglichkeit rapide abnimmt. Damit Sie für eine Hüft-OP optimal gerüstet sind, sollten Sie jetzt anfangen, einen Teil ihrer Beweglichkeit wieder zurückzuerlangen oder zumindest eine Verschlechterung aufzuhalten. Da es sich im Hüftbereich um große Muskeln handelt, die zum Teil sehr gelenknah ansetzen, kann es dabei auch gut möglich sein, dass Ihre Schmerzen weniger werden, wenn Sie diese Übungen regelmäßig durchführen. Dehnen Sie sich vor allem immer dann, wenn Sie längere Zeit gesessen oder sich stärker belastet haben. Sie können diese Übungen aber auch schon am Morgen durchführen, um die Beweglichkeit zu verbessern, bevor Sie überhaupt belasten.

Hier sind die vier wichtigsten Dehnungen rund um die Hüfte:

1. Hüftbeuger-Dehnung

Variante 1: Einbein-Kniestand, aufrechter Oberkörper; Po und Bauch anspannen. Das Gewicht langsam auf das vordere Bein verlagern und dabei die Hüfte des hinteren Beines nach vorne schieben, der Oberkörper neigt sich leicht weg vom hinteren Bein (das geht auch im Stehen). Mindestens 15-30 Sek. halten, Bein wechseln.

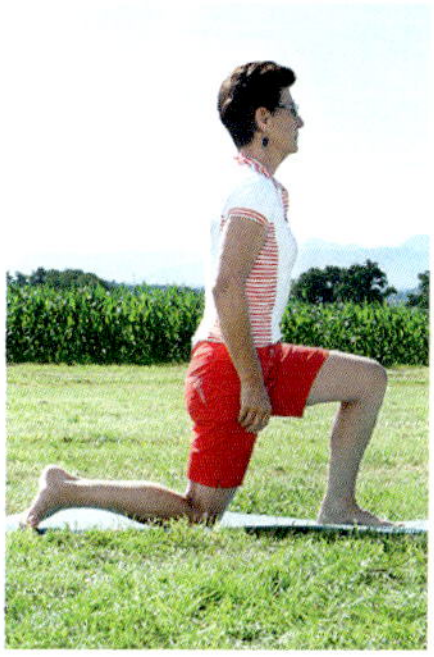

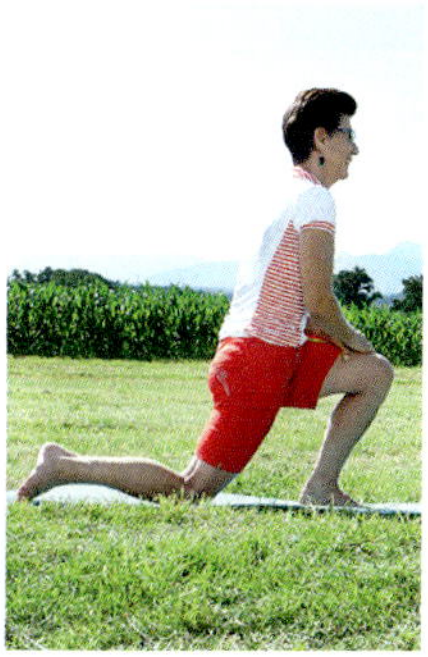

Variante 2: für sehr unbewegliche Hüften. Rückenlage auf einem Tisch, ein Bein wird maximal zur Brust gezogen, das andere Bein hängt von der Hüfte abwärts über die Kante des Tisches und wird von der Schwerkraft nach unten gedehnt. Diese Dehnung können Sie auch ruhig über längere Zeit halten, bis zu einer Min. Eine Übung, die man nach der OP übrigens auch ständig machen soll.

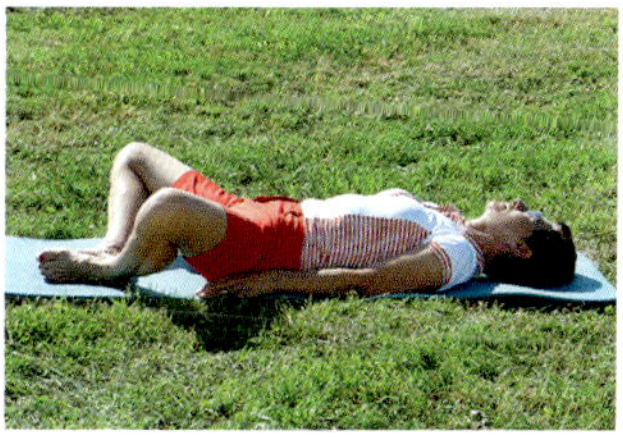

2. Adduktoren-Dehnung:

Rückenlage auf der Matte, die Beine angestellt; beide Beine zur Seite kippen lassen und von der Schwerkraft nach unten dehnen lassen. Idealerweise können Sie auch noch ein Wärmekissen auf Ihre verkürzten Innenseiten legen und ruhig einige Minuten aushalten. Ansonsten 15-30 Sek.

Die gleiche Übung auch noch im Sitzen durchführen.

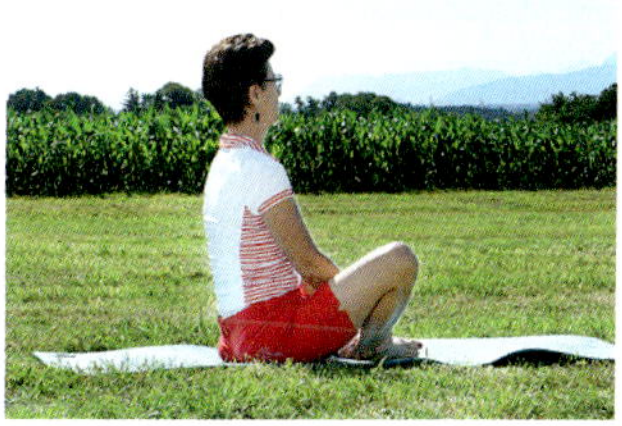

Dabei darauf achten, dass der Rücken ein leichtes Hohlkreuz bildet, und die Ellbogen drücken die Knie nach außen.

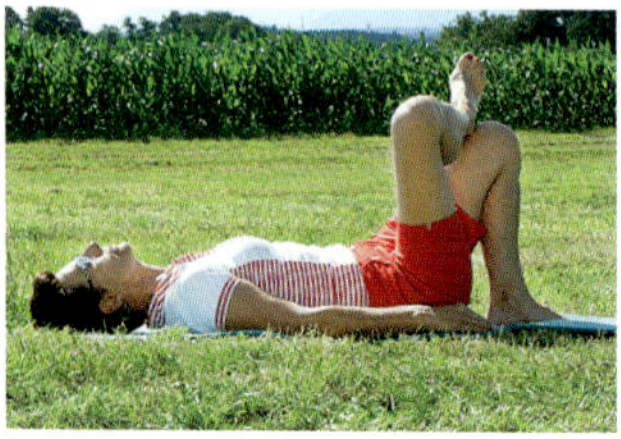

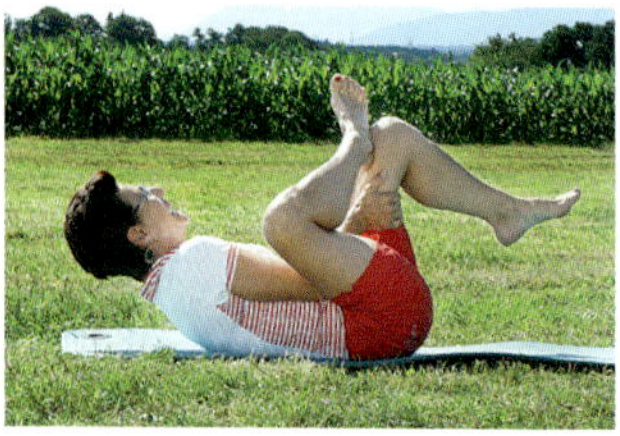

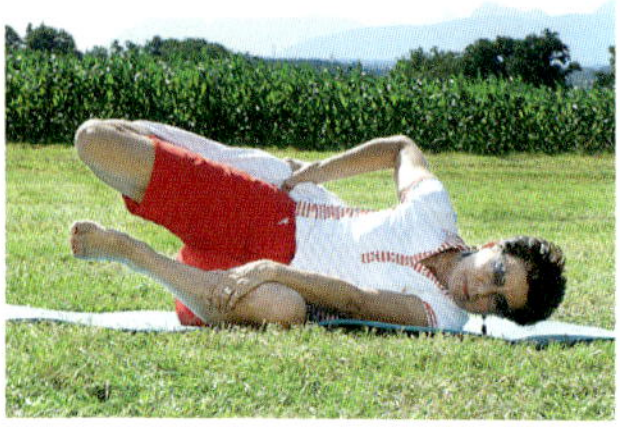

3. **Pomuskel-Dehnung:**
   Rückenlage, Beine angestellt, ein Bein schlägt sich über das andere, das Knie dreht dabei nach außen und die Hand drückt nach.
   Das andere Bein wird dann vorsichtig zum Oberkörper herangezogen. 15-30 Sek. pro Seite.
   Sie können auch ein Bein gebeugt zum Oberkörper Richtung der gegenüberliegenden Schulter ziehen.

4. **Dehnung des vorderen Oberschenkels:**
   Seitlage, unteres Bein wird am Oberkörper gehalten und das obere Bein vorsichtig nach hinten gezogen, am besten mit einem Handtuch. Das Becken soll gerade liegen bleiben. 15-20 Sek. halten.

HOP-HIP 7: Den Pomuskel maximal arbeiten lassen

Die wichtigsten Muskeln für eine gute Hüfte und für einen aufrechten Gang sind eindeutig die Pomuskeln. Der große Pomuskel auf der Hinterseite heißt nicht umsonst „Glutaeus maximus“.

Aber schauen Sie sich doch mal ganz ehrlich im Spiegel von hinten an: Wo ist er denn geblieben – der Po? Oft sieht er von hinten ganz schön flach aus. Der große Pomuskel neigt leider zur Abschwächung und ist ein träger Muskel, der sich nur schwer gegen seinen Gegenspieler, den Hüftbeuger (vorne in der Leiste!) behaupten kann.

Auch die kleinen Po-und Beckenmuskeln seitlich an der Hüfte sind enorm wichtig für Ihr Gangbild. Sie stabilisieren nämlich das Becken in der Phase des Schrittes, wenn ein Bein in der Luft ist. Sind sie zu schwach, bekommt man ein typisches „Hüftgangbild" mit dem „Trendelenburg-Zeichen", was nichts anderes heißt, als dass das Becken zur Gegenseite abkippt in der Belastungsphase eines Schrittes.
Auch die schaukelnden Schritte, oft typisch für Hüftpatienten, sind ein deutliches Zeichen der Schwäche.

Hier also ein paar Übungen für einen starken Po - und denken Sie daran: Das beste Training ist immer noch „richtig Gehen".

1. Po abheben

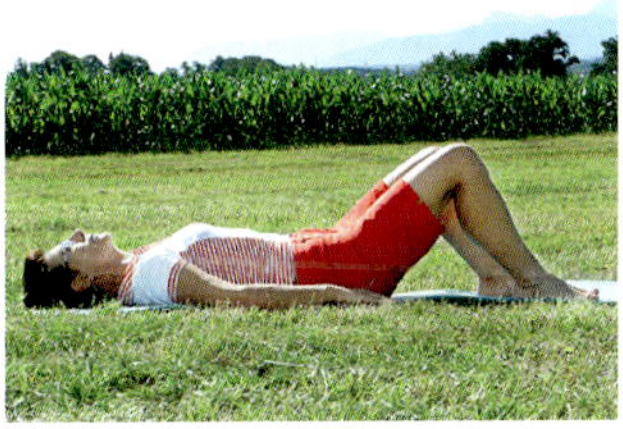
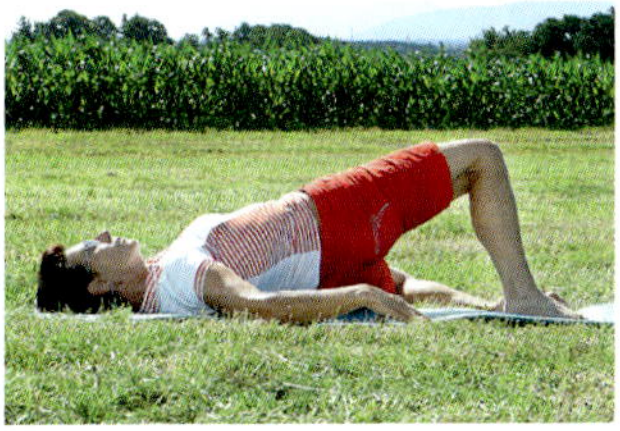

Diese Übung ist eine Kombinationsübung mit mehreren Anteilen. Sollten Sie also wenig Zeit haben, dann ist das die wichtigste Übung für Sie: Rückenlage, die Beine gut hüftbreit anstellen und dann zur Seite kippen lassen. Das obere Bein aufstellen und den Po maximal abheben. Das untere Bein drückt dabei in die Unterlage. 10-15 Sek. halten und dann Seite wechseln. Je 3-5 x.

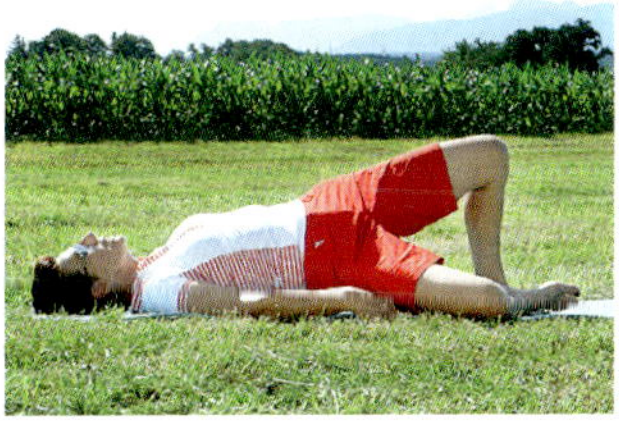

2. Po anspannen

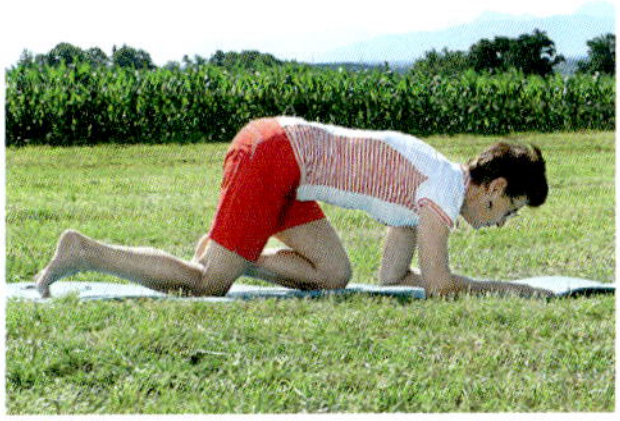
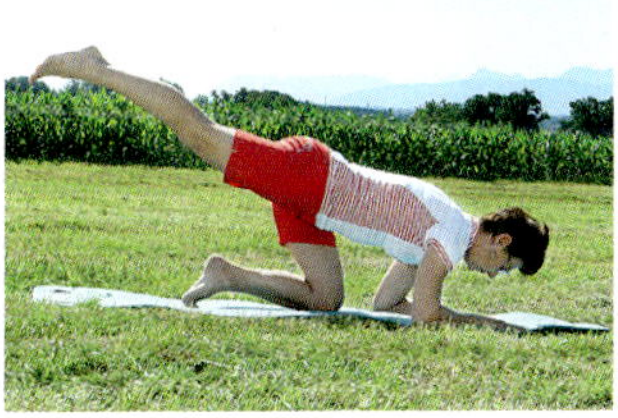

Unterarmstütz, Knie unter dem Oberkörper, ein Bein nach hinten strecken, dabei den Po anspannen und den Bauch immer angespannt lassen, dass die Bewegung nicht in den Rücken geht. Jede Seite 10-15 x, dann wechseln.

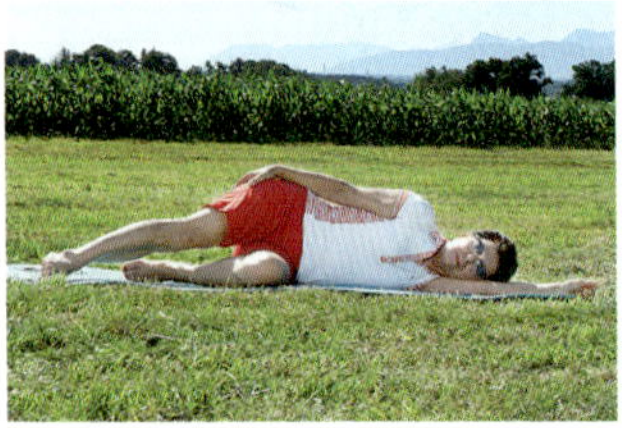
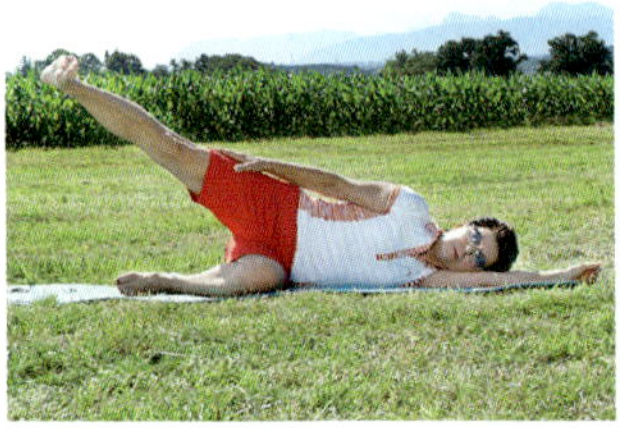

3. Po seitlich trainieren

Seitlage, Knie leicht gebeugt, das obere Bein abheben und strecken in leichter Innenrotation, d. h. die Zehen zeigen zum Boden.

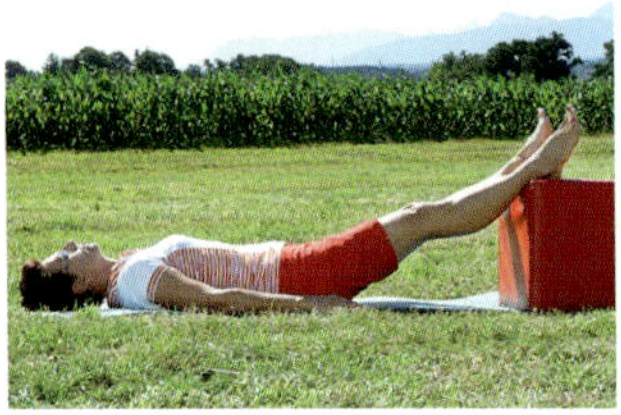
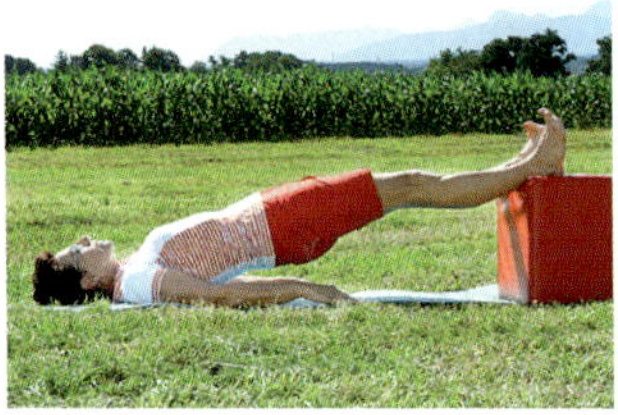

4. Po mit Hocker trainieren 1

Rückenlage, Beine auf einem Hocker, Po und Bauch anspannen, Po abheben, 10 Sek. halten und wieder senken. 3-5 x

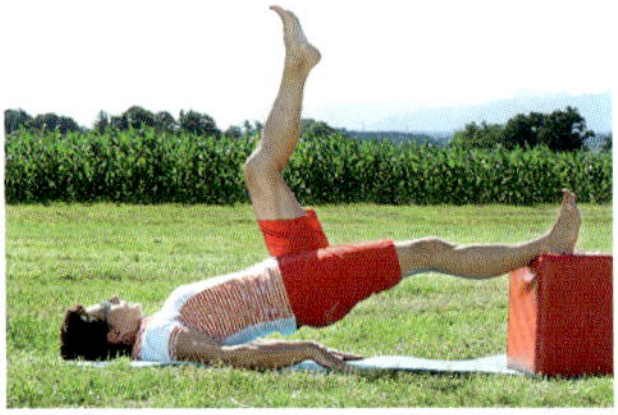

5. Po mit Hocker trainieren 2

Steigerung Po abheben und ein Bein zum Oberkörper heranziehen. Hüfte gestreckt lassen und Becken gerade halten.

HOP-HIP 8: Den Gleichgewichtssinn trainieren

Haben Sie auch schon bemerkt, dass Sie immer leichter stolpern oder schnell aus dem Gleichgewicht kommen? Das geht vielen Hüftpatienten so. Die Hüfte ist ein großes Gelenk, das Ihr Gehirn über die Gelenkkapsel immer wieder mit wichtigen Informationen über das ganze Bein versorgt. Ist die Hüfte eingeschränkt oder schmerzhaft, so fehlen diese wichtigen Informationen - diese so genannte Propriozeption der Hüfte und die Stabilität werden schlechter. Dazu kommt, dass sich die Muskulatur um die Hüfte herum im Ungleichgewicht befindet und es dadurch auch zu weniger Informationen über das gesamte Bein kommt. Deshalb ist es so wichtig, dass Sie Ihre Stabilität wieder trainieren und so Ihrem Bein vor und nach der OP wieder zu vertrauen lernen.

Dazu besorgen Sie sich am besten ein so genanntes Ballkissen und fangen gleich an zu trainieren.

Stabile Füße ▶ stabile Hüfte ▶ weniger Schmerzen.

1. Ballkissen-Übung beidbeinig

Stellen Sie sich einfach mit beiden Beinen auf das Kissen, halten Sie sich an der Wand oder am Tisch ganz leicht fest und versuchen Sie einfach mal nur ganz zentral mit beiden Füßen zu stehen. Die Füße sollten beide gleich belastet sein rechts/links, und auch die Mitte zwischen Vorfuß und Rückfuß sollte sich einpendeln. Die Knie leicht gebeugt lassen, der Po und der Bauch sind angespannt, die Zehen bleiben locker.

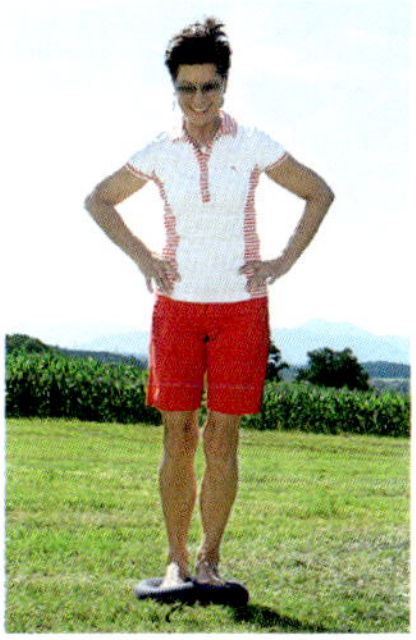

2. Ballkissen-Übung einbeinig

Versuchen Sie jetzt mal, mit nur einem Bein auf dem Kissen zu stehen. Dabei achten Sie auch darauf, dass der Oberkörper aufrecht ist und die Standseite stabil steht und sich ganz lang macht. Zehen locker lassen und lächeln…

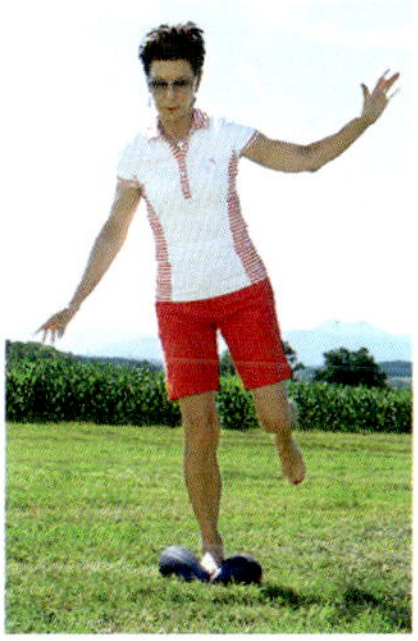

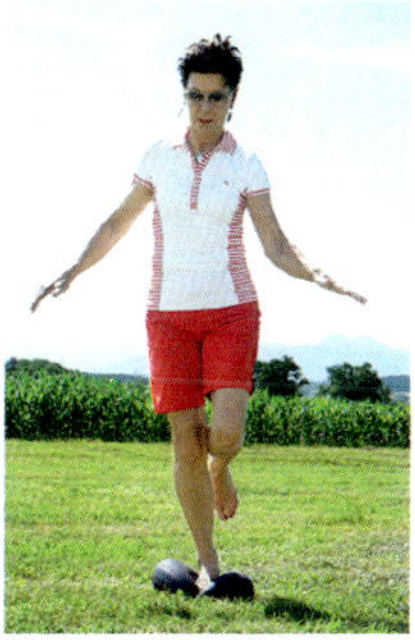

3. Ballkissen-Übung mit Beinschwung

Zur Steigerung können Sie mit dem Schwungbein vor dem Körper hin und her schwingen und dabei das Gleichgewicht halten.

4. Ballkissen-Übung mit Partnerhilfe

Alle Fotos: Conny Schweidler

Die Krönung dabei ist es, auch noch die Augen zu schließen und dabei das Gleichgewicht zu halten. Bleiben Sie aber mit der Hand an der Wand zur Stabilisation.

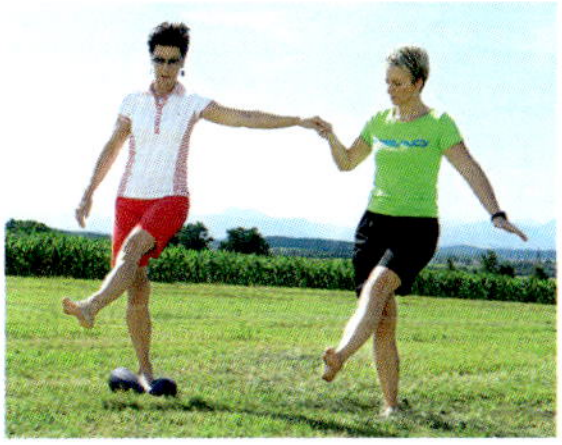

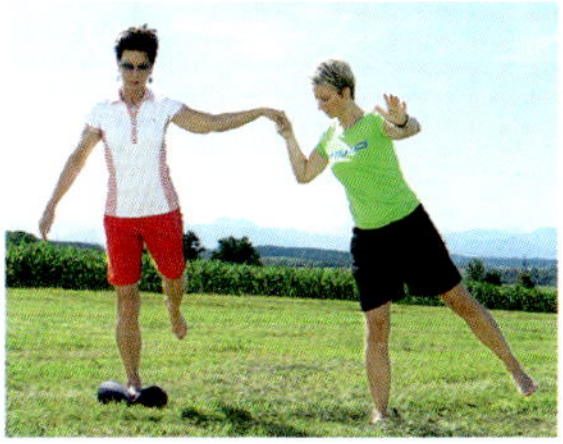

HOP-HIP-9: Das Herz-Kreislauf-System in Form bringen

Egal, ob Sie eine neue Hüfte brauchen oder ob Sie schon eine neue Hüfte haben: Stärken Sie Ihre Ausdauer. Planen Sie gezielt Ausdauertraining in Ihren Alltag ein. Eine gute Grundlagenausdauer hilft Ihnen, Ihre Anspannung zu regulieren, Ihre Muskulatur geschmeidig zu halten und Ihr Herz-Kreislauf-System in Form zu bekommen. Idealerweise kombinieren Sie Radfahren mit Gehen oder Laufen. Der Vorteil beim Radfahren ist, dass Ihre Gelenke nicht belastet werden, und auch mit sehr unbeweglichen Hüften können Sie noch wunderbar Radfahren. Aber Sie sollten unbedingt auch Gehen in Ihr Training einbauen, denn nur die gestreckte Hüfte wird beim Gehen trainiert. Das ist für Ihre Pomuskulatur optimal. Wenn Sie zu viel auf dem Rad fahren, dann geht Ihnen der aufrechte Gang langsam, aber schleichend verloren.

Auch ein Stepper ist ideal für ein Ausdauertraining.
Für was Sie sich auch entscheiden: Steuern Sie Ihr Training mit einer Pulsuhr und lassen Sie sich von der Uhr richtig coachen. Ideal sind die modernen Pulsuhren z. B. von Polar mit der so genannten „own-zone". Diese Uhr errechnet an der Herzvariabilität tagesgenau welche Pulsfrequenzen für Sie optimal sind und wie Sie trainieren sollen. Sie glauben gar nicht, wie man sich selbst falsch einschätzen kann und damit nicht das Ziel beim Training erreicht, das man sich gesteckt hat. Nur mit pulsgesteuertem Training können Sie sicherstellen, dass Ihr Training auch effizient und zielgerichtet ist.

Ganganalyse

Richtiges Gehen will gelernt sein

Ganganalyse – wozu denn das? Gehen kann ja schließlich jeder, oder etwa nicht? Ja schon, aber WIE ist die Frage. Vor der Hüft-OP geht man auf jeden Fall „falsch", weil verkürzt und von Schmerzen geplagt. Nach der Hüft-OP muss man das Gehen tatsächlich neu lernen. Denn je „richtiger" man geht, desto weniger schädigt man sein künstliches Gelenk. Schließlich wollen wir alle möglichst lange etwas von unseren TEPs haben.

Nicole Gramsl, Physiotherapeutin im Traunmed Sport- und Rehazentrum, führt seit zwölf Jahren Ganganalysen durch. Auch Buchautorin Heidi Rauch hat sich neun Monate nach ihrer zweiten Hüft-OP zu ihr aufs Laufband begeben und ihr Gangbild von Videokameras aufzeichnen lassen. Angefühlt hat sich das Gehen mit meinen zwei TEPs wirklich gut, ausgesehen hat es nach Meinung meiner Umgebung auch gut. Aber die Kameras brachten dann doch einige verblüffende Unregelmäßigkeiten ans Licht. Deshalb habe ich Nicole Gramsl gebeten, hier einmal ausführlicher den menschlichen Gang im Allgemeinen und die Ganganalyse im Besonderen zu erläutern.

40 km täglich war der Urzeitmensch unterwegs

Der menschliche Gang ist ein absolutes Wunder der Evolution. Erst vor ein paar Millionen Jahren hat sich der Urzeitmensch aufgerichtet, die Hüfte gestreckt und gelernt, sich auf zwei Beinen fortzubewegen. Damit hatte er den entscheidenden Vorteil: Die Hände wurden frei zum Greifen, zum Tragen und zum Feuer machen. Hierdurch unterscheidet er sich bis heute von allen anderen Säugetieren. Für die Nahrungssuche legte der aufrecht gehende Urzeitmensch täglich etwa 40 km zu Fuß zurück.

40 km täglich! Davon sind wir „modernen" Menschen weit weg. Viele von uns legen nur noch schwache 800 Meter zurück und verbringen den Rest des Tages im Sitzen oder auf der Couch liegend. Schade eigentlich, denn als Babies haben wir uns doch so gefreut, endlich das Krabbelstadium verlassen zu können.

„Die gestreckte Hüfte unterscheidet uns von allen Säugetieren."

Die ersten zwölf Monate des menschlichen Lebens trainieren Babies die Aufrichtung gegen die Schwerkraft. Mit drei Monaten haben sie ihre Rückenmuskeln so trainiert, dass sie in Bauchlage den Kopf heben können, mit sechs Monaten stützen sie sich auf den Händen ab, so dass nur noch das Becken aufliegt. Sie trainieren unermüdlich ihre Streckmuskeln bis sie stark genug sind, den Po zu heben und das Krabbeln zu beginnen. Danach erfolgt der entscheidende Schritt: die ersten Versuche, sich aufrecht hinzustellen. Hier haben wir sie erstmals, nach fast einem Jahr harten Trainings: die gestreckte Hüfte – das, was den Menschen mit seinem aufrechten Gang auszeichnet und entscheidend von allen anderen Tieren unterscheidet.

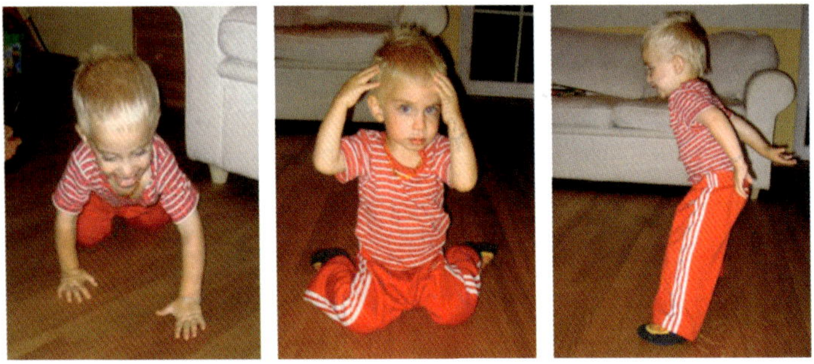

Nicoles Sohn Paul mit knapp zwei Jahren ganz eifrig beim Üben der Aufrichtung zum Gehen.

Danach geht es meist sehr schnell, bis die ersten unsicheren Schritte folgen und schließlich mit gut zwölf Monaten ein schönes und wirklich aufrechtes Gangbild entsteht.

Das Gangbild als Landkarte des Menschen

Also warum Ganganalyse, wenn wir es doch sooo gut gelernt haben und das Gehen offensichtlich genetisch in uns verankert ist?

Leider haben wir das auch wieder verlernt, denn mit den Jahren kommen die erworbenen Fähigkeiten ins Spiel. Alle Erfahrungen, körperliche und seelische, spiegeln sich in unserem Gangbild wider. Jede Verletzung, jeder starke Schmerz, alle einseitigen Belastungen, aber auch unser seelischer Zustand hinterlassen Spuren in unserem Gangbild. Natürlich kommen hierbei auch angeborene Fehlstellungen und anatomische Begebenheiten zum Tragen.
Gerade Kinder können Fehlstellungen oder auch Verletzungen sehr gut kompensieren. Oft erholen sie sich erstaunlich schnell von einem gebrochenen Fuß oder einem verstauchten Knöchel. Erst viele Jahre später wundert man sich, warum plötzlich Hüftprobleme auf der anderen Seite oder ausstrahlende Rückenschmerzen auftreten. Selten denkt man daran, sich etwa die Fußbeweglichkeit anzuschauen, die von einer alten Verletzung eingeschränkt ist. Das Problem hat sich durch Kompensationsmechanismen einfach weiter nach oben verlagert und kommt dort – vielleicht in einer Stresssituation oder bei einer erneuten Verletzung - erst wieder heraus.

„Alle körperlichen und seelischen Erfahrungen spiegeln sich in unserem Gangbild wider."

Das Gangbild ist also ein Spiegel der körperlichen und psychischen Verletzungen. Das Gangbild ist einzigartig und verändert sich im Laufe des Lebens immer mehr. Es ist wie eine Landkarte des Menschen, in der man nur noch lesen muss.

Wer kennt nicht Menschen, die allein schon Stress und Hektik vermitteln, wenn sie nur zur Tür hereinkommen. Oder manchen Menschen sieht man es schon von Weitem an, dass sie Sorgen haben. Manche schleppen sich förmlich vorwärts, und manche hüpfen fast schon leichtfüßig durch die Gegend.

Vor und nach der OP den Gang kontrollieren

Darum ist es gerade bei Hüftproblemen sehr wichtig, sich ausführlich dem Gangbild zu widmen – vor der OP, um die Restbeweglichkeit zu erhalten und den Rücken und die Knie zu schonen, und nach der OP, um die hüftumgebende Muskulatur wieder an den aufrechten Gang zu gewöhnen und um Schwerkräfte zu vermeiden, die die Haltbarkeit eines künstlichen Gelenks entscheidend herabsetzen können.

Wie läuft also so eine Ganganalyse ab?

1. Die Anamnese

Der erste Schritt ist eine gründliche Befragung der Kunden. Nach zwölf Jahren Erfahrung mit Ganganalyse habe ich festgestellt, dass dies fast der wichtigste Teil der Analyse ist. Manche Gangbilder sind so eindeutig, dass ich schon auf dem Weg in unser Traunmed-Ganglabor entscheidende Informationen erhalte und damit die Beschwerden kenne, bevor der Kunde sie mir erzählt. Manche sind ganz enttäuscht, wenn ich mir keine Röntgenbilder oder MRT-Bilder ansehe. Aber ich möchte mir am Anfang ungern den Blick auf den ganzen Menschen verderben lassen mit Bildern, die die Ärzte sicherlich besser interpretieren können als ich. Mich interessiert in erster Linie: Was ist das für ein Mensch, der da mit Schmerzen oder Einschränkungen vor mir sitzt? Wirkt er nervös, fahrig, gestresst, ruhig, locker oder angespannt? Welche Beschwerden nennt er zuerst? Welche Vorverletzungen hat er bereits erlitten? Auch welche, die schon lange zurückliegen oder die er nicht für wichtig erachtet. Was macht er beruflich? Welche Hobbies hat er? Hat in der Familie schon jemand ein künstliches Gelenk? Rheuma etc..

Die meisten Menschen sind sehr erstaunt, was mich bei der Analyse alles so interessiert und fühlen sich oft auch endlich ernst genommen. Ich schaue mir Menschen an – nicht Bilder.

2. Die Analyse im Stand

Wichtig bei der Videoanalyse ist, dass der Proband möglichst wenig Kleidung trägt, damit ich auf alle Fälle die Knie, die Stellung der Oberschenkel, den Beckenkamm und am liebsten die ganze Wirbelsäule sehen kann.

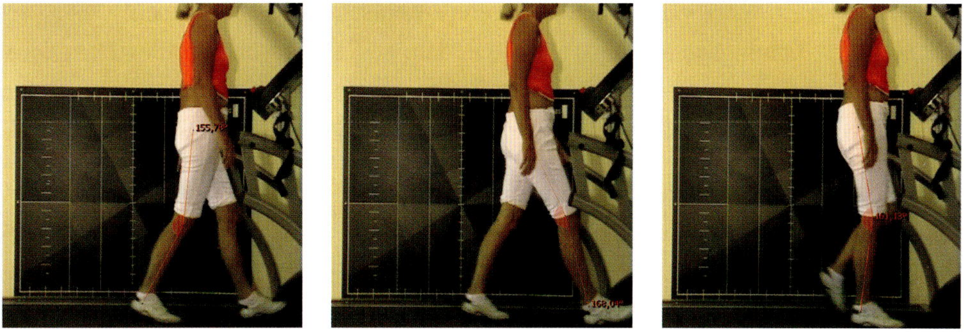

Buchautorin Heidi Rauch auf dem Laufband im Traunmed-Ganglabor - vor der Ganganalyse mit deutlich weniger Hüftbewegung ...

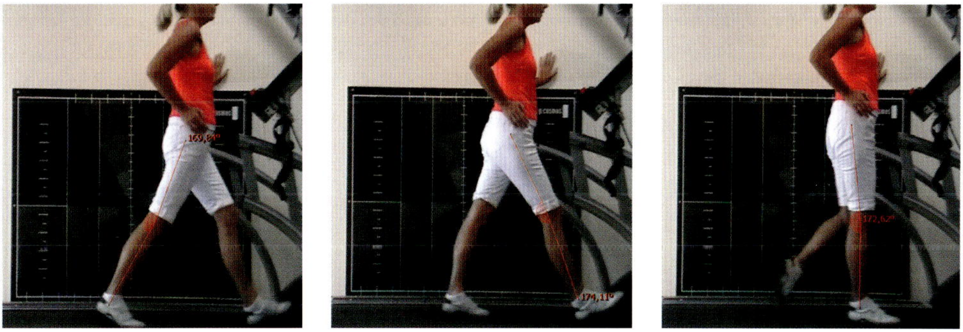

... als danach dank Fuß-Mobilisation und Anleitung zum „richtigen“ Gang mit Abrollen der Fersen, Kniestreckung und dem deutlichen Hinweis „Die Hüfte geht voran!“

Zuerst interessiert mich vor allem der Stand: Steht der Kunde zentral über seinen Füßen? Wo ist sein Kopf? Befindet sich das Hüftgelenk im Stand in der Streckung? Sind beide Knie gleich gebeugt oder ist eines mehr gestreckt als das andere? Wie ist die Kontur der Pomuskulatur? Wie weit ist der Oberkörper nach vorne oder hinten geneigt? Wie stabil ist der Stand? Ist ein Beckenhochstand auf einer Seite vorhanden? Wirkt der Proband sehr „auf dem Sprung“, unruhig, angespannt? Oder steht er in sich ruhig auf beiden Beinen zentral über seinem Schwerpunkt?

„Aha-Erlebnisse der Probanden: Gehe ich wirklich so stark nach vorne gebeugt?“

3. Die Videoanalyse im Gehen

Danach erfolgt die Videoanalyse im Gehen. Idealerweise lassen wir unsere Probanden erst einmal mit fünf km/h gehen, natürlich nur, wenn sie so schnell gehen können! Das ist erfahrungsgemäß ein Tempo, bei dem gerade statische Probleme am deutlichsten zu sehen sind und gerade sehr gestresste (Kopf-)Menschen am liebsten schon loslaufen würden. Siehe Gangtypen weiter unten.

4. Videos von der Seite und von hinten

Die Videos werden immer von der Seite gemacht und von hinten. Bei Knieproblemen mache ich auch sehr gerne ein zusätzliches Video von vorne direkt auf Hüfte und Knie, damit ich auch noch die Stellung des Oberschenkels im Verhältnis zum Unterschenkel und vor allem die Bewegung der Kniescheibe bei der Abrollbewegung sehen kann.

5. Die Auswertung

„Bloß keine Schuh-Erhöhung! Lieber dehnen und einen knackigen Po antrainieren.“

Nun schauen wir uns gemeinsam die Videos an. Oft sind die Kunden erst einmal entsetzt von ihrem eigenen Gangbild und sagen: “Das kann doch nicht ich sein, oder?“, „Ich sehe ja viel älter aus, als ich bin…“, „Gehe ich wirklich so stark nach vorne gebeugt?“ „Normalerweise gehe ich aber ganz anders!“ Dazu muss man fairerweise sagen, dass das Laufband Probleme überzeichnet, aber keine neuen Probleme macht.

5 a. Der Fersenauftritt

Zuerst schaue ich immer auf den Fersenauftritt. Setzt der Schritt wirklich hinten auf der Ferse auf? Rollt der Fuß von hinten in den Schritt hinein? Was macht der Oberkörper? Gerade Hüftpatienten fallen auf der betroffenen Seite oft richtig in den Schritt hinein. Das Bein mit der betroffenen Hüfte verhält sich meistens funktionell kürzer, d. h viele Menschen haben das Gefühl, dass diese Seite kürzer ist und dass sie auf dieser Seite in den Schritt hinein hinken, was auch stimmt. Allerdings ist keineswegs das Bein, also der Knochen, anatomisch kürzer. Tatsächlich wird das Bein durch die Einsteifung der Hüfte kürzer. Dies bewirken die Muskelverkürzungen vor allem an der Oberschenkelvorderseite und die damit einhergehende hohe Spannung auf der Gelenkkapsel der Hüfte.

Das Schlimmste ist nun die Erhöhung des Schuhs auf der betroffenen Seite. Das Bein fühlt sich momentan entlastet an, und das Gehen wir kurzfristig besser. Aber innerhalb kürzester Zeit wird das Bein noch kürzer, die Hüfte bekommt noch mehr Druck und die hüftumgebenden Muskel geraten noch mehr ins Ungleichgewicht. Leider wird gerade das sowohl von physiotherapeutischen Kollegen als auch Ärzten immer noch empfohlen.

„Es gilt, das Geh-Bewusstsein zu schulen und jeden Schritt als Training zu sehen.“

Viel wichtiger ist es stattdessen, über konsequentes Dehnen der Hüftmuskeln und Kräftigen der Pomuskulatur und vor allem stetiger Gangübungen, der Verkürzung weitestgehend entgegenzuwirken. Vor allem im Hinblick auf die Situation nach einer Hüft-OP. Denn mit der OP gehen diese Ungleichgewichte natürlich noch nicht gleich weg.

Diese „Unwucht“ des Gangbildes beim Abrollen kann sich vor allem sehr ungünstig auf die untere Lendenwirbelsäule auswirken und auch auf das Kreuzbein-Darmbein-Gelenk (ISG). Somit kann man oft gar nicht mehr unterscheiden, was eigentlich weh tut: der Rücken, das Becken oder die Hüfte oder alles miteinander.

Oft kommt beim Gangbild erschwerend hinzu, dass das Bein der Hüftseite durch die Kapselversteifung weiter nach außen gedreht ist. Dadurch ist der Fuß im Ballenbereich stark überlastet und sein normales Abrollen ebenso stark eingeschränkt.

5 b. Bewegung der Hüfte beim Abrollen

Der nächste Punkt, den ich mir in der Videoanalyse anschaue, ist die Bewegung der Hüfte während des Abrollens. Hat die Hüfte noch Vortrieb oder bleibt sie während des Schrittes hinten sitzen? Wie gut lässt sich die Hüfte noch strecken? Bewegt sich die Hüfte über den Fuß? Erfolgt überhaupt noch ein Abstoßen am Schrittende, oder ist die einzige Beschleunigung die Vorlage des Oberkörpers? Und schließlich: Wie ist der Rechts-Links-Vergleich in der Abrollung?

6. Manuelle Verbesserung der Fuß-Mobilität

Ist die Analyse abgeschlossen, biete ich dem Patienten an, die Mobilität des Fußes und der Hüfte manuell zu verbessern, damit er anschließend besser gehen kann. Oft befinden sich die Patienten schon in physiotherapeutischer Behandlung und sagen mir, dass die Behandlung zwar momentan helfe, nach ein paar Stunden aber wieder die gleiche Unbeweglichkeit wie vorher da sei. In solchen Fällen nenne ich gern das einzige Mittel, das dagegen hilft: endlich richtig gehen lernen und ab jetzt jeden Schritt als Training sehen!

„Oberkörper aufrichten, Brustbein anheben, Po anspannen - und los geht`s.“

An diesem Punkt angelangt, ist es wichtig, das Bewusstsein für etwas zu schulen, das für uns leider völlig nebensächlich ist. Nur sehr wenige Menschen haben bis jetzt jedem Schritt Bedeutung beigemessen. Aber das soll sich nun schlagartig ändern.

Die Aufgaben lauten: Bewusstsein schaffen - dehnen der verkürzten Muskulatur – kräftigen der Po- und Rückenmuskulatur - Verbesserung der Fußstabilität - und dann richtig gehen und die vorher gekräftigten Muskeln auch wirklich beim Gehen einsetzen.

So wird es bestimmt klappen. Auch wenn es mit der eingeschränkten Hüfte nicht zu 100 Prozent gelingt, alles umzusetzen, spätestens nach der OP geht es dann viel schneller aufwärts. Leider werden die Patienten in der Rehabilitation nach einer Hüft-OP oft viel zu wenig sensibilisiert für das Gangbild. Auch ein gleichmäßiger Gang wird nicht wirklich trainiert. Dabei könnten hier viele Kosten eingespart werden, denn gehen kann man immer. Der Patient wird dabei selbst in die Pflicht genommen.

7. Das Abrollen aktiv verbessern

Nach der Fuß-Mobilisation kommt der große Moment für den Kunden: Jetzt soll er mit Hilfe meiner Angaben versuchen, auf dem Laufband wieder besser zu gehen und das Abrollen zu verbessern.

Der wichtigste Schritt findet schon statt, bevor es losgeht. Oberkörper aufrichten, das Brustbein anheben und den Po anspannen. Dann erst losgehen! Der erste Schritt geht nach vorne los und der Rumpf bleibt stabil. Langsam abrollen und die Hüfte nach vorn bringen. Das sind nur ein paar allgemeine Tipps, die für Hüftpatienten sinnvoll sind.

Aber glauben Sie mir: Das richtige Gangbild ist der Schlüssel zu Ihrem Hüfterfolg. Lassen Sie sich Zeit und fangen Sie an, über jeden Schritt nachzudenken. Mit der Zeit können Sie dann das erlernte Gangbild automatisieren.

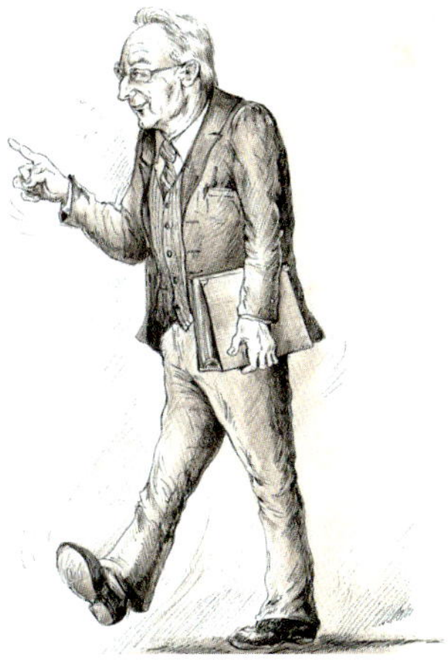
Gangbild Kopffüßler

8. Videovergleich vorher - nachher

Damit die Patienten gleich einen ersten Erfolg sehen können, mache ich noch einmal Videos und vergleiche mit ihnen gemeinsam die Verbesserungen. Tatsächlich habe ich es in all den Jahren noch nie erlebt, dass es nun nicht besser geworden ist. Das ist jetzt das wichtigste Aha-Erlebnis, denn rein auf Ihr Gefühl können Sie sich momentan nicht verlassen. Es gilt, den „neuen" Gang erst visuell einzustudieren und dann erst ein Gefühl dafür zu entwickeln, wie sich das richtige Gehen anfühlt. Oft höre ich erleichterte Kommentare wie: „Das geht ja viel leichter, als das was ich bislang gemacht habe. Ich bin ja viel schneller!" Wenn Sie dies bemerken, haben Sie garantiert alles richtig gemacht.

Zum Schluss noch eine Hilfestellung zur Selbstanalyse aus dem Buch „1, 2, 3 schmerzfrei" meines Vaters Josef Schadhauser. Er beschreibt darin die beiden häufigsten „Hüft-Typen": den so genannten Kopffüßler und den Müllschlucker.

Wenn Sie ein „Kopffüßler" sind, dominiert der Kopf Ihr Leben und auch Ihr Gangbild.

Der Kopf läuft weit voraus, danach kommt lange nichts und erst dann „haxeln" die Füße hinterher.

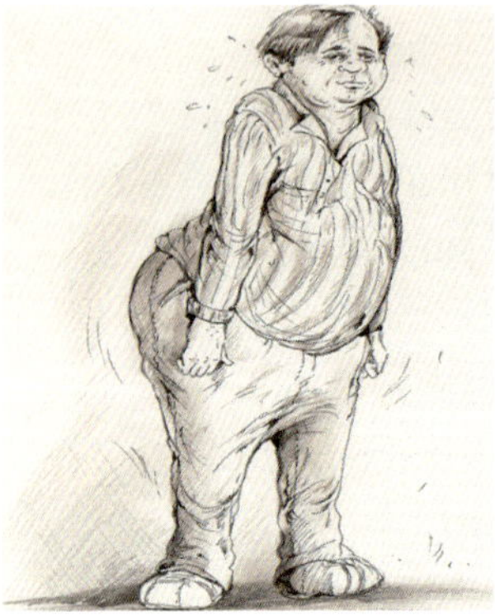

Gangbild Müllschlucker

Damit haben Sie gar keine Zeit zum Abrollen und müssen den ganzen Tag Ihrem Kopf hinterherlaufen. Das ist sehr anstrengend und bringt Verspannungen im Wadenbereich und im unteren Rücken. Bringen Sie stattdessen lieber Ihren Kopf wieder über Ihre Hüfte und lassen Sie sich Zeit für einen Schritt – von der Ferse bis zur Großzehe. Sie sind deshalb nicht langsamer.

Schon ein chinesisches Sprichwort sagt: „Wenn Du es eilig hast, dann gehe langsam!"

Wenn Sie ein „Müllschlucker" sind, ist Ihr Problem im Gegensatz zum „Kopffüßler" nicht die starke Spannung der Muskulatur, sondern eher die fehlende Spannung im Rumpfbereich. Besonders die Bauch- und die Hüftmuskulatur sind einfach zu schwach, um Ihr Gewicht wirklich vorwärtszubringen.

Wichtig ist hierbei zu erkennen, dass Gehen sehr viel Rumpfarbeit ist und der Oberkörper als eigene Einheit gehalten werden muss. Versuchen Sie, sich konsequent im Brustkorb aufzurichten und den Bauch zu strecken, damit nicht das ganze Gewicht bei jedem Schritt mit hineinfällt.

Anfällige Zonen sind bei diesem Gehtyp vor allem der untere Rücken. Der Spinalkanal engt sich ein.

Übrigens hilft beim Gehenlernen auch das Beobachten der Mitmenschen. Setzen Sie sich gemütlich in ein Café und schauen sich einfach mal die Leute an, die an Ihnen vorbeiflanieren. Sie werden erstaunt sein, was Sie da alles sehen und viel für sich lernen. Da bin ich mir ganz sicher!

3 D-Bewegungsanalysen vor und nach der Hüft OP

Der Sportwissenschaftler bestätigt: Operation gelungen

Dreimal trafen wir uns auf der Driving Range des Golfclubs München Eichenried jeweils mit drei Kameras: Dr. Ferdinand Tusker vom Lehrstuhl für Bewegungswissenschaft an der Technischen Universität München und die Autorin dieses Buchs, Heidi Rauch, Golferin seit 1988 mit Handicap 16. Das erste Mal am 21. Mai 2011, wenige Tage vor meiner ersten Hüft-OP rechts, das zweite Mal am 24. September 2011, vier Monate nach der ersten und einen Monat vor der zweiten Hüft-OP links. Das dritte Mal am 24. März 2012, also fünf Monate nach der zweiten Hüft-OP.

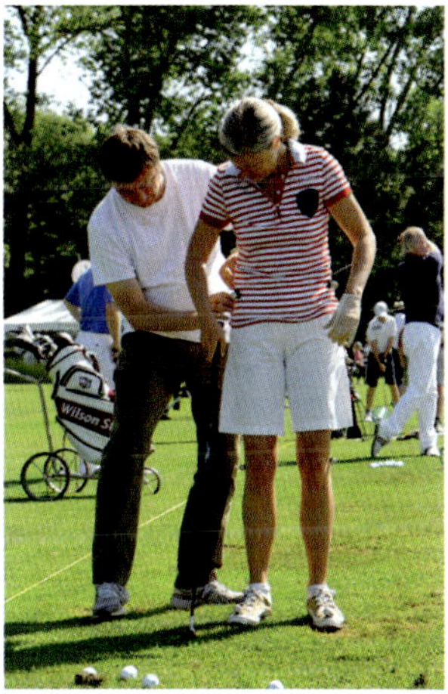

Dr. Ferdinand Tusker markiert die für den „Hüftschwung" entscheidenden Körperpunkte von Heidi Rauch.

Die Frage: Welche Folgen für die Schwungbewegung beim Golfabschlag hat die Operation gehabt?

Die Methode: Bewegungsaufnahmen mit drei Kameras (3 D) und Computer-Analyse.

Im Fokus: Verdrehung der Schulterachse gegenüber der Hüftachse und Verlauf des Hüftgelenkwinkels während des Golfschlags. Das Ergebnis: Operation gelungen!

Schonhaltungen auf dem Prüfstand

Dr. Ferdinand Tusker erläutert die Vorgehensweise: Die Körperpunkte, über die eine Aussage zur Bewegungstechnik möglich ist, werden in einem langwierigen Prozess derart aufbereitet, dass ihre Bewegung im

Raum durch einen Computer analysiert werden kann. Unter den vielen technischen Merkmalen, an denen man einen guten Golfabschlag festmachen kann, wählten wir die, von denen wir glaubten, dass sie durch die Hüftoperation beeinflusst sind. So schauten wir uns die Verdrehung der Schulterachse gegenüber der Hüftachse an, und den Verlauf des Hüftgelenkwinkels während des ganzen Schlages.

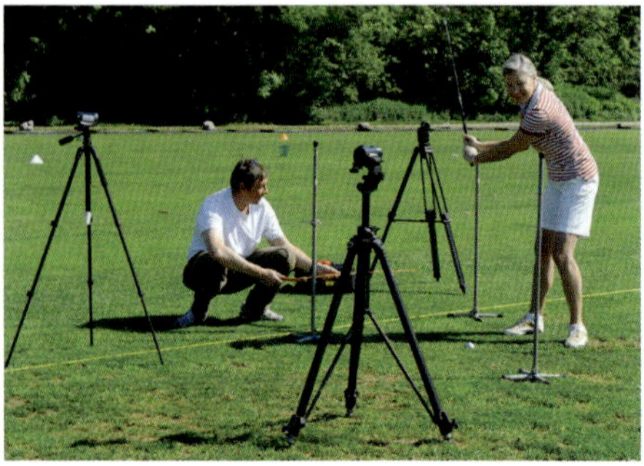

Der Sportwissenschaftler richtet die drei Kameras ein.

Weitere Parameter waren der Weg, den die Spielerin mit ihrer Hüftachse während des Schlages zurückgelegt hat – sowohl während der Ausholbewegung als auch dann, wenn der Schlag erfolgt. Manchmal nimmt man, bei Schmerzen im Hüftgelenk, Schonhaltungen ein, die durch einen verkleinerten Kniegelenkwinkel erkennbar sind. Die Angst vor Schmerzen führt auch dazu, dass die Bewegungen nicht mehr mit der Geschwindigkeit ausgeführt werden, die man sonst ohne Angst erreicht. Die Bewegungen sind insgesamt langsamer. Auch das wurde kontrolliert.

Verblüffendes Ergebnis: keine Veränderungen!

Das verblüffende Ergebnis war, dass sich in keinem der errechneten Parameter Änderungen gezeigt haben.

Daraus lassen sich folgende Schlüsse ziehen:

Vor der Operation war die Schonhaltung schon so weit fortgeschritten und im Bewegungsmuster eingeschliffen, dass sich nach der Operation keine Änderungen zeigen konnten.

Die Operation war in ihrem Erfolg so hervorragend, dass sie keine Änderungen in der Bewegungsausführung zur Folge hatte.

Es wäre jetzt wichtig zu wissen, ob sich das Schmerz- oder Angstempfinden verändert hat. Denn an den bewegungstechnischen Merkmalen kann man das bei dieser Spielerin nicht erkennen.

Sollte die Versuchsperson das Gefühl haben, vor den Operationen besser gespielt zu haben, dann kann man aus den Ergebnissen ablesen, dass sie nun ohne Probleme ein weiteres Techniktraining durchführen könnte, um eine frühere, vielleicht erfolgreichere Bewegungstechnik wieder hervorzurufen.

Meine Erläuterung: Heute, 14 Monate nach der ersten und neun Monate nach der zweiten Hüft-OP, spiele ich nicht besser oder schlechter als vor den Operationen – und ich spiele Golf mit derselben Technik. Zehn Schläge auf der Driving Range habe ich auch zu meinen schlimmsten Schmerzzeiten immer noch hingebracht. Nur konnte ich nicht mehr über den Golfplatz gehen! Und das Bücken nach dem Ball war ebenfalls äußerst mühsam. Dies ist alles vorbei: Ich gehe beweglich und voller Energie vier bis fünf Stunden über 18 Löcher – und spüre hinterher keinerlei Schmerzen.

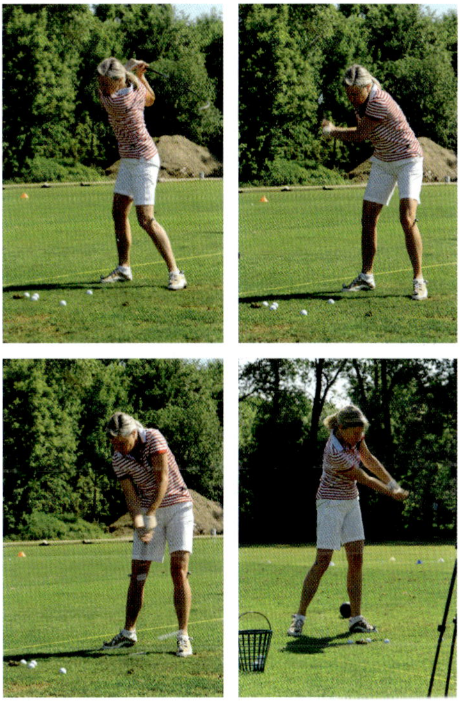

Bei einem Freizeitgolfer bewegt sich die Hüfte ca. 30 Grad nach innen und 45 Grad nach außen, bei einem sehr guten Amateurspieler oder Profi sind es sogar 45 und 60 Grad. Hier der Auf-, Ab- und Durchschwung von Heidi Rauch bei der Aufnahme vor der Hüft-OP.

Für mich ist das ein Beweis, dass ich die OPs rechtzeitig gemacht habe, nämlich zu einer Zeit, als ich noch einigermaßen beweglich war. Ich möchte gar nicht wissen, wie die Aufnahmen ausgeschaut hätten, wenn ich voller Schmerzangst Bälle geschlagen hätte…

Rund um die Hüft-OP – Interviews mit vier erfahrenen Operateuren

Dieses Buch ist aus der Sicht von zwei Patienten geschrieben. Die Ärzte, die unsere Blogs kennen und denen wir von unserem Buch erzählen, finden es durchweg gut, dass Betroffene anderen Betroffenen Mut machen. Aber natürlich braucht dieses Buch auch ärztliche Fachmeinungen. Ebenso wie jeder, der sich zu einer Hüft-OP entschließt, für sich das sichere Gefühl haben muss, in guten, erfahrenen Händen zu sein.

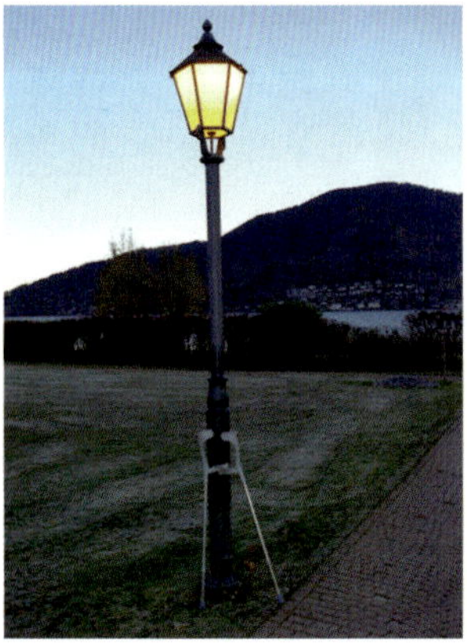

Wie lange man mit Krücken gehen soll - darüber sind die Ärzte durchaus unterschiedlicher Meinung.

Wir haben vier Operateure für Interviews ausgewählt, weil sie unserer Ansicht nach vier verschiedene „Schulen" repräsentieren – und allesamt schon seit Jahren mehrere tausend TEPs implantiert haben. Alle vier haben natürlich auch etwas mit uns zu tun. Peter hat sich in der endogap-Klinik seine zweite Hüfte operieren lassen, und mir sind in beiden Rehas immer wieder „Garmischer Hüften" über den Weg gelaufen, die so viel schneller ohne Gehstützen unterwegs waren als ich. Deshalb also Dr. Christian Fulghum, zumal die endogap wirklich vorbildlich ist beim Thema Sport mit künstlichem Hüftgelenk.

Mein Operateur ist Dr. Jürgen Radke, der mit 15.000 Hüft-OPs in seinem über 70-jährigen Leben sicher den Rekord hält und eher die „konservative Schule" vertritt. Im Frühjahr 2012 ist Dr. Radke senior in Pension gegangen. Nun tritt sein Sohn Dr. Stefan Radke in der Orthopädischen Gemeinschaftspraxis und bei den Hüft-OPs im Münchner Rotkreuz - krankenhaus in seine Fußstapfen.

Der Name von Prof. Dr. Werner Plötz fällt immer wieder, wenn es um die gleichzeitige Operation beider Hüften geht. In meiner zweiten Reha war ein etwa 40-jähriger, großer, durchaus nicht ganz schlanker Unternehmer, der sich aufgrund seines engen Terminplans, wie er erzählte, unbedingt beide Hüftgelenke in einer OP einsetzen lassen wollte. Und er lief tatsächlich schon nach wenigen Tagen ohne Gehstützen durch die Gänge. Ein Wunder? Dr. Plötz findet das ganz selbstverständlich.

Schließlich haben wir noch aus dem „hohen Norden“ Dr. Otto-Heinrich Kloppenburg gezielt nach Sport mit künstlichen Hüften befragt. Er praktiziert im Ostseebad Damp und hat in der Zeitschrift „Golf Journal“ eine Sportmedizin-Kolumne mit dem schönen Titel „Der orthopädische Monatsvierer“. Peter meint, man würde an seinen Antworten merken, dass er eher Golf als Tischtennis spielt …

Im Übrigen sei an dieser Stelle gesagt: Das Einsetzen künstlicher Hüftgelenke gilt in Deutschland längst als Routine-Operation. Seit den 60er Jahren hat sich die Technik stetig verfeinert. Heute werden jährlich 200.000 TEPs eingesetzt, europaweit 400.000. In jedem Fall raten wir, für eine Hüft-OP einen Spezialisten zu wählen, der bereits jahrelange Erfahrung hat. Man hat im deutschsprachigen Raum wahrlich genügend Auswahl, wie auch unsere Link-Service-Liste am Ende des Buchs deutlich macht. Dort finden Sie natürlich auch die Adressen unserer Interviewpartner.

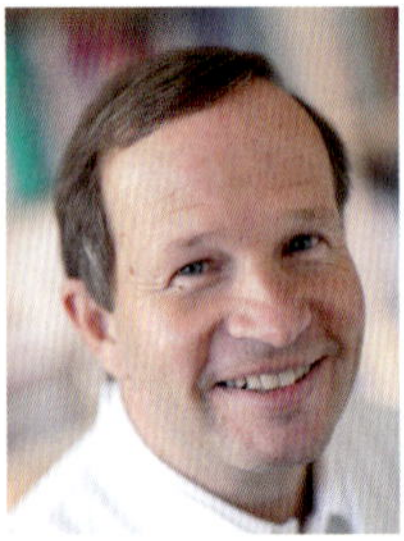

Interview mit Dr. med. Christian Fulghum

Leben ist Bewegung - Mobilität bestimmt unseren Alltag

Herr Dr. Fulghum, Sie sind seit 2010 Chefarzt der endogap-Klinik für Gelenkersatz in Garmisch-Partenkirchen und waren seit 1997 dort bereits als Oberarzt tätig. Welche OP-Techniken und Zugänge wenden Sie bei Hüft-TEPs hauptsächlich an und warum?

Dr. Fulghum: Da sich der mit einem neuen, künstlichen Gelenk versehene Mensch nicht nur schmerzfrei sondern auch ungehindert bewegen soll, das Implantat meist viele Jahre halten muss und es nicht garantiert werden kann, dass man zu einem späteren Zeitpunkt eventuell nochmals operieren wird, sind schonende OP-Techniken angesagt. Schonend heißt: So wenig Beeinträchtigung der Weichteile (Haut, Unterhaut und Muskel) wie möglich, so Knochen sparend und so schnell und sicher operieren wie es geht. Das klingt selbstverständlich und einleuchtend, ist aber in der Praxis nur mit erheblicher Erfahrung möglich und mit großem technischen und apparativen Aufwand verbunden.

Man kann diese Bemühungen auch unter dem Begriff „minimal-invasiv" zusammenfassen, obwohl diese Bezeichnung für die Gelenk-ersetzenden OP-Verfahren wenig glücklich gewählt ist und falsche Erwartungen weckt. Das Implantat hat einfach eine gewisse Größe und muss tief in den Körper eingebaut werden. Dazu sind Schnitte nötig, die sich mit dem Begriff „minimal-invasiv" nicht wirklich vereinbaren lassen. Ist aber der zugrunde liegende Sinn des Begriffs, die weitestgehende Schonung, gemeint, passt er dann doch.

Es gibt grundsätzlich mehrere Zugänge, über die ein Gelenk angegangen werden kann und deren einzelne Beschreibung hier zu weit gehen würde. Perfektes Beherrschen der Techniken und möglichst große Erfahrung sind aber vonnöten, wenn das neue Gelenk viele Jahre halten soll. Wir bevorzugen bei der Hüfte, zwar nicht ausschließlich aber meist, den so genannten hinteren (oder posterioren) Zugang, da er sehr schonend ausgeführt werden kann und bei Bedarf problemlos erweiterbar ist. Wir haben dazu bewährte Techniken immer wieder wesentlich weiter entwickelt.

Natürlich gibt es eine Reihe anderer guter Zugangsmöglichkeiten zu den entsprechenden großen Gelenken. Jede Klinik wird sich nach den Erfahrungen der verantwortlichen Operateure richten und die Zugänge entsprechend wählen. Wir tun dies seit nunmehr 43 Jahren sehr erfolgreich. OP-Techniken betreffen auch die Wahl der Verankerung der Implantate: Hier haben sich im Hüftbereich bei uns die so genannten zementfreien Prothesen weitgehend durchgesetzt. Wir verwenden in der Hüfte zu 90 Prozent zementfreie Stiele und zu beinahe 100 Prozent zementfreie Pfannen.

Was halten Sie von „Überkronungen", der McMinn-Prothese?

Dr. Fulghum: Während sich Überkronungsverfahren im Knie heute eindeutig durchgesetzt haben, ist das Prinzip der McMinn-Prothese, der Überkronung des Hüftkopfes mit einer Metall-Halbkugel und gleichzeitiger Ersatz des Beckengleitlagers ebenfalls mit einer Metallhalbkugel, die beide ineinander laufen, ebenfalls nicht neu. Die früheren Ansätze dieser Technik sind zwar alle kläglich gescheitert, bei den modernen Oberflächenersatzverfahren sind aber technische Neuerungen im Einsatz, die einen Erfolg grundsätzlich möglich machen.

Die Idee selbst leuchtet ein: Es wird Knochen, der später einmal zu weiteren Operationen wertvoll sein könnte, gespart, und der große Metall-Hüftkopf entspricht fast der Größe des natürlichen Kopfes. Somit gibt es ein „gutes Gefühl" bei der Bewegung, wie es Patienten beschreiben.

Nachteilig wirkt sich die Tatsache aus, dass im Beckenbereich kein wechselbares Gleitlager eingebracht werden kann, wie es bei konventionellen Implantaten die Regel ist. Damit ist ein späterer „Reifenwechsel“, also der isolierte Austausch der Gleitlager ohne Wechsel der im Knochen verankerten Metallteile, ausgeschlossen. Gerade diese Möglichkeit eröffnet aber jungen Menschen die Hoffnung auf lange Standzeiten ihres Gelenks.

Weitere Probleme können eventuell durch die verwendete Metall-Metall-Gleitpaarung entstehen, wie gerade in jüngster Zeit aus wissenschaftlichen Arbeiten hervorging. Hier ist weitere, intensive Forschung nötig um die Umstände zu klären, wann Metall-Metall Probleme macht und wann nicht. Insgesamt ist die Überkronung des Hüftkopfes für bestimmte Personengruppen ein inzwischen etabliertes Verfahren, dessen Langzeitergebnisse aber noch ausstehen und das demzufolge, wie auch jede andere „neue“ Endoprothese, nur genauestens überwacht zum Einsatz kommen sollte.

Man hört immer wieder von mangelhaften Prothesen bzw. mangelhaftem Material. Wie suchen Sie die richtigen Endoprothesen und Hersteller aus?

Dr. Fulghum: Man ist als Operateur und auch als Patient gut beraten, wenn man Implantate von Firmen wählt, bei denen die Wahrscheinlichkeit sehr groß ist, dass sie zu einem möglichen späteren Prothesen-Wechselzeitpunkt noch existieren. Denn da braucht man eventuell Ersatzteile, die perfekt zum ursprünglich eingebauten Implantat passen. Wie oft haben wir schon wegen fehlender Ersatzteile ein Gelenk komplett wechseln müssen, obwohl eigentlich ein schonender Teilwechsel genügt hätte. Folglich spielt die Größe des gewählten Unternehmens eine nicht unwichtige Rolle. Kleine Unternehmen sind zwar oft sehr innovativ, ob es sie aber in 20 Jahren noch gibt?

Die richtige Endoprothese ist zunächst einmal eine individuelle. Das heißt, nicht jedes Implantat passt zu jedem Patienten. Materialien, Form, Größe, Funktionen müssen dem jeweiligen Träger angepasst sein und seinen Anforderungen entsprechen. Dazu gibt es verschiedene Implantate auf dem Markt, die wohlüberlegt ausgewählt, aber auch in großer Zahl bevorratet sein wollen, um zum OP-Zeitpunkt zur Verfügung zu stehen. Spezialkliniken haben daher ein großes Endoprothesenlager, um für alle Fälle gerüstet zu sein.

Wie stellen Sie sicher, dass Materialfehler bei den von Ihnen verwendeten Modellen weitgehend ausgeschlossen sind?

Dr. Fulghum: Fehlerhafte Prothesen sind ein schwieriges Thema. Wenn man das nur immer vorher wüsste …. Auch hier gibt es verschiedene Aspekte. Zum einen sind fehlerhafte Implantate oder Materialien oft mit zu kurzer Entwicklungszeit, zu wenigen Prüfungen im Labor oder durch zu hohem Marketingdruck begründbar. Hier sollte man bei der Suche nach dem richtigen Implantat Unternehmen wählen, die eine lange Tradition sorgfältiger Prüfungen ihrer Implantate aufweisen und eine strenge Material- und Qualitätssicherung betreiben.

„Erfahrung ist gefragt, aber zweifellos auch eine glückliche Hand."

Auch sollte man als Operateur nicht immer auf den neuesten Trend aufspringen, sondern mit Bedacht und Augenmaß das mögliche Verbesserungspotential neuer Verfahren gegen die Gefahren, die zwangsläufig von noch nicht bewährten Prothesen ausgehen, abwägen. Genauso gilt aber, dass man wichtige Neuerungen nicht verschlafen darf. Hier ist Erfahrung gefragt, aber auch zweifellos eine glückliche Hand.

Ein Endoprothesenregister, wie derzeit in Deutschland geplant und in anderen Ländern schon sehr erfolgreich etabliert, würde bei der Implantatwahl ebenfalls hilfreich sein, da mit einer derartigen Erfassung aller endoprothetischen Operationen sehr schnell eine große Datenmenge erfasst wird, die nicht so gut funktionierende Prothesen wesentlich früher identifizieren könnte.

Gibt es aus Ihrer Erfahrung allgemeine Aussagen dazu, ab wann und wie stark das künstliche Gelenk wieder belastet werden kann?

Dr. Fulghum: Belastungen des neuen Gelenks entstehen sofort nach der Operation. Schon wenn man sich im Bett z. B. etwas dreht oder am Haltebügel festhält oder gar hochzieht, entstehen zum Teil erhebliche Belastungen für das Gelenk. Das heißt aber nur, dass man Belastungen gar nicht vermeiden kann und auch nicht vermeiden muss. Denn der Knochen, der sich ja fest um das Implantat schließen soll und mit ihm eine innige Gemeinschaft bilden wird, braucht auch Last und Reiz, um sich entsprechend stark zu bilden.

„Gehstützen sollten nur noch zur Erlangung eines gleichmäßigen, hinkfreien Gangbilds verwendet werden.“

Untersuchungen der Studiengruppe um Prof. Bergmann aus Berlin haben uns gezeigt, dass normales Gehen auf ebenem Gelände das neue Gelenk nur sehr wenig belastet, ein Stolpern dagegen bis zum 12-fachen Körpergewicht (z. B. 70 kg x 12 = 840 kg Belastung, fast schon eine Tonne ….) auf das Gelenk wirken lässt, was nicht gut sein kann. Folglich hat sich auch die Empfehlung für die Entlastungsphase nach der Operation erheblich gewandelt. Gehstützen sollten nur noch zur Erlangung eines gleichmäßigen, hinkfreien Gangbilds verwendet werden, und eine Entlastung sollte überhaupt nur zur Schmerzvermeidung oder in speziellen Einzelfällen, die der Operateur aber jeweils begründen wird, durchgeführt werden.

Der Operateur sollte auch Auskunft geben, wann die Gehstützen weggelassen werden können, bei uns meist nach ca. drei Wochen, da das Gangbild sich dann in der Regel stabilisiert hat. Man sollte gerade in den ersten Monaten, aber auch danach auf sein neues Gelenk hören:

Wenn es die jeweilige Belastung klaglos und schmerzfrei schluckt, war's auch nicht zu viel. Etwa drei Monate nach dem Eingriff erfassen wir in einer ersten Nachuntersuchung den Zustand des neuen Gelenks und geben die Vollbelastung, auch sportlicherseits, frei.

Richtige Belastung ist aber im Endeffekt immer individuell und erfordert die wachsame Zusammenarbeit von Patient, Arzt und Therapeut.

Sie haben das endofit-Sportprogramm ins Leben gerufen. Welche Sportarten empfehlen Sie nach Hüft-Operationen und wie sieht es mit potenziell weniger geeigneten Sportarten aus, die der Patient aber vorher intensiv ausgeübt hat und technisch beherrscht?

Dr. Fulghum: Sport gehört für viele Menschen untrennbar zur Lebensqualität dazu. Leben ist Bewegung – Mobilität bestimmt unseren Alltag. Daher ist Sport auch aus dem Leben mit einem künstlichen Gelenk meist nicht wegzudenken, denn für eine neue, bessere Lebensqualität ist der Eingriff ja eigentlich durchgeführt worden.

„Für eine neue, bessere Lebensqualität ist der Eingriff ja eigentlich durchgeführt worden.“

Ganz zentral in den Überlegungen, welcher Sport für Endoprothesenträger sinnvoll ist, stehen die Beherrschung der jeweiligen Sportart und die körperliche Fitness und Koordination. Ein guter Alpin-Skifahrer, der sich wieder konditionell stabilisiert hat, kann alpin Skifahren ohne seine Endoprothese zu gefährden, wenn er ein paar Dinge beachtet, wie z. B. gute Sicht und kontrollierte Geschwindigkeit. Generell nicht zu empfehlen sind folglich Sportarten, die man noch nicht technisch gut beherrscht.

Geeignete Sportarten sind wegen ihres meist moderaten Belastungsmusters Radfahren, Wandern und Schwimmen. Zu meiden sind Aktivitäten, bei denen sich hohe Kräfte kaum ausschließen lassen, wie z. B. Kampfsportarten, Gewichtheben oder auch viele Mannschaftssportarten, bei denen man zum einen in der Regel den Gegner nicht kontrollieren kann und sich zum anderen in der Wettkampfsituation nicht immer selbst im Griff hat.

Die Ausübung der meisten anderen Sportarten hängt, wie oben beschrieben, entscheidend von Kondition, Koordination und spezifischer Sporterfahrung des Einzelnen ab.

Das endofit-Sportprogramm soll Menschen mit neuen Gelenken in kontrollierter Umgebung und mit Unterstützung durch erfahrene Therapeuten wieder an ihren Lieblingssport heranführen. Dazu wird zunächst der Kraft- und Koordinationsstatus des Einzelnen erhoben und dokumentiert, sowie daraus abgeleitet ggf. ein Übungsprogramm entworfen. Danach folgen für die jeweilige Sportart spezifische Trainingseinheiten, Tipps und Tricks und natürlich auch die gemeinsame Ausübung des Sports. Derzeit werden Ski-Alpin, Ski-Langlauf, Bergsport und Golf in eigenen Kursen angeboten.

Trotz vieler Erfolgsgeschichten, die auch in Ihrer Hauszeitung, dem endolife Magazin, veröffentlicht werden, sind Komplikationen leider nicht auszuschließen. Wie hoch ist heute die allgemeine Komplikationsrate und wo steht Ihre Klinik im Vergleich?

Dr. Fulghum: Komplikationen können bei jedem operativen Eingriff auftreten. Gelenk-ersetzende Eingriffe sind in Spezialkliniken aber heute sehr sicher und komplikationsarm geworden und gehören zu den erfolgreichsten orthopädischen Operationen überhaupt.

Zu unterscheiden sind allgemeine und spezifische Komplikationen. Zu den allgemeinen Komplikationen gehören z. B. Venenthrombosen, Herz- und Lungenveränderungen (z. B. Herzinfarkt, Lungenembolie). Diesen wird u. a. durch frühe Mobilisierung (bereits am OP-Tag, spätestens am ersten Tag nach der OP), medikamentöse Vorkehrungen, kurze Operationszeiten und schonende Gewebsbehandlung entgegengewirkt.

Spezifische Komplikationen sind z. B. Knochenbrüche, Beinlängenunterschiede, Infektionen, Nerven und Gefäßschäden und Auskugelungen des Gelenks (Luxation). Durch medikamentöse Maßnahmen, genaue OP-Planung, sorgfältige Platzierung der Implantate und schonenden Umgang mit Weichgeweben und Knochen können diese aber meist vermieden werden.

Die Komplikationsraten liegen bei Gelenk ersetzenden Eingriffen an Hüfte und Knie sehr niedrig. Bayernweit lagen diese Komplikationen im Jahr 2011 bei 2,6 % (allgemein) und 3,3 % (spezifisch) sowie in unserer Klinik bei 1,5 % (allgemein) und 0,9 % (spezifisch). Völlig komplikationsfrei blieben dadurch 94,4% (Bayern) bzw. 97,7% (endogap).

Wie machen Sie den Patienten Mut, sich operieren zu lassen, bzw. wann würden Sie ggf. von einer Operation abraten?

Dr. Fulghum: Durch die guten Ergebnisse können wir allen Menschen Mut machen, sich einer derartigen Operation zu unterziehen, wenn ein erheblicher Verschleiß des betroffenen Gelenks sowie ein ausgeprägter Leidensdruck vorliegen. Fehlt eine dieser Komponenten, so muss man unbedingt nach anderen Ursachen der Beschwerden suchen. Oftmals ist ein Gelenk zwar auf dem Röntgenbild eindeutig verschlissen, macht aber noch keine großen Beschwerden. Auch hier ist Zurückhaltung geboten: Wir operieren keine Bilder, sondern nur Menschen mit starken Beschwerden.

„Wir machen Menschen Mut zur OP, wenn ein ausgeprägter Leidensdruck vorliegt.“

Gibt es Unterschiede bei der OP-Technik, den Implantaten oder sonstigen Rahmenbedingungen zwischen weiblichen und männlichen Patienten und wenn ja, welche?

Dr. Fulghum: Grundsätzlich sollte der künstliche Ersatz großer Gelenke immer individuell sein, eine Reduktion der Unterschiede auf das Geschlecht wird der Komplexität des Gelenkersatzes nicht gerecht.

Wie erklären Sie die Tatsache, dass immer mehr jüngere Patienten ein neues Gelenk benötigen bzw. erhalten? Ist der Mensch in der heutigen bewegungsarmen Zeit einfach degeneriert?

Dr. Fulghum: Es stimmt: Das Durchschnittsalter der Menschen, die ein neues Gelenk erhalten, fällt stetig. Dies hat verschiedene Gründe. Wir werden im Schnitt immer älter, erleben also unsere Arthrose häufiger als früher. Wir sind größer, schwerer und belasten durch längere Hebel und höheres Gewicht unsere Gelenke mehr. Wir gehen im Gegensatz zu unseren Vorfahren ständig auf harten, unnachgiebigen Böden und stauchen unsere Gelenke sozusagen bei jedem Schritt.

„Durch die verbesserten Wechseltechniken kann man auch den Jüngeren gute Hoffnung machen, dass sie ihre Gelenke lange genießen können.“

Am wichtigsten aber: Durch die unbestreitbaren Erfolge des Gelenkersatzes, der viele Jahre des beschwerdefreien Lebens verspricht (und meist auch hält), fühlen sich auch immer mehr jüngere Menschen dazu veranlasst, ihre Schmerzen nicht mehr auszuhalten, sondern sich ihr Gelenk ersetzen zu lassen. Durch die verbesserten Wechseltechniken kann man nämlich auch den Jüngeren gute Hoffnung machen, dass sie ihre Gelenke lange genießen können. Hier leistet der Gelenkersatz z. B. auch einen wichtigen Beitrag zum Erhalt der Arbeitskraft.

Man hört immer wieder davon, dass generelle Entzündungen im Körper für Personen mit Endoprothesen gefährlich sein sollen. Können Sie dies bestätigen? Falls ja, wie lange gilt das erhöhte Risiko und wie kann man sich sinnvollerweise schützen?

Dr. Fulghum: Generelle Entzündungen gefährden ein künstliches Gelenk nur dann, wenn Bakterien im Blut zirkulieren, die sich dann an der „Schwachstelle“ neues Gelenk festsetzen können. Dies ist nur bei ausgeprägten bakteriellen Infektionen der Fall, besonders betroffen sind hier z. B. eitrige Zahnentzündungen. Dieses Risiko ist am höchsten im ersten Jahr nach der Implantation der Prothese, gilt aber grundsätzlich auch für die Zeit danach, also eigentlich für immer.

Wenn man als Endoprothesenträger eine ausgeprägte bakterielle Entzündung hat, sollte man sich mit einem Antibiotikum vor der Ausbreitung des Infekts auf die Prothese schützen. Am besten wendet man sich hierbei an seinen Arzt oder Zahnarzt oder an die implantierende Spezialklinik.

Erlauben Sie mir zum Schluss eine ganz spezielle Frage: Immer wenn ich in der endogap Ihren damaligen Chefarzt Prof. Dr. Holm Schlemmer habe gehen sehen, kam es mir so vor, als hätte auch er ein Hüftleiden. Falls dem wirklich so war, wieso hat sich Ihr Vorgänger nicht in seiner Klinik operieren lassen?

Dr. Fulghum: Bei meinem verehrten ehemaligen Chef Dr. Schlemmer fehlt es definitiv nicht an der Hüfte sondern, wenn überhaupt, im Kreuz, was sicher auch zumindest zum Teil seiner früheren Karriere als Leistungssportler (Hockey etc.) geschuldet ist. Auch die ständige hohe Belastung im OP über viele, viele Jahre hinterlässt da Spuren – die Hüften waren es jedenfalls nicht. Das hätten wir sonst bestimmt repariert…

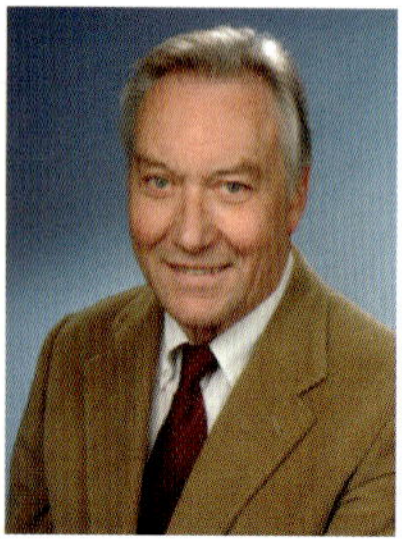

Interview mit Dr. med. habil. Jürgen Radke

Möglichst wenig im Leben mit einer TEP ändern

Herr Dr. Radke, bereits in Ihrer Habilitationsschrift haben Sie das Thema Coxarthrose gewählt. Seit 1976 bis zum Frühjahr 2012 waren Sie der Leiter der orthopädischen Belegabteilung des Rotkreuzkrankenhauses München. Sie gelten als der Chirurg mit den meisten Hüft-Operationen Deutschlands. Wie viele haben Sie bereits durchgeführt?

Dr. Radke: Seit 1967 habe ich überschlagsmäßig ca.15.000 Implantationen von Totalendoprothesen durchgeführt.

Welche OP-Techniken und Zugänge wenden Sie bei Hüft-TEPs hauptsächlich an und warum?

Dr. Radke: Die häufigsten Zugänge am Hüftgelenk sind:
1) der ventrale Zugang nach Smith Peterson,
2) der ventro-laterale Zugang nach Watson-Jones,
3) der laterale Zugang nach Bauer und
4) der dorsale Zugang nach Moore.

Der ventrale Zugang nach Smith Peterson, der vielfach modifiziert und in der jetzigen Zeit unter dem Einfluss des minimalinvasiven Operierens angewandt wird, hat meines Erachtens die größten Nachteile. Ventral verlaufen Gefäße und Nerven, die verletzt werden können, die operative Übersicht ist schlecht und im Falle von Komplikationen sind Erweiterungsmöglichkeiten des Zugangs problematisch.

An unserem Hause wird der ventro-laterale Zugang nach Watson-Jones in der minimalinvasiven Variante durchgeführt. Diese Operationstechnik vermeidet, Muskel- und Sehnenansätze zu verletzen. Der Zugang bietet eine ausreichend gute Übersicht über das Operationsgebiet. Im Fall von Komplikationen kann der Hautschnitt problemlos erweitert werden.

Was halten Sie von 'Überkronungen', der McMinn-Prothese?

Dr. Radke: Die Überkronung von Hüftgelenken, das heißt der Oberflächenersatz am Hüftgelenk ist nicht neu. Bereits vor über 20 Jahren hat H. Wagner derartige Prothesen entwickelt und implantiert. Diese Prothesen damals erwiesen sich als Irrweg; nahezu alle mussten wieder entfernt werden. Die Implantate mussten, um zu passen und die anatomischen Strukturen zu erhalten, dünnwandig sein. Daraus ergab sich ein rasches Versagen der aus Kunststoff hergestellten Prothesenanteile. Außerdem kam es nicht selten zu Durchblutungsstörungen im Bereich des noch belassenen Hüftkopfes mit nachfolgenden Nekrosen und Lockerung der Kopfkappen.

Die neueren Prothesen sind ausschließlich aus Metallkomponenten. Sie haben ein besseres Oberflächenfinish. Materialbrüche sind also selten. Unverändert drohen Durchblutungsstörungen im Bereich der tragenden verbliebenen Hüftkopfanteile, und zum anderen wird der Metallionen-Abrieb mit einem nachweisbar erhöhten Serumspiegel zum Problem. Einige der Hersteller haben diese Prothesen bereits wieder vom Markt genommen.

Man hört immer wieder von mangelhaften Prothesen bzw. mangelhaftem Material. Wie suchen Sie die richtigen Endoprothesen und Hersteller aus und wie stellen Sie sicher, dass Materialfehler bei den von Ihnen verwendeten Modellen weitgehend ausgeschlossen sind?

Dr. Radke: Der Operateur kann sich nur vor schlechten Implantaten schützen, indem er sich auf bewährte Prothesen verlässt und grundsätzlich Implantate von seriösen Firmen verwendet. Dennoch gibt es im Rahmen von Innovationen auch bei solchen Firmen Konstruktionsänderungen, deren Auswirkungen häufig nicht vorhersehbar sind. Deshalb also bewährte Transplantate von bewährten Herstellern.

Gibt es aus Ihrer Erfahrung allgemeine Aussagen dazu, ab wann und wie stark das künstliche Gelenk wieder belastet werden kann?

Dr. Radke: Gesicherte Aussagen, wann und wie stark das künstliche Hüftgelenk belastet werden kann, existieren nicht. Die experimentellen Forschungen sind nur bedingt auf den Alltag zu übertragen. Grundsätzlich gilt deshalb, dass alle Prothesen nach der Implantation sofort belastbar sind. Das gilt auch uneingeschränkt für die zementiert verankerten Endoprothesen. Bei zementfrei verankerten Totalendoprothesen wird von vielen Operateuren eine sechswöchige Teilbelastung empfohlen, da diese Prothesen ja nicht nur primär fest verklemmt sein sollen, sondern auch knöchern eingewachsen sein müssen bevor sie vollständig belastet werden.

„Ich empfehle eine sechswöchige Teilbelastung, da die zementfreien Prothesen auch knöchern eingewachsen sein müssen.“

Welche Sportarten empfehlen Sie nach Hüft-Operationen und wie sieht es mit potenziell weniger geeigneten Sportarten aus, die der Patient aber vorher intensiv ausgeübt hat und technisch beherrscht?

Dr. Radke: Kontaktsportarten sollten gemieden werden, ebenso wird Leistungssport nicht empfohlen. Sport zur persönlichen Fitness ist erlaubt. Sportarten, die beherrscht werden, z. B. Radl fahren, Ski fahren und ähnliches mehr sind erlaubt.

Trotz vieler Erfolgsgeschichten sind Komplikationen leider nicht auszuschließen. Wie hoch ist heute die allgemeine Komplikationsrate und wo steht die Rotkreuzklinik im Vergleich?

Dr. Radke: Es ist richtig, Komplikationen sind leider nicht auszuschließen. Über die Komplikationen gibt die bayerische Qualitätssicherung Auskunft. Unsere Abteilung liegt im oberen Fünftel.

Wie machen Sie den Patienten Mut, sich operieren zu lassen, bzw. wann würden Sie ggf. von einer Operation abraten?

Dr. Radke: Die Entscheidung zur Operation muss ein Patient selbst treffen. Überreden würde ich keinen Patienten. Allerdings würde ich bei einer realistischen Indikation dem Patienten Mut machen, indem ich die Komplikationen in ihrer Häufigkeit vorstelle.

Gibt es Unterschiede bei der OP-Technik, den Implantaten oder sonstigen Rahmenbedingungen zwischen weiblichen und männlichen Patienten? Und wenn ja, welche?

Dr. Radke: Für den Bereich der Hüftendoprothetik gibt es keinen Unterschied zwischen weiblichen und männlichen Patienten, weder in der Operationstechnik, noch in den Implantaten.

Wie erklären Sie die Tatsache, dass immer mehr jüngere Patienten ein neues Gelenk benötigen bzw. erhalten? Ist der Mensch in der heutigen bewegungsarmen Zeit einfach degeneriert?

Dr. Radke: Ich denke nicht, dass die Zunahme von endoprothetischen Operationen bei jüngeren Patienten am Bewegungsmangel oder an unserer Zeit liegt. Ich denke, dass die Bereitschaft der Patienten bei bestehenden arthrotischen Veränderungen heute früher zu einer Operation führt, als das vor Jahren noch der Fall war. Es liegt nicht nur an dem Gesundheitsbewusstsein der Patienten, sondern auch an den verbesserten technischen und operativen Möglichkeiten.

Man hört immer wieder davon, dass generelle Entzündungen im Körper für Personen mit Endoprothesen gefährlich sein sollen. Können Sie dies bestätigen? Falls ja, wie lange gilt das erhöhte Risiko und wie kann man sich sinnvollerweise schützen?

Dr. Radke: Es ist richtig, dass Endoprothesen durch Entzündungen im Körper gefährdet sind. Das beste Beispiel sind die Zahnoperationen. Dies ist eine bekannte Eintrittsstelle für Bakterien, die dann über den Blutweg auch in das Gelenk kommen können. Deshalb empfiehlt es sich grundsätzlich, bei Infekten aller Art einen antibiotischen Schutz in Absprache mit dem Hausarzt durchzuführen.

Was sollten Menschen mit TEPs in ihrem Leben ändern?

Dr. Radke: Möglichst wenig.

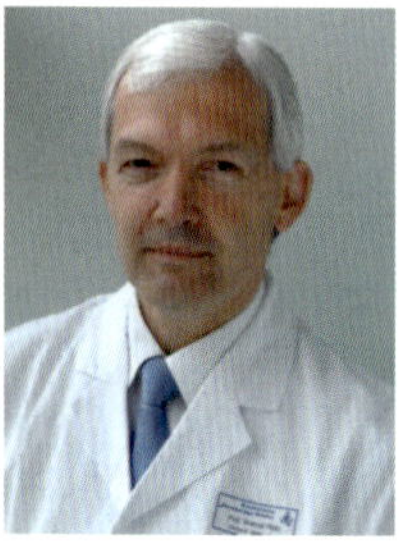

Interview mit Prof. Dr. med. Werner Plötz

Seit 2005 baue ich Hüftprothesen gleichzeitig auf beiden Seiten ein

Herr Prof. Dr. Plötz, Sie sind seit 1. Januar 2000 Chefarzt am Krankenhaus der Barmherzigen Brüder in München und führen laut der Homepage 1.000 Hüft-OPs im Jahr durch. Sie hatten schon während Ihres Studiums ein Forschungsstipendium zum Thema Endoprothetik an der Duke University in North Carolina. Haben Sie aus den USA die Technik mitgebracht, die das Operieren beider Hüften auf einmal ermöglicht?

Dr. Plötz: Nein. In den USA habe ich mich vor allem mit Strukturanalysen des Oberschenkelknochens beschäftigt und den Belastungen des Knochens nach Einbau einer Hüftprothese.

Hüftprothesen auf beiden Seiten gleichzeitig habe ich vermehrt seit 2005 eingebaut nach Einführung der minimalinvasiven Operationstechnik auf Wunsch von Patienten. Der Vorteil im Vergleich zu zwei zeitlich aufeinanderfolgenden Operationen ist die Tatsache, dass nur ein Krankenhausaufenthalt und nur eine Rehabilitation nötig sind und der Patient Zeit spart. Vorteil ist auch, dass der Patient gleich ganz gesund wird und nicht mit der noch nicht operierten Seite weiter Schwierigkeiten hat.

Welche OP-Techniken und Zugänge wenden Sie bei Hüft-TEPs hauptsächlich an und warum?

Dr. Plötz: Routinemäßig wenden wir einen minimalinvasiven Zugang von vorne-seitlich zum Hüftgelenk an. Es handelt sich dabei um eine

Modifikation eines ca. vor 80 Jahren entwickelten Zugangs zum Hüftgelenk. In der Originaltechnik wurde allerdings ein großer Teil der Muskulatur des Hüftgelenks, nämlich die Abduktoren, also die wichtigen Abspreizmuskeln, abgelöst.

Durch eine bessere Lagerung des Patienten, bessere Instrumente und ein besseres anatomisches Verständnis ist heute die Muskelablösung nicht mehr nötig. Dadurch ist es möglich, den Patienten gleich nach der Operation voll belasten zu lassen und die Rehabilitation hat sich wesentlich beschleunigt. Im Vergleich zu anderen minimalinvasiven Zugangswegen hat der von uns angewandte den Vorteil, dass der Zugang im Falle von Problemen jederzeit erweitert werden kann. Deshalb nutzen wir diesen Zugang auch bei Prothesenwechseln oder komplexen Fehlformen des Hüftgelenks.

„Moderne Prothesen sollten theoretisch lebenslang halten.“

Es gibt daneben viele weitere Einzelpunkte, die den Einbau eines künstlichen Hüftgelenks für den Patienten deutlich schonender gemacht haben. Dazu zählen nebenwirkungsärmere Narkosemittel, Medikamente, die den Blutverlust reduzieren, und auch eine verbesserte Schmerztherapie nach der Operation, um nur einige zu nennen.

Welches Material implantieren Sie?

Dr. Plötz: Bis zum 80. Lebensjahr des Patienten implantieren wir normalerweise zementlos fixierte Prothesen. Die Verankerungsteile dieser Prothesen – Außenpfanne und Prothesenschaft – sind aus Titan. Bei den Gleitflächen verwenden wir einen modernen Kunststoff (ultrahochvernetztes Polyethylen) als Innenpfanne und Keramikköpfe. Bei über 80-jährigen Patienten oder Patienten mit erheblicher Osteoporose implantieren wir meist zementierte Prothesenschäfte aus einer Chrom-Kobalt-Molybdän-Legierung. Pfanne und Gleitflächen sind dieselben wie bei den zementlosen Prothesen. Zementierte Titanschäfte haben sich am Hüftgelenk nicht bewährt und wurden wieder verlassen.

Welche Voraussetzungen muss ein doppelseitig gleichzeitig zu operierender Patient erfüllen?

Dr. Plötz: Voraussetzung ist eine fortgeschrittene Zerstörung beider Hüftgelenke. Überwiegend operieren wir Patienten mit einem Alter von weniger als 75 Jahren gleichzeitig beidseits, die keine schweren allgemeinmedizinischen Begleiterkrankungen aufweisen, wenn die Patienten dies wollen. In Studien konnte gezeigt werden, dass auch noch ältere Patienten ohne erhöhtes Risiko simultan operiert werden können, solange kein stark reduzierter Allgemeinzustand vorliegt.

Wie sieht die Rehabilitation eines doppelseitig gleichzeitig operierten Patienten aus?

Dr. Plötz: Der Patient steht am Tag der Operation oder am Tag danach erstmals auf. Er darf beide Beine sofort vollständig belasten, erhält aber zur Sicherheit zusätzlich zwei Gehstützen. Der Patient erhält täglich Krankengymnastik. Meist bleiben die Patienten nach der Operation ca. sieben bis elf Tage im Krankenhaus, also ca. drei Tage länger als nach einseitiger Operation. Üblicherweise schließt sich ein dreiwöchiger Aufenthalt in einer Rehaklinik an. Vorsichtiges Training z. B. auf einem Hometrainer kann nach einer Woche beginnen. Sportarten mit stark belastenden Drehbewegungen, wie alpiner Skilauf, Tennis und Golf, sollten für sechs Monate unterbleiben.

„Vorsichtiges Training kann nach einer Woche beginnen.“

Welche langfristigen Erfahrungen gibt es von Patienten, die an beiden Hüften gleichzeitig operiert worden sind? Aus den USA und aus Deutschland?

Dr. Plötz: Man kann davon ausgehen, dass sich die langfristigen Ergebnisse nach beidseitiger Hüftprothese nicht von denen nach einseitiger Hüftprothese unterscheiden. Moderne Prothesen mit abriebarmen Gleitflächen haben keinen zwangsläufigen Versagenszeitpunkt mehr und sollten theoretisch lebenslang halten. Zahlen aus verschiedenen nationalen Endoprothesenregistern zeigen, dass bei guten Prothesen zehn Jahre nach Einbau der Prothesen ca. 95 Prozent der Hüftgelenke noch nicht wieder operiert sind. Patienten, bei denen die Vorläuferprothese von der Prothese, die wir implantieren, eingebaut wurde, sind nach 14 Jahren zu 94 % noch nicht wieder operiert.

Diese Zahlen stammen aus Endoprothesen-Registern in Skandinavien und Australien. In Deutschland und den USA gibt es noch keine Zahlen aus einem nationalen Endoprothesen-Register, so dass die verlässlichsten Zahlen aus anderen Ländern kommen.

PS: Prof. Dr. Werner Plötz operiert nur Privatpatienten. Die Kosten für eine gleichzeitig beidseitige Hüft-OP tragen die gesetzlichen Krankenkassen (bisher) nämlich nicht.

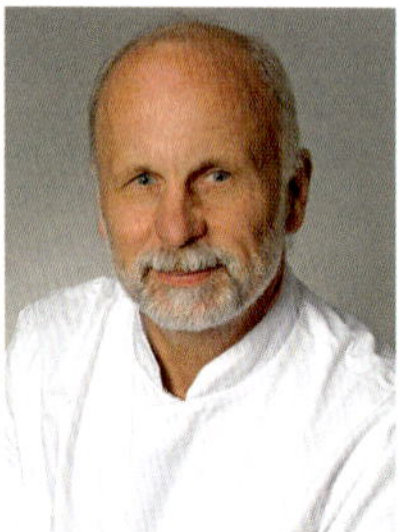

Interview mit Dr. med. Otto-Heinrich Kloppenburg

Sport mit einer TEP – nur mit dem richtigen „Körpergefühl"

Herr Dr. Kloppenburg, Sie sind Chefarzt und Ärztlicher Direktor der Helios Ostseeklinik Damp, die mit ca. 1.400 Hüft-OPs jährlich zu den „Top Ten" der Kliniken in Deutschland für künstliche Hüftgelenke zählt. Ihre Klinik ist zudem eine der ersten Spezialkliniken für Sportmedizin in Deutschland und betreut zahlreiche Hochleistungssportler. Sie selbst spielen Golf. Welche Voraussetzungen sollte ein Patient mit Hüft-TEP erfüllen, um wieder „seinen" Sport ausüben zu können?

Dr. Kloppenburg: Schmerzfreiheit muss ebenso gegeben sein wie der regelrechte Sitz der Prothese im Knochen, um sich wieder mit „seinem" Sport auseinandersetzen zu können. An erster Stelle sollte das „Körpergefühl" wieder vorhanden sein, so dass die Bewegungsabläufe wieder aus dem Unterbewusstsein gesteuert werden.

Eine Voraussetzung hierfür ist eine gut funktionierende Muskulatur, die das Gelenk stabilisiert und führt. Die Hilfe der Physiotherapie ist erforderlich, um das Ziel einer guten muskulären Reaktion auf Reize und muskuläre Balancierung zu erreichen, da die Schutzmechanismen eines gesunden Gelenks nicht mehr vorhanden sind.

Eine Überprüfung der Bewegungsmuster, die bei dem jeweiligen Sport zu erwarten sind, sollte erfolgen, damit keine Spitzenbelastungen auftreten. So sind endgradige Bewegungsumfänge, die zu einem „Anschlagen" der künstlichen Gelenkanteile aneinander führen, ebenso zu vermeiden wie Stoßbelastungen.

Eine realistische Einschätzung der eigenen Leistungsfähigkeit unter den neuen Bedingungen ist unerlässlich, damit es nicht zu einer Überforderung kommt. Bei einer Überbeanspruchung tritt schnell eine Muskelermüdung auf mit nachfolgender Fehlbelastung des Gelenks. Dies wird zum Beispiel durch ein Hinken der betroffenen Seite sichtbar.

„Wichtig ist eine gut funktionierende Muskulatur, die das Gelenk stabilisiert und führt.“

Welche Sportarten darf ein Totalendoprothesen-Träger wieder ausüben und ab wann?

Dr. Kloppenburg: Es gibt geeignete, weniger geeignete und Sportarten, von denen ich gänzlich abrate. Abzuraten ist von:

- Snowboard
- Schlittschuh
- Jogging
- Squash
- Fußball
- Volleyball
- Badminton
- Hockey
- Rollerblade

Zu den geeigneten Sportarten gehört das Radfahren, und das schon in der Rehabilitationsphase. Einige Tage nach der Operation können Patienten mit dem Training beginnen, wobei zuerst ein Standfahrrad (Ergometer) genutzt werden sollte. Das eigentliche Radfahren ist bis hin zum Rennradfahren und Moutainbiken (ca. ab dem dritten Monat nach der Operation) möglich. Selbstverständlich sind Stürze zu vermeiden, da es zu komplizierten Verletzungen, u. a. im Bereich der Hüftprothese kommen kann, das gilt auch für jede andere Sportart, zum Beispiel das Rodeln.

Brustschwimmen ist möglich, besser ist jedoch die Schwimmbewegung der Beine wie sie beim Kraulen zum Einsatz kommt. Frühzeitig nach der Operation kann bei vollständig abgeheilter Wunde mit leichtem Aquajogging-Training im Wasser begonnen werden.

„Eine sehr geeignete Sportart ist das Radfahren bis hin zum Rennradfahren und Mountainbiken."

Surfen ist, ohne extreme Sprünge, die unkontrolliert im Wasser enden, nur geeignet für Personen, die diesen Sport auch schon früher betrieben haben und ihn nicht erst noch erlernen müssen. Gleiches gilt auch für den Alpinen Skisport und Skilanglauf.

Das Segeln muss differenziert werden nach der Schiffsgröße. Auf einem „Dickschiff" kann man frühzeitig segeln; das Gehen ohne Gehhilfen sollte natürlich möglich sein und der Wind nicht gleich Sturmstärke erreichen.

Auf kleineren Schiffen ist es individuell einzuschätzen; so ist das Jollensegeln eher nicht geeignet. Auf jeden Fall sollte die vollständige Belastbarkeit im Alltag gegeben sein.

Als Faustformel kann gelten, dass die nachfolgenden Sportarten drei Monate nach dem Eingriff wieder aufgenommen werden können: Reiten, Kart fahren, Tanzen, Tischtennisspielen, Golf. Allerdings ist es gerade beim Golfen wichtig, mit einem Golfphysiotherapeuten an seinem Schwung zu arbeiten. Ein etwas offenerer Stand beim Schwung ist zu bevorzugen, wenn zur operierten Seite geschwungen wird.

Tennisspielen sollte eigentlich nur im Doppel begonnen werden, und kurze abstoppende Bewegungen sind generell zu unterlassen

Nordic Walking kann schon, in einer leichten Form, in der Rehabilitationsphase drei bis vier Wochen nach der Operation erfolgen.
Beim Bergwandern ist der Schwierigkeitsgrad der Strecke zu berücksichtigen. Die Belastung sollte an das Leistungsvermögen angepasst werden.

Welche sportlichen Einschränkungen gelten für TEP-Träger?

Dr. Kloppenburg: In jedem Fall sind kurze, abstoppende Bewegungen mit einem starken Impuls auf das Gelenk zu vermeiden. Die Sportart sollte keine extreme Bewegung der Gelenke beinhalten. Nach Wechseloperationen sind die sportlichen Belastungen nur nach sehr enger Absprache mit dem Operateur aufzunehmen.

Welchen Mutmach-Satz haben Sie für Ihre noch zögerlichen Patienten?

Dr. Kloppenburg: Sie sollten sich auf die Lebensqualitätssteigerung nach der Implantation einer Hüftendoprothese freuen. Immer wieder höre ich von Patienten, bei denen eine Hüftendoprothese implantiert worden ist: „Hätte ich das doch schon viel früher gemacht!

Nachher = Bewegung und Sport sind wieder möglich

Ein Leben ohne Sport ist sicherlich auch möglich. Gern wird von eher bewegungsfaulen Menschen Winston Churchill mit seinem „No sports"-Credo zitiert. Da kann man dann gleich noch den Alten Fritz, Friedrich den Großen, bemühen, der meinte, jeder möge nach seiner Fasson (frz. façon = Art und Weise) selig werden. Aber ohne Bewegung geht es nun mal gar nicht im Leben.

Wir müssen gehen, uns hinsetzen, aufstehen, uns bücken, uns hinlegen. Dazu muss man seine Gelenke benutzen und diese brauchen „Schmiere", d. h. von Mutter Natur Knorpel. Ist der perdu, gibt es heute die wunderbare medizinische Erfindung künstlicher Gelenke. Man kann sich quasi runderneuern lassen. Nur ist es damit nicht getan. Man muss sein neues „Fahrgestell" auch pflegen, es mit täglicher Bewegung „schmieren". Man sollte sich schon ein bisschen verantwortlich fühlen für sein neues „Teil".

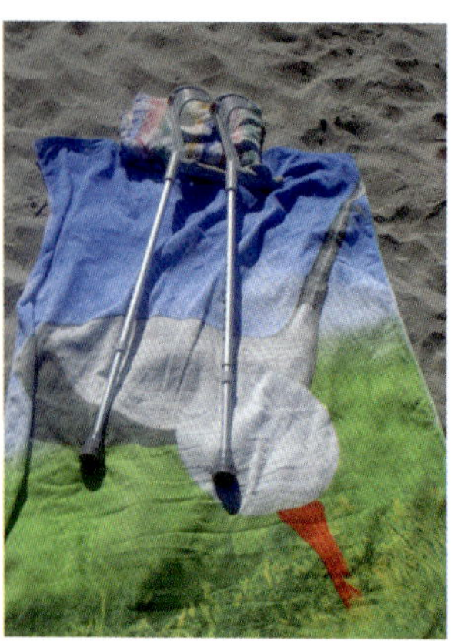

Die Krücken liegen faul auf dem Strandhandtuch mit Golfmotiv - die Besitzerin bewegt sich inzwischen im oder am Wasser.

Aber verzweifeln Sie nicht, wenn Sie weniger Sport treiben als die Menschen, die hier im Folgenden von ihren Erfahrungen mit sportlichen Aktivitäten nach der Hüft-OP berichten. Wir möchten keinesfalls jeden Hüft-Patienten zum Leistungssportler machen, wohl aber im Sinne des Mutmachens zeigen, was alles möglich ist mit einem künstlichen Hüftgelenk. Auch regelmäßige Spaziergänge sind Bewegung. Nur sollten Sie nicht zum Couchpotato werden. Die „Ausrede", dass Sie wegen Schmerzen nicht können, gilt ja nach der OP nicht mehr.

Für alle Menschen, die „normal“ sportlich sind, zitiere ich hier eine Mail meiner im Süden Münchens wohnenden Mitpatientin Christine, 60, die sie mir im Juni 2012, ein Jahr nach ihrer Hüft-OP geschickt hat:

„Ich habe heute mit einem befreundeten Ehepaar eine 60 Kilometer lange Radltour gemacht. Quer durch unser schönes Hinterland mit Einkehrschwung in einer kleinen bewirtschafteten ‚Alm' – war traumhaft. Wenn ich mich zurückerinnere, dass ich vor zwei Jahren froh war, ein paar Kilometer zu fahren und dann auch, wie Hubert erzählt, nicht mehr vom Radl kam oder beim Aufsteigen das Radl schief halten musste, bin ich heute froh, dass ich die OP habe machen lassen. Mein Moutainbike habe ich vor der OP meiner Tochter gegeben, da ich mir nicht vorstellen konnte, jemals wieder damit zu fahren. Mein Enkel Sebastian hat den Leuten erzählt, dass die Oma ‚Bauch-Oberschenkel-Schmerzen' hat (er meinte damit die Schmerzen in der Leiste) und deshalb nicht mehr Radfahren kann. Ich hab es mir nun wieder geholt und ich fahre genauso gut darauf wie vor Jahren. Die nächste größere Tour wird eine Tagestour – von Wolfratshausen durch die Pupplinger Au zur Floßrutsche, entlang am Isarhochufer bis nach München. Ich möchte dann im Englischen Garten beim Chinesischen Turm sitzen (wie Aloisius im Hofbräuhaus) und ein Radler genießen – denn ich war bis jetzt noch nie dort. Zurück werden wird dann mit dem Zug fahren. Landschaftlich ist es eine wunderbare Strecke – aber auch etwas anspruchsvoll. Bis dahin werde ich noch üben.“

In diesem Sinne viel Spaß bei der Lektüre der folgenden Erfahrungsberichte. Der in der Mail zitierte Hubert war unser Reha Mitpatient und kommt gleich als Erstes zu Wort.

Hubert Hornsteiner, 53, eine Hüft-TEP

Vom Ausflug mit Damenfahrrad zum Adrenalinkick beim Freeriden

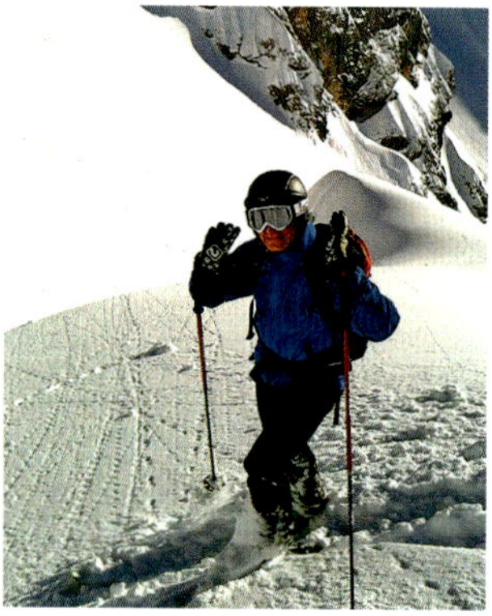

Geschafft: Hubert glücklich nach der Dammkar-Freeride-Abfahrt.

„Ich habe dem Arzt gleich gesagt: Skifahren ist für mich nicht das Rumrutschen auf einer Piste. Ich möchte und will wieder im freien Gelände Ski fahren. Wenn das nicht geht, lasse ich mich nicht operieren.“ So deutlich wie Hubert Hornsteiner hat wohl noch kaum ein Hüft-Arthrose-Patient seine Ziele definiert. Aber Dr. med. Michael Dienst ließ sich nicht aus der Ruhe bringen: „Ich kann Ihnen versprechen, dass Sie nach der OP besser als zuvor Ski fahren werden“, so die klare Antwort des Münchner Arztes und Privatdozenten. Das war am 28. März 2011 nach einer letzten Untersuchung (Röntgen), die dem Mediengestalter und passionierten Freizeitfotografen definitiv bescheinigte: Die rechte Hüfte ist kaputt, Coxarthrose im weit fortgeschrittenen Stadium. Für den sportlich-drahtigen Mittenwalder Hubert, damals 52, stand nach diesen Worten fest, dass er die lange hinaus gezögerte Operation machen lassen wird. „Ich habe sofort Vertrauen zu Dr. Dienst gefasst. Er ist so angenehm aufgetreten und hat sich viel Zeit genommen für unser Gespräch. Auch mir hat er Zeit gelassen für meine Entscheidung. ‚Ich will Sie in nichts hineindrängen, Sie können sich das in Ruhe überlegen.‘, hat er gesagt.“

„Ich kann Ihnen versprechen, dass Sie nach der OP besser als zuvor Ski fahren werden.“

Tatsächlich bedurfte es noch einiger Erlebnisse, bis sich Hubert dazu durchringen konnte, einen OP-Termin zu vereinbaren. Die Ratio ist halt doch etwas anderes als die Seele. „Ich konnte mich mit der Sache nicht richtig anfreunden“, erzählt er. „Dabei haben mir meine Skifahrer-Freunde dauernd Mut gemacht, indem sie mir Beispiele genannt haben. ‚Schau, der Skischulleiter von Garmisch fährt mit zwei künstlichen Hüft-Gelenken. Und der und jener Skitouren-Geher und Skifahrer hat auch Hüft-OPs hinter sich.’, haben sie gesagt.“

Schon vorher hatte ihm sein Hausarzt, der auch Bergwachtarzt in Mittenwald ist, prophezeit: „Allzu lange wirst Du es nicht mehr aushalten.“ Auch sein Physiotherapeut und sein Osteopath, bei denen er regelmäßig in Behandlung war, haben ihn schonungslos mit der unangenehmen Wahrheit konfrontiert: „So geht es nicht weiter. Auch mit Deinem Ehrgeiz musst Du Dich den Tatsachen stellen.“

Auch Krafttraining nutzt nichts mehr

Das Wort Ehrgeiz bezieht sich auf Huberts sportliche Ambitionen und den ungebrochenen Wunsch – trotz zunehmender Beschwerden bereits seit 2008 – eine Operation mit Krafttraining und Dehnübungen noch lange zu vermeiden. „Ich habe die Diagnose von Anfang an nicht akzeptiert.“, resümiert er rückblickend. Dabei waren die Anzeichen deutlich, der Prozess schleichend und unaufhaltbar: „Erst dachte ich an eine Zerrung in der Leiste, die ich mir beim Fußballspielen geholt habe. Der Schmerz kam aber im Oktober 2008 beim Joggen immer wieder und ist nicht mehr weggegangen.“, erinnert er sich. „Da war immer so ein Ziehen. Und bei bestimmten Bewegungen hat es mich durchzuckt. Zack, das war wie ein Messerstich, völlig unkontrolliert.“ An die Hüfte hat er da gar nicht gedacht. Er fuhr im Winter noch Ski, ließ sich massieren.

„Erst dachte ich an eine Zerrung der Leiste.“

Im Frühjahr 2009 ist Hubert dann doch zu seinem Hausarzt Dr. Jochen Jansen gegangen. Der Arzt führt eine chirurgische Praxis in Mittenwald und hat gleich richtig auf die Hüfte getippt. Nach Röntgenaufnahme und CT stand die Diagnose fest: Arthrose im relativ weit fortgeschrittenen Stadium. Konsequenz für Hubert: mit dem Fußball aufhören, etwas defensiver Ski fahren, regelmäßiges Krafttraining für die Beine, Radfahren – und nach jedem dritten Skitag zum Osteopathen. Im Nachhinein fiel ihm dann ein, dass er in Jugendjahren schon öfter mal eine Art Taubheitsgefühl an der rechten Seite gespürt, dies aber nicht ernst genommen hat – so nach dem bayerischen Motto „Herrgott, mir ziagt`s da wieder.“

Humpelnd zum Bergwacht-Einsatz

„Zack, der Schmerz kam wie ein Messerstich.“

2010 fiel ihm zunehmend das Gehen schwer. „Ich bin im so genannten Schongang gegangen und habe immer auf den Schmerz gewartet. Irgendwann haben mich Freunde darauf aufmerksam gemacht, dass ich humple.“ Hubert wundert sich heute selbst, dass er das nicht wahrhaben wollte. „Das war ja nur in der Ebene so schlimm, bergauf war es besser. Aber ich war doch zunehmend eingeschränkt. Wir haben hier zum Beispiel das Holzrecht. Normalerweise holze ich selber, aber schon damals konnte ich nichts mehr tragen.“

Auch seine ehrenamtliche Lebensretter-Tätigkeiten bei der örtlichen Lawinenkommission und der Bergwacht Mittenwald konnte er kaum noch ausüben: „Wir haben 150 Einsätze im Jahr. Da musst Du selbst topfit sein, z. B. wenn man sich vom Hubschrauber über eine Seilwinde zu der abgestürzten Person abseilt. Dieses Risiko konnte ich für mich und für die Anderen gar nicht mehr eingehen.“

Schließlich kümmerte sich die Frau seines besten Freundes um Huberts Hüft-Problem. Sie arbeitete beim Olympiastützpunkt in Garmisch-Partenkirchen, wo der Ski Alpin-Nachwuchs trainiert wird. Der dort tätige Verbandsarzt des deutschen Skiverbandes DSV ist Kniespezialist Dr. med. Ernst-Otto Münch von der Münchner OCM-Klinik (Orthopädische Chirurgie München). ‚Da gehst Du jetzt hin, hat sie gesagt und mir einfach einen Termin bei Dr. Dienst, dem Hüftspezialisten neben Dr. Hube im OCM, gemacht.’ Dieser Termin lief ja, wie schon geschildert, äußerst positiv, aber Hubert war noch immer zögerlich.

Blamage vor dem Enkelkind

Sein Schlüsselerlebnis war schließlich ein Ausflug mit seinem Enkel: „Ich habe den kleinen Andreas vorn in den Kindersitz auf das Damenfahrrad gesetzt, mit dem ich mich noch einigermaßen fortbewegen konnte. Wir fuhren zu einem Pferdestall. Dort angekommen wusste ich nicht mehr, wie ich vom Rad kommen sollte. Ich habe geschaut, dass mich keiner sieht und bin unter enormen Schmerzen und mit Festhalten am Zaun vom Rad gekrochen. Da habe ich mir gesagt: Und jetzt ist Schluss! Du bist ja wie ein Krüppel! Kaum zu Hause habe ich sofort zum Telefon gegriffen, um meinen OP-Termin auszumachen. Als ich aber hörte, dass der schon in drei Wochen sein könnte, fiel mir erst einmal vor Schreck der Hörer aus der Hand.“

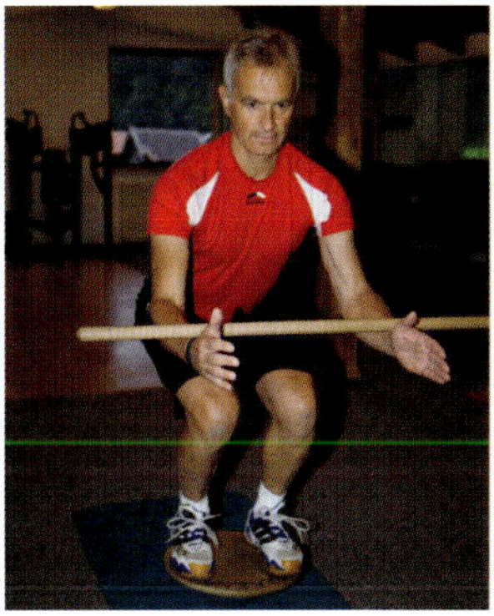
Hubert trainiert eisern täglich auf dem Wackelbrett.

Hubert gibt unumwunden zu, dass er Angst vor der OP hatte. „Ich bin so ein Typ, der gern alles unter Kontrolle hat und sich ungern in fremde Hände begibt.“ Zur Vorbereitung der OP fuhr er deshalb mit seiner Frau nach München. Bei diesem Termin hat ihm die Assistenzärztin alles erklärt, ihm die einzubauende Endoprothese gezeigt. „Ich habe die Teile in der Hand gehabt, und da ist mir schummrig geworden. Ich bin runter zu meiner Frau und habe ganz panisch zu ihr gesagt: Das Zeug kommt zu mir nicht rein, das mache ich nicht. Ich wollte wirklich anrufen und den OP-Termin am 3. Juni absagen.“

Vorbereitung von Körper und Seele

Hubert beruhigte sich dann doch wieder. Die Ratio behielt die Oberhand, und er bereitete Körper und Seele auf die OP vor. „Ich habe richtig weitertrainiert, viel gedehnt. 14 Tage vorher habe ich noch bei einem Berglauf-Wettkampf mitgemacht. Aber der Abstieg war der Horror. Der hat drei bis vier Mal so lange gedauert wie der Aufstieg. Bei solchen Gelegenheiten wuchs die Vorfreude auf die OP.“

Die Blutuntersuchungen ließ Hubert in Mittenwald machen, Eigenblut bräuchte er nicht zu spenden, hat man ihm gesagt. Am OP-Tag im Krankenhaus war Hubert dann ganz gelassen. „Eine Stunde vor der OP bin ich in den Park gegangen und habe ein Aufwärmtraining wie vor einem Fußballspiel gemacht. Lockerungs- und Dehnübungen. Ich wollte die Muskulatur optimal auf den Eingriff vorbereiten. Kurz bevor ich eingeschlafen bin, hat mich die Schwester noch beruhigt, dass ich in guten Händen sei.“

Die Krise kam später im Aufwachraum nach der Vollnarkose: „Da hat meine Seele einen Rappel bekommen.“, beschreibt er seinen verwirrten Zustand. „Ich habe wohl geweint, hat mir die Schwester gesagt, und gejammert, dass ich das Ding, diesen Fremdkörper nicht will, dass nun alles vorbei sei.“ Aber am nächsten Tag sah alles schon freundlicher aus, auch weil er nicht mehr allein im Zimmer war. „Meine drei netten Mitpatienten haben mich wirklich aufgebaut.“ Allgemein hatte er bei den Schwestern den Ruf, topfit zu sein und nichts zu brauchen. „Ich habe ja vorher auch keine Schmerzmittel genommen, warum sollte ich das jetzt tun, war meine Meinung. Aber das ist natürlich Unsinn nach so einem Eingriff. Die Ärzte haben mich da richtig aufgeklärt, dass ich nichts unterdrücken muss.“

„Eine Stunde vor der OP habe ich ein Aufwärmtraining wie vor einem Fußballspiel gemacht.“

Intervall-Training in der Klinik

Da Hubert über die Pfingstfeiertage vor Antritt der Reha noch nach Hause wollte, bestellte er bei seinem Bruder, der praktischerweise Schreiner ist, vier Holzklötze als Betterhöhung. „Der Orthopädie-Fachmann Kunze hat mich erst in der Klinik informiert, dass ich auch eine Toilettenerhöhung und eine Greifzange brauchen werde.“

In der Klinik war Huberts Bewegungsdrang nicht zu bremsen. „Ich habe mich bewusst sehr viel bewegt, und zwar immer in Intervallen. Also zehn Minuten gehen, dann wieder Ruhe. Das habe ich sechs bis acht Mal am Tag regelmäßig gemacht. Die anderen Patienten waren immer eine Stunde oder länger weg mit ihren Besuchern, und dann lagen sie wieder die ganze Zeit im Bett.“
DSV-Verbandsarzt Dr. Münch hat seinen sportlichen Patienten in der Klinik noch etwas eingebremst: „Er hat mir den biologischen Vorgang erklärt, mir gesagt, dass die Endoprothese erst einheilen, einwachsen muss. ‚Nimm Dir Zeit und gib Deinem Körper Zeit’, hat er gesagt, wohl wissend, dass Sportler sonst zu ehrgeizig sind.“

In der Reha eher vorsichtig

Der sonst so ehrgeizige Mann hörte auf den erfahrenen Arzt. „Ich war in der Reha eher zurückhaltender, vorsichtiger und habe wirklich auf meinen Körper geachtet, alles erfühlt und ertastet.“ Zugute kam ihm sein sehr gutes Körpergefühl. „Ich war selbst überrascht, mit welcher Geduld ich die Sache angegangen bin. Aber ich habe immer genau gemerkt, wo meine Grenzen sind und dann gestoppt.“ Selbst als die Physiotherapeutin in Bad Heilbrunn ihm erlauben wollte, schon ohne Krücken zu gehen, hat er entschieden, es nicht zu tun. „Ich war nicht bereit dafür, war wie blockiert. So bin ich sechs Wochen ganz brav mit Krücken gegangen.“

„Ganz brav bin ich sechs Wochen mit Krücken gegangen.“

Die Vorsicht ging aber nicht so weit, dass er sich nicht an zwei Wochenenden Heimaturlaub gegönnt hätte. „Da war ich einmal zu einem 50. Geburtstag von einem Freund auf einer Hütte eingeladen. Das war sehr schön, aber auch anstrengend. Bei solchen Ausflügen merkt man, dass man körperlich doch noch nicht sofort fit ist.“ Da hieß es auch für Hubert: Fuß hoch lagern, sich öfter hinsetzen. Aber immerhin war Sex mit seiner Frau möglich. „Natürlich war ich der passive Part.“, schmunzelt er.

Training im Fitness-Studio und im Hallenbad

„Ich bin das ganz konsequent angegangen, Schritt für Schritt, vier Wochen lang mit täglichem Training.“

Nach der Reha hätte er Anspruch auf das so genannte Irena-Programm als weitere Anschlussheilbehandlung gehabt, sich aber anders entschieden. „Ich habe gewusst, dass ich alles in Mittenwald habe: meinen Arzt, ein Fitness-Studio, meinen Osteopathen, ein Hallenbad und die herrliche Landschaft, um sich draußen zu bewegen. Bessere Voraussetzungen gibt es nicht.“ Also hat Hubert allein bzw. kontrolliert im Studio an seinem Muskelaufbau trainiert. „Ich bin das ganz konsequent angegangen, Schritt für Schritt. Vier Wochen lang bin ich jeden Tag ins Bad gegangen, habe dort u. a. Aquajogging gemacht und meine Utensilien wie Poolnoodle und Brett bekommen zum Trainieren. Im Studio habe ich mich mit dem Trainer abgesprochen, der mich auch kontrolliert hat. Und mein Physiotherapeut hat mir immer wieder neue Übungen gezeigt.“
Nach sechs Wochen hat Hubert auch das integrierte Arbeiten wieder angefangen, d. h. er hat erst vier, dann fünf und sechs Stunden gearbeitet. „Zur Arbeit bin ich immer mit dem Damenfahrrad gefahren.“

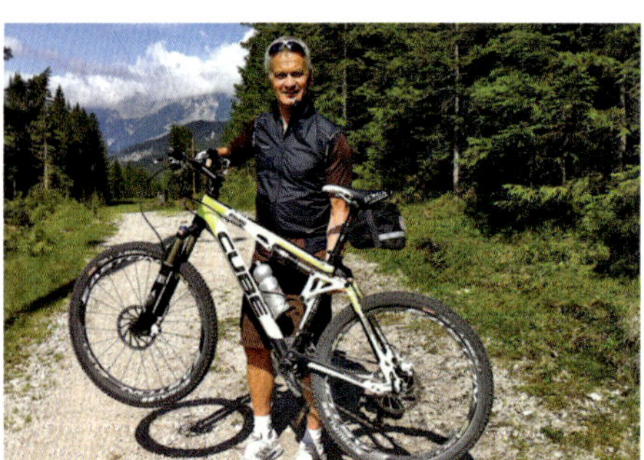

Hubert bei seiner ersten Mountainbike-Tour nach der OP – noch ohne Clickpedale.

Erste Mountainbike-Tour – 3 Monate nach der OP

Drei Monate nach der OP, am 31. Juli, ist er dann zusammen mit seiner ebenso sportlichen Frau Gabriele zu seiner ersten Mountainbike-Tour aufgebrochen: ohne Clickpedale, d. h. mit normalen Turnschuhen wegen der Luxationsgefahr bei einem möglichen Sturz, ca. 40 Kilometer, leicht welliges Gelände. „Da bin ich peu à peu ganz langsam bergauf gefahren. Die anderen sind an mir vorbei. Das war mir aber egal. Für mich war das ein wichtiger weiterer Mosaikbaustein. Es war wunderschön, wieder mal mit dem Bike in der Natur herumzuradeln. Ich habe mich gefühlt wie Weihnachten!“

„Ich habe mich gefühlt wie Weihnachten!“

Ende August, Anfang September folgten dann Mountainbike- und Rennrad-Touren mit Clicks, auch Bergtouren mit 1.200, 1.300 Höhenmetern Unterschied. „Ich wollte unbedingt in rauhes Gelände, bin aber immer mit der Seilbahn runtergefahren.“

Erste Tiefschnee-Schwünge – 6,5 Monate nach der OP

Anfang Dezember konnte Hubert endlich erste Schwünge in Seefeld auf der Piste machen, sechs Monate nach der OP: „Bei der ersten Fahrt habe ich mich ein bisschen rangetastet an die Schwünge. Aber dann bin ich übergangslos sportlich und druckvoll Ski gefahren in hohem Tempo.“
Dann einen Tag vor Weihnachten ein Freudenschrei per Mail: „Wow, letzte Woche haben wir endlich den heißersehnten Schnee bekommen, und den gleich in Massen. Meine ersten Tiefschneeschwünge habe ich schon gezogen – und es war einfach ‚geil'. Hüfte? Super, keine Beschwerden. Ich steh viel lockerer auf den Skiern als früher. Es macht einfach wieder Riesenspaß.“

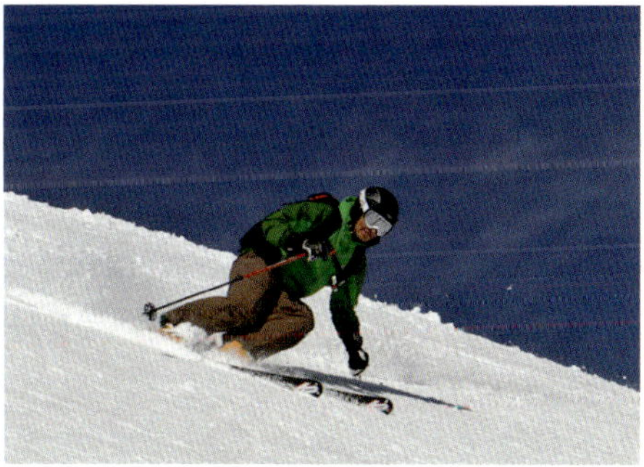

Hubert bei einer Freeride-Abfahrt im Karwendelgebirge

Schließlich kommt einen Tag vor Silvester wieder eine Mail von Hubert: „Bald ist das Jahr zu Ende und ich denke, es hat mir viel gebracht. Neue Lebensqualität, die ich in den letzten Tagen mehrmals wieder verspürt habe. Mit meinem besten Freund habe ich eine der schwierigsten hochalpinen Freeride-Abfahrten im Karwendel bei Traumbedingungen gefahren. Es war einfach super und ich bin wieder ‚dabei'. Einzig die Kondition ließ am Ende etwas nach, aber das ist ja noch ausbaufähig.“

Diese erste, sieben Kilometer lange Dammkar-Tiefschnee-Freeride-Abfahrt zwischen Felsen und Bäumen hindurch ins Karwendeltal empfindet Hubert rückblickend als „Zielpunkt“: „An diesem Tag habe ich das erreicht, was ich dem Arzt und mir als Ziel gesetzt habe. Als wir unten ankamen, war das wie eine Befreiung für mich – und wir haben uns überglücklich abgeklatscht.“

„Ich steh` viel lockerer auf den Skiern als früher. Es macht einfach wieder Riesenspaß.“

Weitertrainieren

Am 30. Januar 2012 erreichte mich folgende Mail: „Übrigens Heidi, letzte Woche hatte ich meinen ersten kapitalen Sturz mit den Skiern, allerdings im Tiefschnee, da fliegt man ja schön weich ... es ist alles gut gegangen, aber ich zieh jetzt doch in manchen Situationen lieber wieder die Bremse an.“

Bis heute – wir haben uns Ende April 2012 in Mittenwald getroffen – ist Hubert die schwierige Dammkar-Freeride-Piste locker vier bis fünf Mal gefahren. Er kann sich gar nicht mehr vorstellen, dass er drei Jahre lang fast keine gescheiten Bergtouren mehr gemacht hat. „Ich möchte jedem sofort zuraten, nicht so lange zu warten wie ich mit einer OP.“, sagt er voller Überzeugung.

Noch heute trainiert Hubert täglich auf der Gymnastikmatte und dem Wackelbrett bzw. Wackelkissen, um die Koordination zu verbessern.

„Ich möchte jedem sofort zuraten, nicht so lange zu warten wie ich mit einer OP.“

„In den letzten zwei Monaten habe ich von meiner Trainerin neue Übungen, z. B. Pilates-Übungen am Gerät, gezeigt bekommen, die noch mehr in die Tiefenmuskeln reingehen.“ Man spürt seine Begeisterung für jede Muskelfaser.

Zum Mittagessen sind wir auf eine Alm oberhalb von Mittenwald gefahren. Klar, dass er den Rückweg in den Ort zu Fuß antritt. Bergab – das geht ja jetzt wieder schmerzfrei!

HR

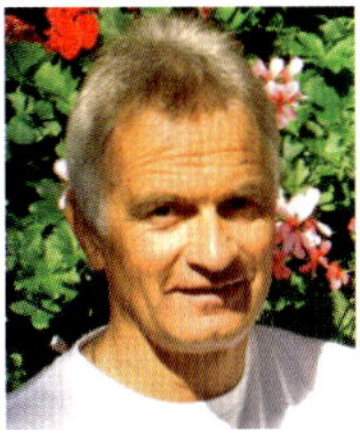

Steckbrief

Hubert Hornsteiner,
Mediengestalter, Grafikdesigner
*11. Juni 1958 in Mittenwald, Oberbayern

Hüft-Beschwerden:
Seit 2008, „Messerstiche“ in der Leiste, zunehmende Bewegungsunfähigkeit

Ursache: Wahrscheinlich Fehlstellung von Geburt an

Diagnose: 1. Diagnose Röntgen/CT Frühjahr 2009, endgültige Diagnose 28. März 2011 Coxarthrose rechts

Behandlungen vor der OP: Massagen, Osteopathie, Physiotherapie

Hüft-OP: 3. 6. 2011

Klinik und Operateur: OCM (= Orthopädische Chirurgie München), PD Dr. med. Michael Dienst, stationär in der Sana-Klinik München-Sendling

Krankenkasse: AOK

Technik und Material: Unzementierte Totalendoprothese: Pfanne aus Titanium, Schale aus Polyethylene, verkürzter Schaft aus Stahl und Kugel aus Ceramic

Komplikationen nach der OP:
Keine, außer einem kleinen Hämatom ein paar Tage nach der OP

Reha: m & i-Fachklinik Bad Heilbrunn, 3 Wochen

Reha-Ziel: Sich schmerzfrei im Alltag bewegen können; das große Ziel: wieder Freeride-Skifahren können.

Behandlungen nach der Reha: Massagen, Osteopathie, Physiotherapie

Sportarten vor der Hüft-OP: Freeride-Skifahren, Skitouren, Langlauf, Mountainbike, Rennradfahren, Bergsteigen, Fußball, Laufen

Sportarten nach der Hüft-OP und ab wann: Freeride-Skifahren, Mountainbike, Rennradfahren, Bergsteigen; 1. Mountainbike-Tour 3 Monate nach der OP, 1. Mal auf Skiern 6 Monate nach der OP, 1. Freeride-Abfahrt 7 Monate nach der OP

Fitness-Training vor der OP: Pilates am Boden, Krafttraining

Fitness-Training nach der OP: Pilates am Boden und am Gerät, zu Hause täglich Gymnastik, u. a. mit Wackelbrett und AIREX-Balancekissen, Slackline

Wie zufrieden heute, 2012? Sehr

Mutmach-Satz für andere: Ich würde jedem sofort zuraten, nicht so lange zu warten.

Cécile Röthlisberger, 47, zwei Hüft-TEPs

Wieder zurück in den Dressursattel

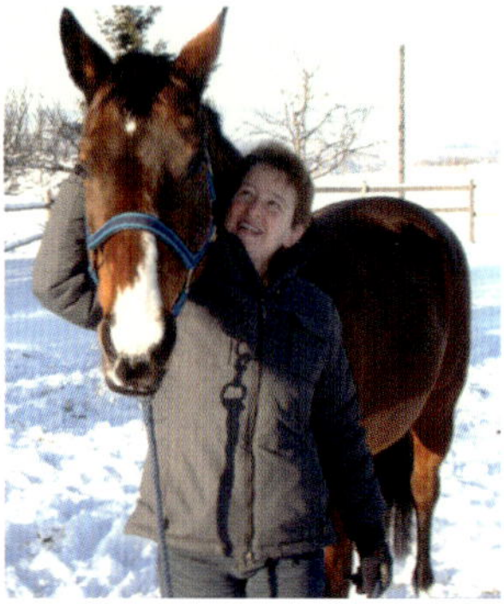
Auch im Winter muss Cécile ihre Stute California bewegen.

Die Schweizerin Cécile Röthlisberger liebt einen Sport, den man als Hüft-Patientin normalerweise nicht mehr ausüben kann und nach der OP nicht mehr sollte. Sie ist Reiterin. Aber wie das so ist mit der Muskulatur: Ist sie einmal ordentlich ausgebildet und an bestimmte Bewegungen gewöhnt, geht das Dressurreiten auch mit einem künstlichen Hüftgelenk. Die Ärzte sagen dazu, dass man einen Sport, den man gut beherrscht, durchaus mit einer TEP wieder ausüben darf. Und das endlich schmerzfrei! Denn auch Cécile hat eine leidvolle Zeit hinter sich.

Cécile ist vom Fach, nämlich medizinische Praxisassistentin. Und so hatte sie nach einem Jahr der Falsch-Diagnosen durch ihren Rheumatologen und Falsch-Behandlungen genug, ergriff selbst die Initiative und ging zu einem ihr bekannten Orthopäden. Der erkannte denn auch sofort mit Blick auf die ein Jahr alten MRT-Bilder (Magnetresonanztomographie) die Ursache für ihre Schmerzen: eine Labrumläsion, d. h. ein Riss in der Knorpellippe, die wie eine Art Dichtungsring den Gelenkpfannenrand umkleidet, und einen Bump, d. h. knöcherne „Anbauten“, am Schenkelhals.

„Urplötzlich verspürte ich einen heftigen, stechenden Schmerz in der Leiste.“

Zu spät breit gewickelt

Eigentlich hätte die 1965 in Zürich geborene Cécile ahnen können, dass die Ursache ihrer stechenden Schmerzen in der rechten Leiste die Hüftgelenke sein könnten. Denn sie wurde mit einer Hüftdysplasie geboren, die erst nach neun Wochen von einer Kinderkrankenschwester erkannt wurde.

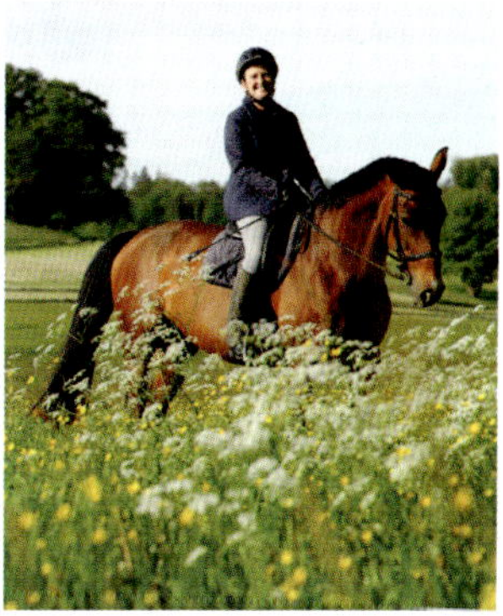

Mehr Spaß macht das Reiten dann doch im Frühling.

Zu spät offensichtlich. „Beide Hüften waren draußen, und so wurde ich mehrere Wochen breit gewickelt.“, erzählt Cécile in ihrer leichten Schweizer Sprachfärbung. „Im Rahmen der Invalidenversicherung wurde ich mit 10 und 20 Jahren kontrolliert, und alles war in Ordnung.“ Bis zu ihrem 40. Lebensjahr hatte sie denn auch keinerlei Beschwerden.

Aber nun begann die Schmerzphase. Cécile erinnert sich genau an das Datum: „Am 30. August 2008, also mit 43 Jahren, verspürte ich beim Bücken urplötzlich einen heftigen, stechenden Schmerz in der rechten Leiste.“ Da sie wegen Polyarthritis, d. h. Rheuma, sowieso in Behandlung bei einem Rheumatologen war, konsultierte sie zunächst diesen. MRT-Bilder wurden angefertigt, doch der zuständige Radiologe sah nichts Anormales…. – im Gegensatz zu dem oben genannten Orthopäden, der mit Blick auf die ein Jahr alten Bilder 2009 gleich den Übeltäter erkannte. „Da er zu dieser Zeit im Kanton Fribourg der einzige Orthopäde war, der Hüften arthroskopierte, willigte ich sofort in eine solche OP ein, denn sonst hätte offen operiert werden müssen, und das wollte ich ganz und gar nicht.“, erzählt sie. 16 Monate später folgte eine zweite Arthroskopie rechts, die leider auch den gleichen Verlauf hatte: kurzfristige Besserung, dann erneut Schmerzen. Zwischen den beiden Operationen meldete sich auch die linke Hüfte – auch hier brachte die MRT den selben Schaden zutage – und auch sie wurde arthroskopisch behandelt.

„Mein Fitnessprogramm sind zwei Pferde und von Hand Heu einbringen wie zu Großmutters Zeiten.“

Zwar wird oft zu Arthroskopien (s. Fremdwörter-Lexikon) geraten, um den Einsatz eines künstlichen Gelenks hinauszuzögern, aber in Céciles Fall hat das leider gar nichts gebracht.

Arthroskopien mit kurzfristigem Erfolg

In Stichpunkten: 1. Hüft-Arthroskopie rechts am 7. 10. 2009; 1. Hüft-Arthroskopie links 20. 1. 2010; Spätherbst 2010 erneute Schmerzen; 2. Hüft-Arthroskopie rechts am 18. 2. 2011; drei Monate fast beschwerdefrei, nach fünf Monaten wieder häufig Schmerzen. “Der Orthopäde stellte eine instabile Hüfte fest und schickte mich ins Fitness-Center, obwohl ich das Gefühl hatte, dass es mir an Fitness bestimmt nicht mangeln konnte.“, erzählt Cécile. „Schließlich reite ich seit meinem 17. Lebensjahr täglich und betreue zwei Pferde zu Hause 365 Tage, rund um die Uhr. Hinzu kommen landwirtschaftliche Arbeiten wie Gras mähen und im Sommer von Hand Heu einbringen – etwa 1-1,5 Tonnen, zusammen mit meinen über 70-jährigen Eltern, wie zu Großmutters Zeiten.”

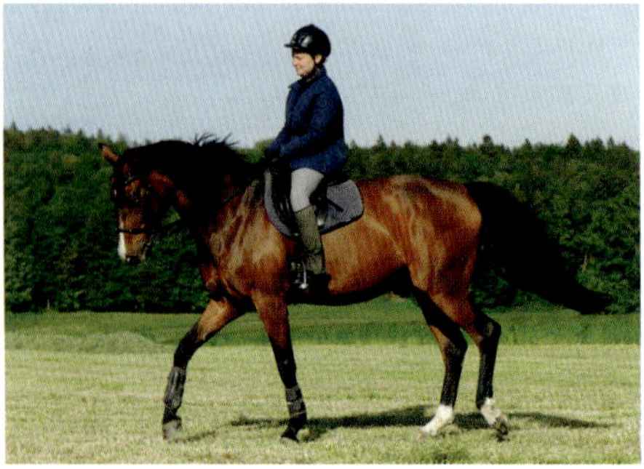

Dressurreiterin Cécile trainiert ihre Stute California täglich.

Hyaluronsäure und Schmerzmittel bringen keinen Erfolg

Der „Todesstoß für die rechte Hüfte“ war dann das Krückengehen nach einer kleinen Operation am 28. Oktober 2011 an der linken Ferse wg. eines so genannten Tarsaltunnel-Syndroms. Es folgten im Dezember zwei Infiltrationen mit Hyaluronsäure in die rechte Hüfte, die aber leider nur je eine Woche Hilfe brachten. „Aus Sicherheitsgründen wurde im Januar 2012 ein MRT der Wirbelsäule gemacht, um einen Bandscheibenvorfall auszuschließen.“, berichtet Cécile. Tatsächlich kamen zwei Vorfälle zum Vorschein, die zwar die Rücken-, jedoch nicht die starken Hüftschmerzen erklärten. „Mittlerweile musste ich täglich starke Schmerzmittel (Tramal) einnehmen, da die Schmerzen so heftig wurden.“, erinnert sich Cécile. Ursache dafür war eine Absplitterung, wie sich bei

„Nach einer Absplitterung, die ich deutlich gespürt habe, musste ich täglich starke Schmerzmittel nehmen.“

einer erneuten MRT der rechten Hüfte herausstellte. „Ich habe den Moment deutlich gefühlt: Ich bin auf ebenem Boden gegangen, plötzlich gab es einen Riesenknall in meinem Gelenk und mir war speiübel.“

Nun doch: Hüft-TEP rechts am 13. Februar 2012

Diagnose: Am Acetabulum, der Hüftgelenkpfanne, war der Knorpel bis auf den Knochen abgelöst und ein 1,3 x 0,7 x 0,3 cm großer freier Gelenkkörper, eine so genannte Gelenkmaus, blockierte die Beweglichkeit ohne Vorwarnung immer wieder. So waren wenigstens die heftigen Hüftschmerzen erklärt. Nun fiel das Verdikt: Hüft-TEP. „Wegen der großen Schmerzen organisierte mein Orthopäde mit einem Kollegen einen OP-Platz innert Wochenfrist. Am 13. Februar 2012 bekam ich mein erstes künstliches Hüftgelenk. Seither ging es auf dieser Seite toll bergauf.“, freut sich Cécile und berichtet per Mail, dass sie acht Wochen nach der OP ohne Gehilfen laufe und nur noch leicht hinke.

„Gleich nach der OP ging es toll bergauf.“

Wie konnte es sein, dass der Orthopäde nicht gleich zu einer Totalendoprothese riet? „Zu Beginn gab es nur das Impingement-Syndrom, also eine einklemmende Hüfte, das Vorstadium zur Arthrose“, antwortet Cécile. Mein Orthopäde erklärte mir, das könne man behandeln; es sei noch keine Indikation für eine Prothese.

Aber dann war er selbst tief enttäuscht über die rasche Degeneration der Hüfte. „Ich bin ein sehr seltener Fall. Foudroyante Arthrose nennt man das, also eine sehr schnell voranschreitende Arthrose.“ Bei der TEP-Operation war der Orthopäde entsetzt, als er sah, dass der Knorpel, zusätzlich zum Pfannenschaden, am Hüftkopf schon sehr stark ausgedünnt war.

An meinem Klinikbett am Tag nach der OP hat er gesagt: „Es tut mir wirklich leid, dass ich Sie so lange habe leiden lassen. Das kam von Herzen.“

Zügige Reha zu Hause

Entschuldigung des operierenden Orthopäden: „Es tut mir wirklich leid, dass ich Sie so lange habe leiden lassen.“

Neun Tage verbringt Cécile in der Klinik in Fribourg, dann geht sie direkt zurück nach Hause, wo die Pflege durch ihre Eltern im selben Haus sichergestellt ist. Interessanterweise ist Céciles Operateur ein Gegner von Intensivtherapien nach der OP. Sechs Wochen lang soll sie nur viel spazieren gehen auf ebener Fläche und die in der Klinik gelernten leichten Übungen durchführen. Ab der 7. Woche gibt es zusätzlich zwei Mal wöchentlich Physiotherapie zur Kräftigung der Abduktoren-Muskeln, die der seitlichen Abspreizung dienen, plus Massage der Narbe und des umliegenden Gewebes.

Das Ziel ist klar: Cécile will wieder reiten können – und der Arzt hat nichts dagegen. Dabei sind Orthopäden sonst der Meinung, dass Reiten nicht gerade der ideale Sport für Träger künstlicher Hüftgelenke ist. „Ich denke, dass durch den Spreizsitz beim Reiten gerade die Muskulatur von Becken und Beinen sehr stark gefördert wird.“, sagt Cécile. „Das hat mir auch geholfen, rasch wieder fit zu werden.“ Bis 14 Tage vor der OP saß sie noch täglich im Sattel ihrer Stute – auch mit starken Schmerzen. Und danach hat sich ihre Muskulatur sehr schnell wieder regeneriert. „Bei der 6-Wochen-Kontrolle haben mir der Orthopäde und die Physiotherapeutin bestätigt, dass ich einen Vorsprung auf den großen Durchschnitt der operierten Patienten habe.“ Schon sieben Wochen nach der OP kann sie auf dem operierten Bein im Einbeinstand stehen – „noch keine Ewigkeit, doch schon über 30 Sekunden....“, vermeldet sie stolz.

Erster „Höhenflug“ im Sattel elf Wochen nach der OP

Schließlich der große Moment: Cécile steigt wieder in den Sattel ihrer Stute California du Moulin, elf Wochen nach der Hüft-OP. In einer Mail vom 1. Mai 2012 schreibt sie euphorisch an Peter Herrchen: „Jetzt muss ich Ihnen doch von meinem ersten ‚Höhenflug' nach meiner Hüft-TEP am 13. Februar berichten: Mit Erlaubnis des Arztes (ich hätte gemäß ihm schon eine Woche früher den Versuch machen dürfen, aber meine Kollegin hatte keine Zeit mich zu begleiten und alleine wollte ich es nicht wagen) habe ich mich am Sonntag zum ersten Mal wieder in den Sattel meiner Stute gesetzt – und es war genial!!!!!!!! Ich habe keine Schmerzen in der operierten Hüfte, die Kraft ist auch gar nicht so übel. Einziger, aber ordentlicher Wermutstropfen: die linke, zweite Hüfte, macht mir im Sattel noch mehr Schmerzen als sie es im Alltag sowieso schon tut, trotz 75mg Tramal am Tag (und Diclofenac 75 für die Nacht). Trotzdem werde ich in den verbleibenden sieben Wochen bis zur OP so lange und gut wie es geht in den Sattel steigen (und halt die Zähne noch mehr zusammenbeißen)!“

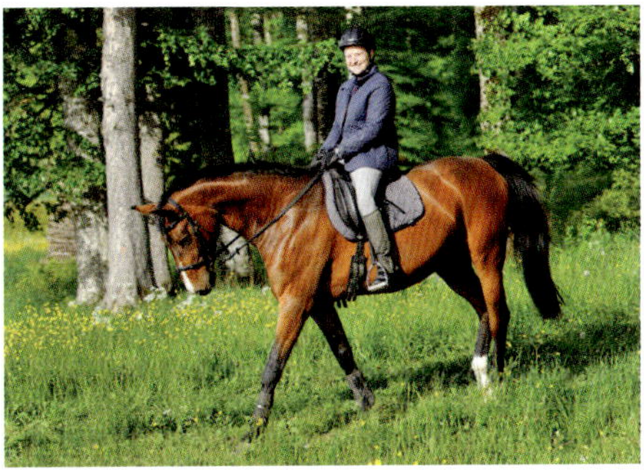

Und zur Belohnung wird dann im Gelände ausgeritten.
Fotos: Corinne Aeberhard.

Hüft-TEP links am 20. Juni 2012

Die linke Hüfte sticht schon seit Dezember 2011 zunehmend. Cécile mailt Anfang April 2012: „Eine Kortison-Injektion Ende März brachte rein gar nichts und ich bin wieder täglich am Einnehmen von Schmerzmitteln wie Diclofenac und inzwischen 2 x 100 mg Tramadol retard.“ Da man auch hier im Röntgenbild eine starke Gelenkspalt-Verschmälerung sieht, fällt der Entschluss zur zweiten Hüft-TEP-OP diesmal zügig. Termin: 20. Juni 2012. „Persönlich zähle ich heute schon die Tage bis zum OP- Termin und bin an jedem Abend froh, dass wieder ein Tag warten vorbei ist......“

„Der erste Ritt auf meiner Stute war genial! Ich habe keine Schmerzen in der operierten Hüfte“

HR

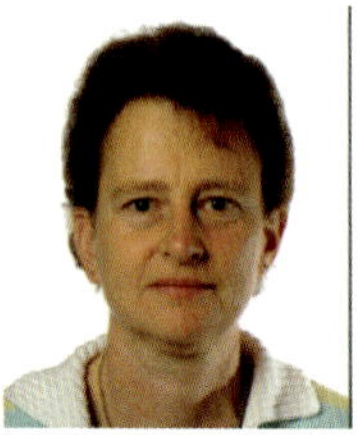

Steckbrief

Cécile Röthlisberger,
medizinische Praxisangestellte
*13. Mai 1965 in Zürich, Schweiz

Hüft-Beschwerden:
Seit 30. 8. 2008; immer wiederkehrender, heftiger, stechender Schmerz in der rechten Leiste.

Ursache: Hüftdysplasie als Baby, erst in der 9. Lebenswoche erkannt

Diagnose:
Ca. 1 Monat nach den ersten Beschwerden Erstbehandlung beim Rheumatologen, bei dem ich wegen Polyarthritis in Behandlung bin. Seine Diagnose: unklare Hüftschmerzen, im Röntgen nichts ersichtlich.

Behandlungen vor der OP:
Physiotherapie, ohne Erfolg; ein Jahr Falsch-Diagnosen; Impingementrevision beidseits per Arthroskopie nur mit kurzzeitigem Erfolg; Hyaluronsäure- und Kortison-Injektionen ebenfalls nur mit kurzem Erfolg; Dauerschmerzmittel

Hüft-OP: 13. 2. 2012 rechts, 20. 6. 2012 links

Klinik und Operateur:
Clinique Générale, CH-1700 Fribourg, Dr. med. Peter Vyskocil, Düdingen

Krankenkasse: Sanitas, halb privat

Technik und Material: Beide Male posteriorer, nach distal verlängerter MIS-Zugang; CLS-Schaft Nr 6 135° (2. OP Größe 7), Bioloxkopf L, Fitmore-Pfanne 48, eine Pfahlschraube, Durasul Inlay 32.

Komplikationen nach der 1. OP:
Ungeschicktes Auftreten nach WC-Besuch infolge heftigem, einschießenden Schmerz auf der „gesunden“ Seite; sonst ohne Probleme.

Komplikationen nach der 2. OP:
Alles ging etwas „knorziger“ als beim ersten Mal. Am Tag nach der OP Krämpfe vom Gesäß bis in die Füße, später Schmerzattacken sowie eine Ohnmacht bei der Morgentoilette, aber Gott sei Dank ohne Folgen.

Reha:
1. OP: Nach dem Spitalaufenthalt (9 Tage) direkt zurück nach Hause (Pflege durch Eltern in demselben Haus sichergestellt). 6 Wochen nur viel spazieren auf ebener Fläche und zwei kleine Abduktoren-Übungen.
2. OP: Wie gehabt, aber gleich mehr Physiotherapie.

Reha-Ziel: Wieder reiten können

Behandlungen nach der Reha:
1. OP: Ab der 7. Woche 2 x wöchentlich Physio zur Kräftigung der Abduktoren-Muskeln und Massage der Narbe und des umliegenden Gewebes.
2. OP: 2 x wöchentlich Physiotherapie

Sportarten vor der Hüft-OP: Dressurreitsport

Sportarten nach der Hüft-OP (1. OP) und ab wann:
Seit der 11. Woche bin ich wieder im Sattel!!!

Fitness-Training vor der OP: 3 Monate Fitness-Center

Fitness-Training nach der OP: Reiten, tägliches Fitness-Training durch die Betreuung meines eigenen und des Pensionspferdes zu Hause inkl. Heuherstellung „wie anno dazumal“ von Hand (ca. 1 Tonne jährlich).

Wie zufrieden heute, 2012?
Sehr zufrieden.

Mutmach-Satz für andere:
Es ist ein tiefes „Loch“, durch das man durch muss, und die Geduld ist auf eine harte Probe gestellt. Aber es lohnt sich auf jeden Fall. Die höllischen Schmerzen sind weg!!

Alfred Ploch, 67, zwei Hüft-TEPs (1990, 1998)

Langzeiterfahrung als leidenschaftlicher Golfer

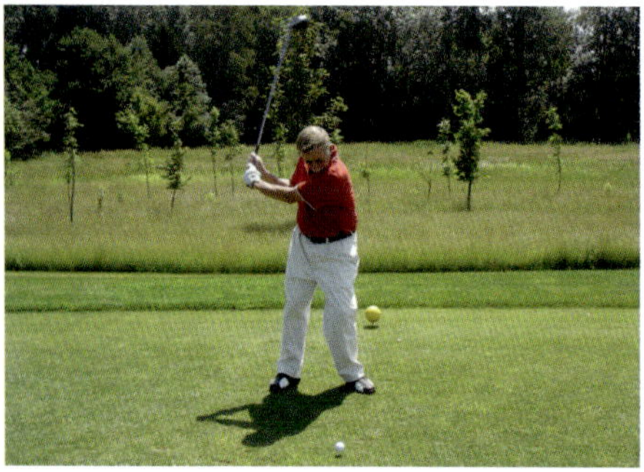

Alfreds Leidenschaft ist das Golfspielen. Hier beim Abschlag in seinem Golfclub München Eichenried.

Wann immer es seine freie Zeit erlaubt, ist Alfred Ploch im Golfclub München Eichenried zu finden. Zum Einen weil der Inhaber einer Blockhaus-Firma in Landsham, Landkreis Ebersberg bei München, dort die knallrot gestrichenen Blockhäuser gebaut hat, die als Schutz-, Starter- oder Gastronomie-Hütten dienen. Zum Anderen, weil er ein fanatischer Golfer ist, wie er selbst zugibt. Über schlechte Schläge kann sich der Handicap 18-Spieler lautstark ärgern. Dass er diesen Sport mit zwei künstlichen Hüften ausübt, sieht man ihm nicht an. Seine Geschichte macht Mut, weil er sein erstes künstliches Hüftgelenk bereits seit 1990 und das zweite seit 1998 hat. Beschwerdefrei – und das nach einer deutlich zu langen Leidenszeit, wie er heute zugibt.

„Ich habe vor Schmerzen nachts die Bettlaken zerrissen“.

Eigentlich ist Alfred nämlich ein pragmatischer Mensch. Aber bevor er sich das erste künstliche Hüftgelenk nach der eindeutigen Diagnose Coxarthrose einsetzen ließ, vergingen doch acht Jahre. Schmerzvolle Jahre. Jahre, in denen er aus Bettlaken Putzlumpen machte. „Ich hatte nachts so ein starkes Brennen, dass ich immer mein Bein aus der Hüfte rausgeschoben habe und dabei sämtliche Bettlaken kaputt getreten habe.“, erzählt er. „Die Betttücher von damals dienen jetzt alle als Putzlumpen, so zerrissen waren die.“

Mit 37 zu jung für eine Hüft-TEP

Zu der geschilderten Zeit ist Alfred längst sehr stark gehinkt. Aber anfangs haben die Ärzte auf das Knie als Ursache getippt, bis ein bekannter Arzt die Hüften geröntgt hat. 1982 stand die Diagnose fest: Coxarthrose rechts, links auch schon angegriffen. Aber es hieß: „Wir warten noch, Sie sind zu jung für ein neues Hüftgelenk.“ Der Patient, Jahrgang 1945, war damals 37 Jahre alt. Er versuchte, die Schmerzen zu ignorieren. „Ich schlucke keine Tabletten. Vielmehr habe ich mich in die Arbeit gestürzt, schließlich musste ich meine Blockhaus-Firma aufbauen.“, sagt der gelernte Kaufmann. Aber er gibt zu, dass er damals „entsprechend schlecht gelaunt war“.

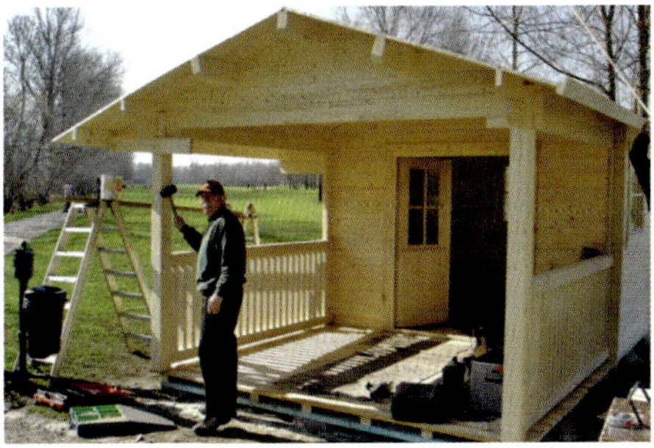

Alfreds künstliche Hüften müssen auch schwere körperliche Arbeit aushalten. Hier baut er ein Blockhaus für den Golfclub München Eichenried als Starterhäuschen.

Eine glückliche Fügung wollte es, dass Prof. Dr. Fritz Lechner, damals Chefarzt am Klinikum Garmisch-Partenkirchen, 1989 für seine Jagd in Landsham bei Blockhaus-Ploch eine Jagdhütte bestellte. Ihm genügte ein kurzer Blick auf den hinkenden Firmeninhaber. In einem eindringlichen Gespräch erläuterte er die Vorzüge eines künstlichen Hüftgelenks und schilderte die große Erfahrung der Klinik. „Damals gab es nur drei Kliniken, die einem Hüft-Patienten empfohlen wurden: die Endo-Klinik Hamburg, die Orthopädische Klinik Wichernhaus in Nürnberg und Garmisch.“, erinnert sich Alfred.

„Als ich 0:6 beim Tennis verlor, war für mich Schluss.“

Aber er zögerte immer noch: „Klar hatte ich schon die so genannte Schaufenster-Krankheit.“, erzählt er. „Das heißt, ich bin dauernd stehen geblieben, weil das Laufen zunehmend schwierig wurde. Aber erst als ich 0:6 gegen meinen damaligen Tennispartner verlor, habe ich beschlossen: Jetzt ist Schluss!“

Endlich schmerzfrei schlafen

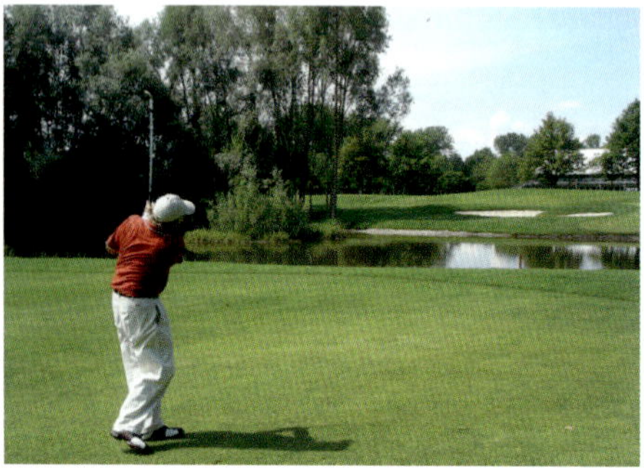

Alfred beim hohen Pitch-Schlag über einen See.

Am 7. Dezember 1990 schließlich war der OP-Termin im Klinikum Garmisch-Partenkirchen. „Prof. Lechner hat mich vor seiner ganzen Mannschaft mit der Nachricht empfangen, dass er nun leider nicht selbst operieren könne. Das würde Oberarzt Dr. Georg Tauber machen. Und von dem würde er sich auch operieren lassen. Da habe ich geantwortet: ‚Herr Professor, was für Sie gut ist, ist für mich gleich zwei Mal gut'. Da hat das ganze Team gelacht.“ Alfred erinnert sich noch gut an seine Gefühle nach der ersten Hüft-OP: „Der Schmerz war sofort weg. Das war wie eine Erlösung. Endlich konnte ich schmerzfrei schlafen.“

Nach drei Monaten wieder Golf gespielt

Mit der zweiten Hüfte wartete er trotz des Erfolges noch einmal acht Jahre. Inzwischen war Dr. Holm Schlemmer Chefarzt im Bereich Endoprothetik geworden. Aber Dr. Georg Tauber war noch im Team und operierte am 9. Januar 1998 auch die linke Hüfte von Alfred Ploch.
„Ich habe einfach ein Gottvertrauen zu den Ärzten. Die werden das schon richtig machen.“
Beide Male ging Alfred im Anschluss an die OP drei Wochen in die Reha-Klinik St. Hubertus in Bad Wiessee am Tegernsee. Beim zweiten Mal hatte sich die Meinung in Bezug auf die Belastung etwas geändert: „Diesmal durfte ich eher wieder gehen und gleich nach der OP mit Krücken leicht belasten.“

„Der Schmerz war sofort weg. Das war wie eine Erlösung.“

Inzwischen hatte Alfred eine neue Sportart entdeckt: das Golfen. Und so hieß sein Reha-Ziel: „Im April will ich aber wieder Golf spielen.“

Die Sportarten Squash – „ist ja out“ -, Tennis und Ski – „langweilen mich, muss ich nicht unbedingt haben“ – hat er aufgegeben. „Ich habe zwar laut meinem Trainer einen Holzhackerschwung, aber das Golfen ist mein Sport. So oft es geht, spiele ich. Da kann ich total abschalten.“ Und es klappte: Drei Monate nach der zweiten OP ging Alfred wieder in seinem Golfclub München Eichenried auf die Runde.

„Golf ist mein Sport. Da kann ich total abschalten.“

Zwei schwere Unfälle überstanden

Nur im Winter geht er statt auf den Golfplatz zwei bis drei Mal pro Woche ins Fitness-Studio. „Schließlich müssen die Oberschenkel- und Pomuskeln straff sein.“

Tatsächlich halten die TEPs von Alfred auch ohne tägliche Gymnastik einiges aus: Am 13. Dezember 2008, just zum zehnjährigen Zweit-Hüft-TEP-Jubiläum, stürzte der Blockhaus Bauer bei der Arbeit von der Leiter. „Meine Schulter inklusive Bizeps ist komplett abgerissen, aber die Hüften haben gehalten.“, lacht er und zeigt seine Schulternarbe. Auch auf Glatteis hat es ihm im Winter schon beide Beine weggezogen, aber es ist nichts passiert. Einmal im Jahr lässt er die Hüften röntgen – und stets ist alles o. k.. „Ich habe immer das Gefühl, meine Gelenke sind ganz normal.“

„Meine Gelenke fühlen sich ganz normal an.“

HR

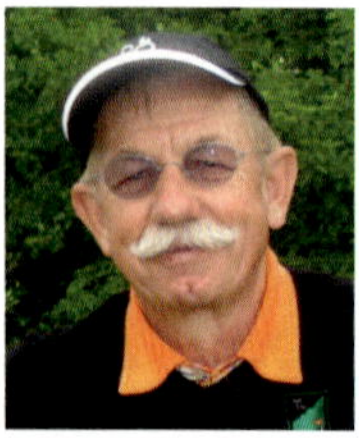

Steckbrief

Alfred Ploch,
selbstständiger Kaufmann, Inhaber der Firma „Blockhaus Ploch“ in Landsham bei München
*1. 9. 1945 in Nürnberg

Hüft-Beschwerden Ab ca. 1982; starkes Brennen, vor allem nachts

Ursache: Wahrscheinlich Hüftdysplasie von Geburt an

Diagnose: 1982, also mit 37 Jahren, Coxarthrose

Behandlungen vor der OP: Keine

Hüft-OP: 7. 2. 1990 rechts, 9. 1. 1998 links

Klinik und Operateur:
Klinikum Garmisch-Partenkirchen, beide bei Oberarzt Dr. Georg Tauber

Krankenkasse: DAK, gesetzlich

Technik und Material:
Rechts Typ Endler (Pfanne), Größe 64, Schaft Spotorno 12,5, Kopf Keramik lang; links Aesculap Pfanne, Schaft Spotorno 10, Kopf Keramik Lang, Keramik-Inlay

Komplikationen nach der OP: Keine

Reha: Jeweils drei Wochen Fachklinik St. Hubertus, Bad Wiessee am Tegernsee

Reha-Ziel:
Bei der ersten Hüfte: wieder schmerzfrei schlafen; bei der zweiten: bald wieder Golf spielen können

Behandlungen nach der Reha: Keine

Sportarten vor der Hüft-OP: Squash, Tennis, Ski, Golf (seit 1995)

Sportarten nach der Hüft-OP und ab wann:
Squash ist out, Tennis und Ski habe ich keine Lust mehr, geblieben ist Golf. Erste Schwünge drei Monate nach der OP.

Fitness-Training vor der OP: Keines, Arbeiten auf meinen Blockhaus-Baustellen

Fitness-Training nach der OP:
Im Winter zwei bis drei Mal pro Woche Fitness-Studio

Wie zufrieden heute, 2012? Sehr

Mutmach-Satz für andere: Nicht zu lange warten, die Erlösung kommt sofort!

Dr. Anne Pieper, 35 - eine TEP nach Unfall

Wieder auf dem Surfbrett mit Wind und Wellen kämpfen

Sie ist die jüngste Patientin in unserem Buch und sicher die mit der dramatischsten und spannendsten Geschichte: Dr. Anne Pieper ist selbst Orthopädin und „nebenbei“ auch noch Deutsche Meisterin im Kitesurfen (2005). Kitesurfer, deutsch Lenkdrachensegler, nutzen nicht nur das möglichst bewegte Wasser wie die Wellenreiter, sondern dazu auch noch den Wind, den sie mit ihrem Schirm einfangen. Eine Vielfalt an Sprüngen und Tricks ist möglich. Der offizielle Geschwindigkeitsrekord liegt bei knapp 100 km/h, die Rekordhöhe bei 10 Metern, die Rekordweite bei 250 Metern, der längste Sprung dauerte 22 Sekunden. Enorme Zugkräfte wirken hier auf den Körper.

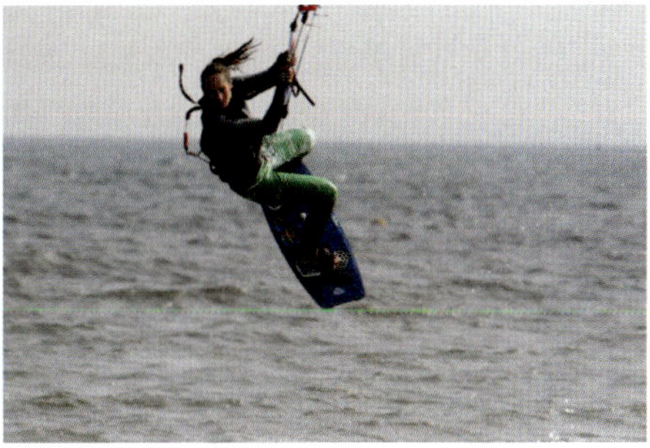

Anne bei ihrem geliebten Sport, dem Kitesurfen, den sie auch mit Hüft-TEP wieder ausübt.

Klar, dass das eine enorme Belastung für die Hüften ist, zumal für eine künstliche. Denn Dr. Anne Pieper hat seit dem 20. August 2009 eine TEP – und sie steht heute wieder auf ihrem Board und reitet wieder auf ihrem Pferd.

„Der Sport ermöglicht mir Momente, in denen ich meine Essenz, mein wirkliches Ich erfahre.“

„Der Wettkampf, die Leichtigkeit und die Verbundenheit mit dem Wasser lassen mich Peak-Experiences erfahren.“, beschreibt Anne ihre Leidenschaft. „Der Sport ermöglicht mir Momente, in denen ich meine Essenz, mein wirkliches Ich erfahre. In einer großen Welle zu surfen, frei in der Luft zu schweben oder während des horizontalen Zuges des Drachens die absolute Kraftentfaltung zu spüren, das verleiht mir innere Klarheit. Dann haben Stimmungen von außen oder Einflüsse anderer Personen und Kulturen keine Chance zu mir vorzudringen.“ Und sie schreibt auf ihrer Homepage einen Satz, den sie am Tag ihres Kitesurf-Unfalls nicht richtig beherzigt hat: „Aufmerksamkeit, Wachheit und das Leben in der Gegenwart sind der beste Schutz gegen jegliche Verletzungen.“

Hochgeschwindigkeits-Aufpralltrauma mit Knochenbrüchen

„Dieser Unfall hat mich zum Coach meines Körpers gemacht und meine Aufgabe besteht darin, das Team zum Worldcup zu führen.“

Knapp einen Monat nach ihrem 31. Geburtstag kommt auf der Insel Ibiza der Tag, an dem sich das Leben von Anne schlagartig ändert: Am 10. April 2008 erfasst eine Windböe den Schirm, die durchtrainierte Sportlerin verliert die Kontrolle und wird 40 Meter weit in Richtung Felsenküste geschleudert. Der Aufprall aus 10 Metern Höhe ist fürchterlich: Knochenbrüche an Kreuzbein, Schambein, Becken, Oberschenkel und Hüfte mit Hochgeschwindigkeits-Aufpralltrauma. Sie wird zurück nach Deutschland geflogen und in ihrer Heimatstadt Tübingen operiert. In Tübingen hat sie Medizin studiert und 2004 ihren Doktortitel in Kardiologie erworben. Wegen ihrer Leidenschaft für Wind und Wellen ist sie an die Ostsee gezogen, wo sie von 2004 bis 2007 an der Schön Klinik Neustadt ihre Facharztausbildung in Orthopädie und Sportmedizin absolviert, die sie nach ihrer Reha-Zeit dort auch weiter fortsetzt. Heute, 2012, arbeitet Dr. Anne Pieper dort als operativ tätige Orthopädin.

Kurz vor dem Unfall wollte Anne auf Ibiza mit ihrem Coach Martin Sage das Projekt „Healing Vibrations“ starten, das ihre Erfahrungen in der Medizin, im Coaching und im Körperbewusstsein durch den Sport vereinen sollte. Nun ist sie selbst zur Patientin geworden, die „Heilende Schwingungen“ zur Heilung einsetzt. Sie selbst beschreibt das so: „Seit

20 Tagen bin ich nun ans Bett gefesselt und weitere sieben stehen mir noch bevor. Dennoch bin ich guter Stimmung und ungemein stolz und neugierig auf meinen Körper. Die Operation verlief sehr gut, die Röntgenbilder sehen mit den korrekt angeordneten Schrauben wie ein Meisterwerk aus. Jetzt muss alles heilen und ich werde zum Coach meines Körpers, der jeden Körperteil als Teammitglied wertschätzt und jedem das gibt was er braucht. Meine Aufgabe besteht darin, das Team zum Worldcup zu führen. Es geht darum, die Verantwortung für sich zu übernehmen und den Weg der Heilung anzutreten. Unterstützt werde ich dabei von meinem Team - Chiropraktiker, Businesscoach, Ernährungsberater und Osteopathen - sowie von den Ärzten, dem Pflegepersonal und den Physiotherapeuten vor Ort.“

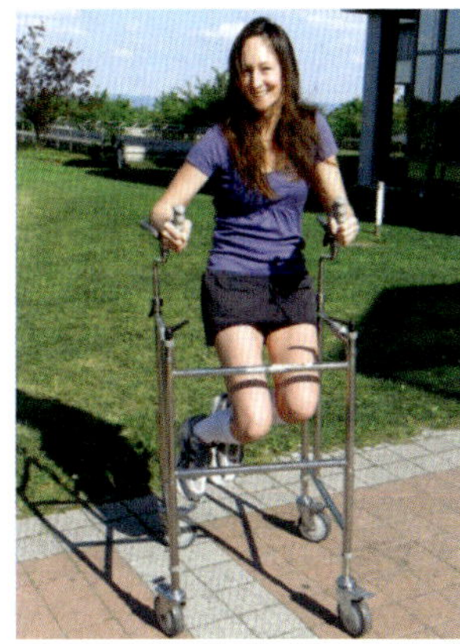

Einen Monat nach ihrem Unfall und der anschließenden OP darf Anne erstmals aufstehen und sich in diesem Stützgestell senkrecht bewegen.

Auf und Ab im Heilungsprozess

Die Heilung ist langwierig, aber Anne ist zäh, trainingsfleißig (besonders im Wasser) und grundsätzlich optimistisch. Sie freut sich euphorisch über kleine Fortschritte, Rückschlägen stellt sie sich mit Kampfgeist und Leistungswillen, motiviert sich selbst mit positiven Gedanken. „Ein Großteil meiner physischen Übungen besteht darin, mir Bewegungen vorzustellen. Das aktiviert Nerven, die Impulse zu den jeweiligen Muskeln weiterleiten.“ Und weiter: „Bildlich gesprochen lernt meine operierte Hüfte von der nicht-operierten Seite in puncto Funktion, Durchblutung, Schmerz und Struktur. Meine Operateure waren erstklassig, der Rest liegt an mir, los geht's!“

„Es heißt, jeden Tag aufs Neue die Herausforderung zu sehen und anzunehmen. Alles ist möglich, man muss es nur wollen.“

Nach ihrer ersten OP ist das rechte Bein 2 cm länger als das linke, fortan bekämpft sie eisern das humpelnde Gangbild und die ständigen Schmerzen. Es dauert insgesamt fast 16 Monate, bis Anne sich zur Hüft- Totalendoprothesen-Operation entschließt. Bis dahin vollbringt sie bereits erstaunliche Leistungen: So fährt sie fünf Monate nach dem Unfall wieder nach Ibiza und schwimmt dort von der vorgelagerten Insel Es Palmador nach Formentera – immerhin in Begleitung eines Schlauchboots. Sie nennt das eine Trainingseinheit von 1,5 Stunden!

„Es heißt, jeden Tag aufs Neue die Herausforderung zu sehen und anzunehmen. Alles ist möglich, man muss es nur wollen.“, sagt sie.

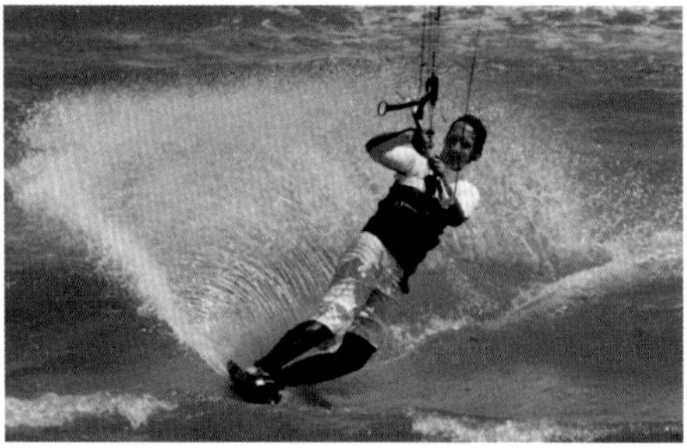

Annes Reha-Ziel war klar: So wieder in den Wellen reiten können!

Bei aller Konzentration auf sich selbst gewinnt Anne während ihres Genesungsprozesses wichtige Erkenntnisse für ihren Beruf. Ein halbes Jahr nach ihrem Unfall schreibt sie: „Für mich, meine Ärzte und Therapeuten, Freunde und Familie klingt es wie ein Wunder. Ich stehe, laufe und hüpfe schon wieder auf meinen eigenen Beinen – vorsichtig. Wir alle hätten es nicht zu träumen gewagt, was mein Körper gemeistert hat. Diese Sichtweise, die mir der Unfall auf meinem Fachgebiet der Medizin beschert hat, ist ein Erfahrungsschatz, der meine Arbeit als Ärztin von anderen Schulmedizinern und Therapeuten abheben wird. Alles ist möglich, und ich sehe es als meine Aufgabe, keinem Patienten diese Illusion zu nehmen, sondern ihn auf die Art und Weise zu unterstützen, wie es für ihn richtig ist.“

Trotz aller Fortschritte: Die Hüft-OP wird unvermeidlich

Im Dezember 2008 versucht Anne, wieder einige Stunden im Klinikum Neustadt als Ärztin zu arbeiten, aber im Februar 2009 muss sie diesen Arbeitsversuch abbrechen: „Es ist eine Niederlage. Dennoch fühle ich eine große Erleichterung in der Entscheidung. Mein Körper zeigt mir anhand eines sensiblen Schmerz-Barometers wohin der Weg geht.“

Dann die erschütternde Nachricht: Die von Anfang an prophezeite Komplikation einer Hüftkopfnekrose ist eingetreten. Diese Diagnose bedeutet, dass Anne in absehbarer Zeit ein künstliches Gelenk benötigt. „Schock, Alarm und Trauer bilden ein Wechselbad der Gefühle.“, schreibt sie dazu. „Ein paar Tage später fühle ich wieder Zuversicht und Kraft. Es bleibt mir nichts anderes übrig, als den Weg der Natur anzuerkennen. Wieder einmal sage ich mir: Mach das Beste daraus! Je mehr ich der Situation nachgebe und den surrealen Kampf aufgebe, desto besser fühle ich mich.“

„Das Leben ist voller Überraschungen für jeden von uns. Es liegt an uns, wie wir damit umgehen. Meckern hilft weder uns noch unserem Umfeld.“

Dennoch hadert sie mit dem künstlichen Gelenk: „Mein medizinischer Verstand sagt mir, dass eine Prothese die einzige sinnvolle Therapieoption darstellt. Mein Instinkt sagt mir, dass diese Operation, die ich bis ins kleinste Detail kenne, für mich nicht in Frage kommt. Ich will nicht.“ Ein paar Monate lang versucht sie es mit alternativen Heilmethoden: Sie besucht einen Schamanen in der französischen Schweiz, arbeitet auf der Fraueninsel im Chiemsee mit dem Schüler von Moshe Feldenkrais. Die Feldenkrais-Therapie wird ihr auch nach der OP noch entscheidende Impulse für ihr Gangbild geben.

Am Jahrestag ihres Unfalls, am 10. April 2009, zieht Anne Bilanz über die entscheidende Wendung in ihrem Leben: „Alles ist anders, nichts ist mehr wie es war. Jeder Moment war intensiv und hat mich weiter gebracht. Momente der puren Freude und Zuversicht aber auch die Trauer und der innige Wunsch, morgens aufzuwachen und einfach loslaufen zu können, gehören dazu. Das Leben ist voller Überraschungen für jeden von uns. Es liegt an uns, wie wir damit umgehen. Meckern hilft weder uns noch unserem Umfeld. Entweder wir packen es an und ändern etwas an der Lage, oder wir akzeptieren es und schaffen dadurch eine Basis, auf der Neues wachsen und gedeihen kann.“

„Leben ist Veränderung und es gibt Veränderungen, die Zeit benötigen um zu reifen.“

Sie hat sich über den Sport definiert. Durch den Unfall ist ihr die Basis ihrer Existenz entzogen worden. „Die Niederlage wurde zur Herausforderung, die Herausforderung ergibt neue Möglichkeiten.“, lautet ihr Fazit.

Ihre Neugier und die Skepsis vor der Prothese führen Anne zu einem Akupunkteur und zur weiteren Feldenkrais-Arbeit auf Maui, Hawaii, wo sie auch schon ein bisschen auf den Wellen surft. Sie freut sich über ihre Fortschritte und möchte sich am liebsten auch von dem Gedanken an eine Hüftprothese entfernen. Dann aber siegt doch wieder ihr Realitätssinn. Sie spürt, dass sie ohne TEP nicht zu dem Erfolg kommt, der ihr für ihren weiteren sportlichen und beruflichen Alltag vorschwebt. Ende Juli 2009 reift dann ihr Entschluss: „Zum ersten Mal sehe ich die Möglichkeit einer prothetischen Versorgung als eine Option, die mir weiterhelfen wird und nicht als einen Feind, gegen den ich jede mögliche Waffe erhebe. Leben ist Veränderung und es gibt Veränderungen, die Zeit benötigen um zu reifen.“

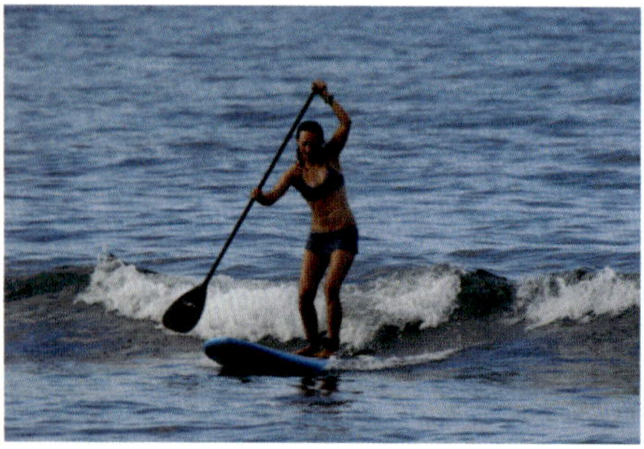

Stand-up-Paddling ist eine Kombination aus Kanufahren und Wellenreiten - ideal zum Trainieren des Gleichgewichtssinns.

Zur OP-Vorbereitung nach Helgoland zum Schwimmen

Am 29. Juli 2009 fällt Annes Entscheidung: „Die Zeit ist gekommen und ich habe mich entschieden. Werde mit Hilfe eines künstlichen Gelenkes und etwas Titan anstelle des abgestorbenen Knochens eine neue Richtung einschlagen. Diese Wahl wuchs in mir und ich misse keinen Augenblick, in dem ich mich hätte früher entscheiden können. Alles kommt zu seiner Zeit. Dieses neue Ziel ist aufregend und mein Augenmerk liegt nun in einer optimalen Vorbereitung.“

Anne möchte mit einem möglichst stabilen Muskelkorsett in die Operation gehen. Deshalb reist sie nach Helgoland und stürzt sich in ihr Element, das Wasser. Sie schwimmt dort im Meerwasserschwimmbad und genießt das aufregende Wellenbaden am Nordstrand. Denn im Wasser sind ihre Schmerzen ertragbar. „Beim Schwimmen ‚verliere' ich meinen Kopf. Nach dem Motto: Die Gedanken sind frei! Während ich eine Bahn nach der anderen ziehe, ist mein Körper ausgelastet und mit Sauerstoff versorgt. Beschwerden und Sorgen sind ganz weit weg. Es entsteht Platz für neue Projekte, die mir in den Sinn kommen. Manche Leute sitzen am Schreibtisch und zerbrechen sich den Kopf. Ich lasse mir den Kopf durchspülen und genieße das prickelnde Nass. Nach jedem Schwimmtraining startet der Tag von Neuem.“

Ihr neues Projekt heißt jetzt Hüft-TEP-OP:„Der Entschluss zur OP macht mich frei, ein neues Ziel schiebt sich in den Vordergrund und die volle Konzentration darauf gibt mir Kraft und Zuversicht.“

„Im Vergleich zu den letzten Wochen vor der Operation empfinde ich pure Harmonie und Balance im Hüftgelenk. Unwahrscheinlich, welche Einschränkungen ich vor der OP duldete und wie frei ich mich jetzt fühle.“

Nach der OP am 20. August 2009 ist sie „Titan-Pieper“ – und fassungslos, dass sie drei Tage danach schon wieder senkrecht steht. Dabei behält Anne ihren Sinn für Humor: „Mein Operateur übergab mir nach einem nicht ganz einfachen aber genial operierten Eingriff den Hüftkopf, oder das, was davon noch übrig ist. In Formaldehyd eingelegt hat er sein Plätzchen gefunden und kuschelt nun mit dem Neuen Testament im Klinikregal.“

Zehn Tage nach der OP spaziert sie schon mit Krücken vorsichtig im Sand am Ostseestrand – und ist glücklich mit ihrer TEP. „Oft werde ich gefragt, wie sich so ein künstliches Gelenk denn anfühlt. Ist das ein Fremdkörper? Nein, im Vergleich zu den letzten Wochen vor der Operation empfinde ich pure Harmonie und Balance im Hüftgelenk. Normal kann so aufregend sein! Unwahrscheinlich, welche Einschränkungen ich vor der OP duldete und wie frei ich mich jetzt fühle.“

Vollbelastung nach einem Monat und keine Schmerzen mehr

Anne macht eine ambulante Reha in Neustadt und beobachtet ihre Fortschritte. Knapp einen Monat nach der OP darf sie das operierte Bein voll belasten und ein paar Schritte ohne Krücken gehen. Ihre Erwartung, gleich wie ein Topmodel über den Laufsteg gehen zu können, wird allerdings enttäuscht. Die Wirklichkeit sieht anders aus, und sie reflektiert: „16 Monate verbrachte mein Körper in einem ‚Hinkmodus'. Die Operation hat die Ersatzteile erfolgreich ausgetauscht. Jetzt beginnt die Zeit, in der sich das Gehirn wieder daran erinnern wird, wie es denn war, als ich lieber rannte als ging. Und es wird die dafür nötigen Impulse an die Muskeln schicken.“

„Wie schön ist es, wenn der Schmerz nachlässt, aber wie schnell haben wir das wieder vergessen.“

Glücklich registriert sie, dass die Energien, die durch ihre Schmerzen gebunden waren, nun zurückkehren: „Die Aufmerksamkeit ist wieder draußen im Leben. Die Zeiten, in denen sich alles um die Hüfte drehte, sind vorbei.“ Und sie freut sich nachdenklich: „Wie schön ist es, wenn der Schmerz nachlässt, aber wie schnell haben wir das wieder vergessen und Probleme stehen im Vordergrund, die eigentlich total unwichtig sind. Eine Verletzung lässt einen klar sehen. Es wäre schön, wenn man auch ohne dieses Werkzeug auskommen könnte.“

Intensiv trainiert Anne weiter, krault durchs Therapiebecken, freut sich an der Bewegung, an der Schmerzfreiheit. Ende Oktober ersetzen Nordic Walking-Stöcke die Krücken. Ihr Feldenkrais-Therapeut auf Maui hilft ihr, das immer noch humpelnde Gangbild zu korrigieren. 20 Monate nach ihrem Unfall gelingen ihr erste kurze Strecken mit normalem Gangbild.

Am 18. November 2009, drei Monate nach der OP, reitet sie erstmals ihr Pferd wieder im Schritt, Trab und Galopp – „harmonisch, ohne ein

Gefühl, dass da etwas Künstliches in mir steckt.“ Und sie macht ihre erste Mountainbike-Tour.

Kurz vor Weihnachten gibt es dann wieder einen Rückschlag: Taubheitsgefühle und Lähmungen im Fuß. Schuld ist das exzessive Training. Anne hat zu viel des Guten getan und legt über Weihnachten eine Zwangspause ein.

„Hurra, ich habe keine Schmerzen mehr! Wie ein kleines Kind kann ich mich darüber freuen.“

Das neue Jahr beginnt sie am Ort ihres Unfalls, auf Ibiza, mit einer ersten kleinen Wanderung. Sie lernt das Laufen neu und freut sich darüber. Zurück im Schnee an der Ostsee wird sie wieder ungeduldig und fragt sich: „Wann kann ich endlich wieder rennen?“ Die Sportlerin in ihr braucht das nächste Etappenziel.

Ein halbes Jahr nach der OP beendet Anne ihr Online-Genesungstagebuch. Sie schreibt: „Ab und zu zwickt es ein bisschen und wenn ich müde bin, falle ich gelegentlich in alte Bewegungsmuster zurück. Dennoch wache ich jeden Morgen auf, spüre in mein Bein hinein, bewege es in alle Richtungen und freue mich, dass ich keine Schmerzen habe. Der erste Schritt aus dem Bett ist für mich immer noch unvorstellbar: Hurra, ich habe keine Schmerzen mehr! Wie ein kleines Kind kann ich mich darüber freuen. Jeder Schritt, den ich durch den tiefen Schnee stapfe, stärkt meine Muskeln, das Schwimmen übernimmt den Rest. Bald bin ich wieder auf dem Wasser!“ Und tatsächlich: Sieben Monate nach der OP steht sie wieder auf dem Kiteboard!

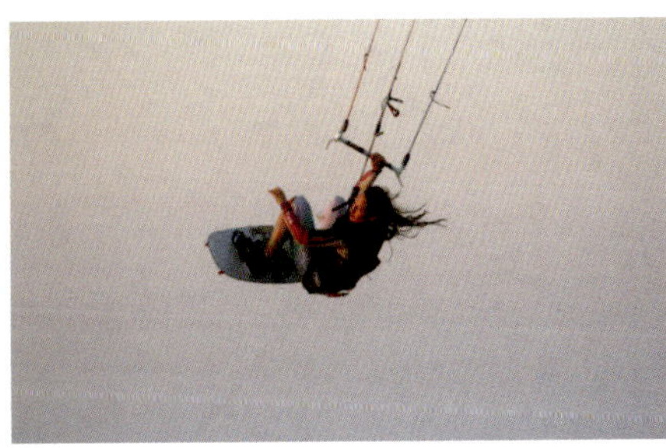

7 Monate nach der Hüft-OP steht Anne wieder auf dem Kiteboard und „fliegt“.

Auf das Joggen allerdings verzichtet Anne, dafür macht sie täglich Yoga und geht – natürlich – täglich schwimmen.

Und was rät sie ihren Patienten, die ebenfalls vor der Entscheidung für eine künstliche Hüfte stehen? „Es ist eine verantwortungsvolle Entscheidung, die einem niemand abnehmen kann. Wie viel man darüber wissen möchte hängt von einem selbst ab. Mehr Information macht die Entscheidung nicht unbedingt leichter. Mir halfen Geschichten von Sportlern, die mein Herz berührten und stärker waren als alle Zweifel an den Fortschritten der Medizin. Einige Menschen erkennen sich in meiner Geschichte wieder. Wenn man sich ertappt, dass Beschwerden die glücklichen Momente überwiegen, dann sollte man etwas verändern."

Und zum Abschluss noch ein ganz persönliches Happy End: Im August 2012 bringt Anne ihr erstes Kind zur Welt.

HR

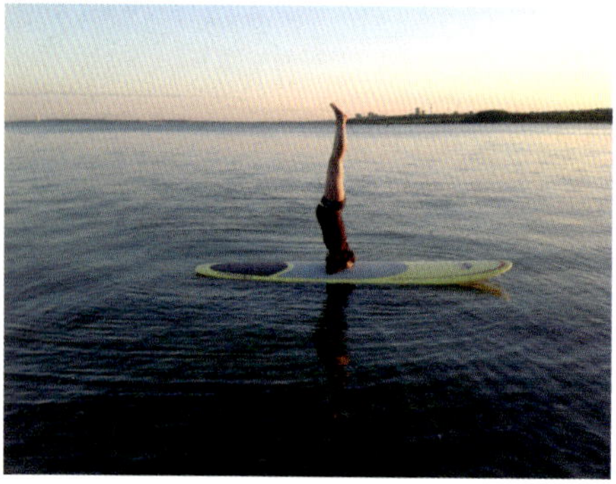

Das ist Körperbeherrschung: Kopfstand als Schwangere auf dem schwankenden Surfbrett.
Fotos: Lilo Tadday, www.tadday-foto.de

PS: Wer Annes Geschichte ausführlich lesen möchte, dem sei ihr Genesungstagebuch auf ihrer Homepage empfohlen, dem wir hier mit ihrer Genehmigung auch sämtliche Zitate entnommen haben:
www.annepieper.com

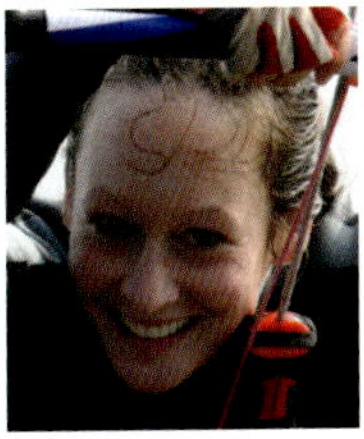

Steckbrief

Dr. Anne Pieper,
Orthopädin
* 12. März 1977 in Tübingen

Hüft-Beschwerden: Unfall 10. April 2008

Ursache: Kitesurf-Unfall

Beschwerden: Posttraumatische Beschwerden

Diagnose: Anfang 2009 Hüftkopfnekrose

Behandlungen vor der OP:
Akupunktur, Physio, Osteopathie, Feldenkrais, Schamane

Hüft-OP: 20. 8. 2009

Klinik und Operateur: Schön Klinik Neustadt, Chefarzt Dr. Karl Christian Westphal

Krankenkasse: Techniker Krankenkasse

Technik und Material: DePuy Corail, Pinnacle, Keramik Gleitpaarung

Komplikationen nach der OP: Keine

Reha: Ambulant Neustadt an der Ostsee

Reha-Ziel: Kitesurfen hi, hi

Behandlungen nach der Reha: Yoga, Walking, Schwimmen, Mountainbiken

Sportarten vor der Hüft-OP:
Kitesurfen, Reiten, Skifahren, Schwimmen, Rennradfahren

Sportarten nach der Hüft-OP und ab wann:
Kitesurfen 1 Jahr später, alles andere ca. 3 Monate später

Fitness-Training vor der OP: Yoga, Schwimmen

Fitness-Training nach der OP: Yoga, Schwimmen, Walking, Mountainbike

Wie zufrieden heute, 2012? Sehr

Mutmach-Satz für andere: Never Stop moving!

Heinz Meixner, 52, zwei Hüft-Teps

Vom Turner zum Triathleten

Drei Endoprothesen-Träger mit insgesamt fünf künstlichen Hüftgelenken absolvieren am 8. Juli 2012 den Tegernseer-Tal-Triathlon in der Olympischen Distanz als Staffel. FiveArt-Hips nennt sich das Projekt, das der Doppel-TEP-Träger und Mitautor dieses Buchs, Peter Herrchen, ins Leben gerufen hat. Er läuft 10 Kilometer, Stefan Saal schwimmt 1.500 Meter und der Radfahrer, der 40 Kilometer fahren muss, heißt Heinz Meixner. Das außergewöhnliche Trio belegt immerhin Platz 24 in ihrer Klasse in knapp über drei Stunden. Eine stolze Leistung! (s. auch Peters Geschichte dazu vorn im Buch).

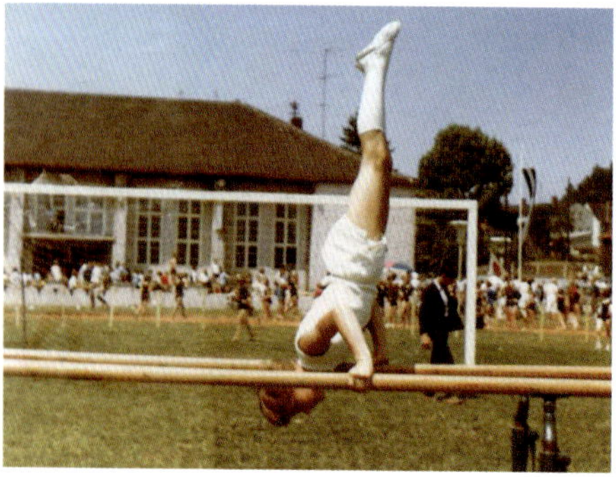

Sieger am laufenden Band: Heinz Meixner 1970 bei einem Turnfest in Wasserburg am Barren.

„Seit ich sechs Jahre alt war, liebe ich den Sport, auch wenn es Zeiten gab, in denen ich aufgrund meiner Hüftschmerzen nichts gemacht habe. Früher wollte ich immer Sportlehrer werden! Doch dann kam es anders.“, erinnert sich der 1960 in Erding geborene Heinz Meixner.

Als Kind und Jugendlicher gehörte Heinz zu den besten Turnern Oberbayerns: „Ich hatte schon in der ersten Klasse sehr viel Muskeln und dadurch Kraft. Von 1968 bis 1976 war ich bei allen Vereins-, Kreis- und Turngau-Wettbewerben bis zum Wendelstein hin ungeschlagen.“, erinnert er sich. „Mit ca. 14 Jahren habe ich von meinem Verein Markt Schwaben zu 1860 München gewechselt, wo ich ca. vier bis sechs Mal pro Woche Turntraining hatte. Mit ca. 17 Jahren habe ich dann das Turnen aufgehört, da ich andere Interessen hatte.“

Zu diesen Interessen gehörte u. a. Karate, wo er es bis zum 2. Blauen Gürtel schaffte. Daneben fuhr Heinz Ski und spielte Tennis, Badminton und Squash. Doch wie aus heiterem Himmel bekam er mit knapp 29 Jahren plötzlich Probleme mit beiden Hüftgelenken, besonders nach sportlicher Betätigung. „Die Ursachen sind unbekannt. Es war auf einmal da. Die beiden Gelenke begannen hörbar zu knacken und verursachten zeitweise große Schmerzen. Anfangs war es nur ein Ziehen. Später hatte ich nach etwa einer Stunde Sitzen beim Aufstehen Schmerzen wie Messerstiche.“, erzählt er. „Schließlich tat es auch in Ruhestellung weh.“

„Nach einer Stunde Sitzen hatte ich beim Aufstehen Schmerzen wie Messerstiche.“

Sportliche Zwangspause

Heinz Meixners Konsultation des Orthopäden Prof. Dr. Georg Täger in München Pasing brachte die knappe und überraschende Diagnose: Arthrose in beiden Hüftgelenken. Innerhalb von drei Wochen wurden 1989 beide Hüften in der Sana-Klinik München operiert. Durchgeführt wurde eine Umstellungsosteotomie: Dabei wird der Knochen unterhalb des Oberschenkelhalses durchtrennt, und mittels eines vorher entnommenen Knochenkeils korrigiert der Operateur die Fehlstellung des Hüftkopfs. Wie bei einem Knochenbruch werden die durchtrennten Teile mit Metallplatten und Schrauben fixiert.

„Nach der Kreuzband-OP war mit Sport erst mal für einige Jahre endgültig Schluss.“

Nach insgesamt 12 Wochen durften beide Hüften erstmals wieder voll belastet werden. Als Maurermeister und Bautechniker konnte sich Heinz auch beruflich nicht schonen. „Da musste ich schon viel auf Leitern und in Rohbauten herumkraxeln.“, erinnert er sich.

Mit Sport war nach dieser OP erst einmal Pause – mit dem Ergebnis, dass er an Körperumfang zunahm. Doch 1992 wagte Heinz sich wieder auf die Skier und begann danach mit dem Selbstverteidigungssport Wing Tsun. „Hier habe ich den Übungsleiter-Trainerschein und den ersten so genannten Techniker (erster Dan bzw. schwarzer Gürtel). Von 2000 bis 2004 hatte ich sogar eine Schule in Ottenhofen, wo ich bis zu 40 Kinder und ca. 30 Erwachsene getrennt unterrichtet habe.“, berichtet Heinz. Er spielte auch wieder gelegentlich Tennis und fuhr Rad.

„Nach der Kreuzband-OP war an Sport für einige Jahre nicht zu denken.“

Allerdings blieb der Schmerz sein ständiger Begleiter, den er nur mit Wobenzym bekämpfen konnte. Zu allem Überfluss zog sich Heinz dann im Jahre 2000 beim Skifahren einen Riss des Kreuzbandes sowie eine Meniskusverletzung zu. Nach der Kreuzband-OP war an Sport für einige Jahre nicht zu denken.

Laufen und Radfahren – bis zur OP

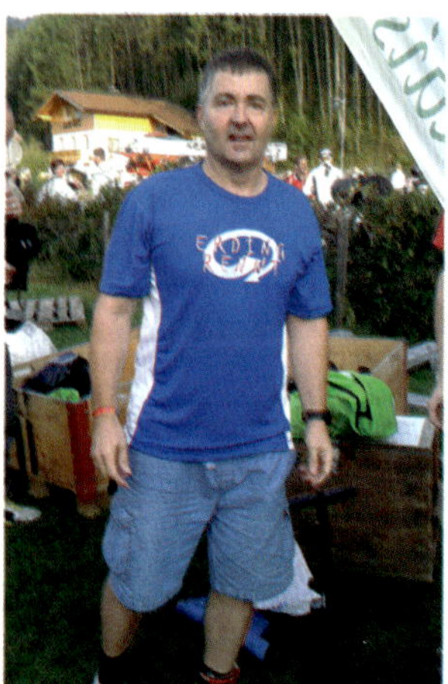

4. 9. 2011: Zwei Monate vor der zweiten Hüft-OP ist Heinz noch beim Half-Ironman dabei – hier in Läufer-Montur...

Nach einigen beruflich sehr angespannten Jahren begann Heinz im Jahre 2008 trotz Schmerzen mit dem Laufen. Zunächst kleine Strecken von zwei bis sechs Kilometer. Wegen der Schmerzen stieg er ab 2009 auf das Fahrrad um und fuhr jeden Tag 24 km zu seinem Arbeitsplatz. Als dann aber im Mai 2009 die Schmerzen in der rechten Hüfte kaum noch zu ertragen waren, stand der Besuch in der Orthopädischen Gemeinschaftspraxis München-Pasing bei Dr. Christian Carl auf dem Plan.

Auf seinen Rat hin entschied Heinz zügig, sich ein künstliches Hüftgelenk in der Sana-Klinik München einsetzen zu lassen. Im Juni 2009 war es dann so weit. Schon nach wenigen Tagen wurde Heinz entlassen, um seine dreiwöchige ambulante Reha zu starten. Die war allerdings nicht gerade um die Ecke: anderthalb Stunden hin, anderthalb Stunden zurück, davon 40 Minuten Fußweg, den er quasi als zusätzliches Training nutzte.

Sport zur Gewichtsreduzierung

Nach dieser ersten OP ging es steil aufwärts: „Sechs Wochen nach der Operation konnte ich schon wieder problemlos Auto fahren.“, freut sich Heinz heute noch. Aber trotz aller positiven Erfolge wurde er plötzlich träge. „Irgendwie fiel ich in ein Loch.“, wundert er sich selbst über sein Verhalten. Er zog erst die Bremse, als seine Waage 96 kg anzeigte – bei einer Körpergröße von 1,73 Meter.

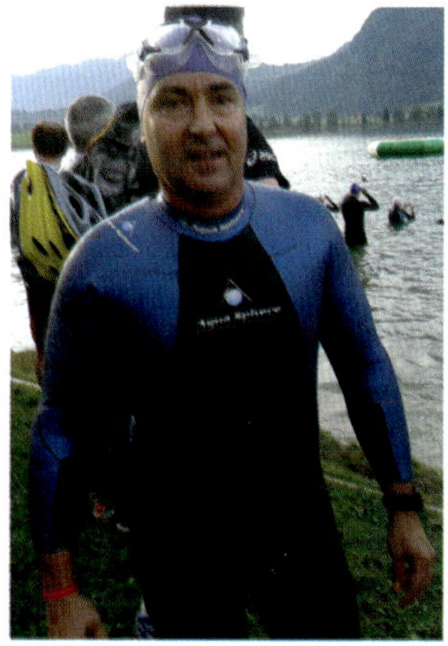

... und hier im Schwimmanzug.

„Tja, das mit dem Gewicht ist so eine Sache.“, kommentiert er das stetige Auf und Ab mit den Pfunden. „Tagsüber bei der Arbeit esse ich Quark und Obst, aber abends gibt`s leider ein sehr gutes Essen von meiner Frau. Und wenn dann noch sportliche (Zwangs-)Pausen dazu kommen....“

Als sein Sohn am 20. Juni 2010 in Erding einen Triathlon gefinished hatte, packte auch den Vater der alte Sportler-Ehrgeiz wieder. „Mein Arzt hat immer gesagt, ich solle schwimmen gehen und Rad fahren.“, erzählt Heinz, „Also fast Triathlon!“. Heinz machte einen allgemeinen Gesundheitscheck und befragte seinen Orthopäden, ob er laufen dürfe. Nachdem der grünes Licht gegeben hatte, war Heinz nicht mehr zu bremsen.

Erste Triathlon-Erfolge mit einer TEP

Er meldete sich zusammen mit seinem Sohn für den Triathlon in der Olympischen Distanz im nächsten Jahr in seiner Heimatstadt Erding an und trat in den Triathlonverein Günzburg ein, der in der Nähe seines Wohnorts Landensberg liegt.

Ein Jahr lang trainierte er eisern ca. fünf Mal pro Woche Schwimmen, Radfahren und Laufen im Wechsel und erreichte sein Idealgewicht von

84 kg. Tatsächlich triumphierte er am 16. Juni 2011 bei seinem ersten Triathlon – zwei Jahre nach seiner TEP-OP rechts. Auf der Woge des Glücks startete Heinz sogar am 3. September 2011 beim Half-Ironman am Walchsee und kam nach sieben Stunden ins Ziel ohne Schmerzen.

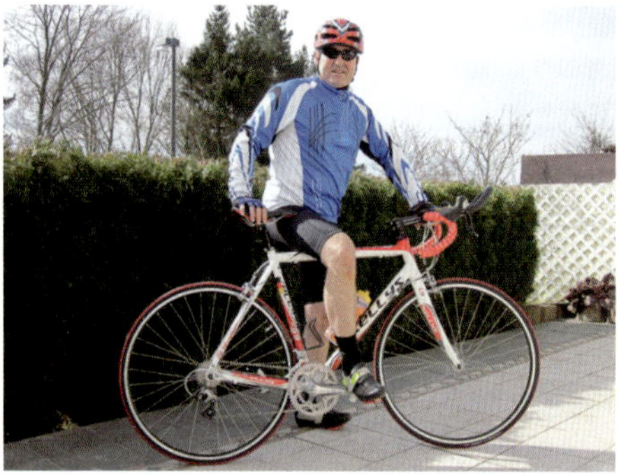

Beim Staffel-Triathlon der FiveArtHips 2012 ist Heinz Meixner der Radler des Trios.

Allerdings währte seine Freude nur kurz. Im Oktober 2011 kam er nicht darum herum, sich auch auf der linken Seite –- 21 Jahre nach der Umstellung – ein künstliches Hüftgelenk einsetzen zu lassen, wieder in der Sana-Klinik von Dr. Christian Carl. Bereits während der erneut ambulanten Reha begann Heinz wieder zu arbeiten. Inzwischen ist er als Kunden-Berater bei der Fertighausfirma Kampa tätig. „Zur Hälfte sitze ich während der Arbeit, zur anderen Hälfte stehe ich. Auch muss ich viele Treppen gehen.“

Diszipliniertes Training

Seine gute körperliche Konstitution erlaubte es ihm, bereits nach drei Monaten wieder mit intensivem Training für die Triathlon-Saison 2012 zu beginnen. Darüber freut er sich – auch, weil er bis zum Februar 2012 wieder auf 93 kg zugelegt hat. „Ich möchte auf gutes Essen ja nicht verzichten. Also trainiere ich lieber diszipliniert nach einem Trainingsplan und quäle mich. Da bin ich durchaus ehrgeizig. Bis zum Sommer will ich wieder auf 84 kg runter.“

„Je besser die körperliche Fitness vor der OP, desto besser das Ergebnis danach“.

„Ohne meine erarbeitete Fitness vor den jeweiligen OPs wären die schnelle Rehabilitation und meine sportlichen Leistungen nicht möglich gewesen.“, sagt er. „Meine Erkenntnis möchte ich gern weitergeben:

Je besser die körperliche Fitness vor der OP, desto besser das Ergebnis danach.“

Ein Blick auf das Trainingspensum von Heinz Meixner sagt alles: Donnerstag Schwimmtraining, Freitag 6,5 km Laufen, Samstag 70 km Radeln, Sonntag mit dem Triathlon-Verein 130 km mit ca. 1000 Höhenmetern unterwegs. Und am Montag, weil`s regnet, geht es in den Keller auf den Ergometer! Seine Leistungen mit zwei Endoprothesen sind ein echter Mutmacher.

PH

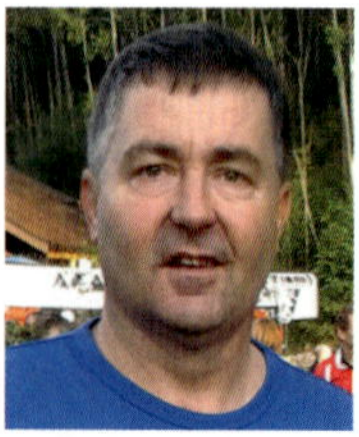

Steckbrief

Heinz Meixner,
Maurermeister und Bautechniker, derzeit Kundenberater bei der Fertighausfirma Kampa
*10. April 1960 in Erding bei München, Oberbayern; wohnhaft im schwäbischen Landensberg bei Günzburg

Hüft-Beschwerden:
Seit ca. 1983, Schmerzen nach sportlicher Belastung, z. B. Skifahren; anfangs ziehen, später wie Messerstiche, Schmerzen bei Ruhigstellung des Gelenks

Ursache: Unbekannt; die Schmerzen kamen aus heiterem Himmel

Diagnose: Hüftgelenkarthrose beidseitig

Behandlungen vor der OP:
Div. Schmerzmittel wie Wobenzym, Schmerzsalben, Krankengymnastik, Massagen

Hüft-OP:
1. Umstellungsosteotomie beidseitig 1989/90
2. TEP rechts 4. 6. 2009
3. TEP links 31. 10. 2011

Klinik und Operateur: Alle, Sana-Klinik München-Solln
1.OP Prof. Dr. Georg Täger
2. OP Dr. Christian Carl (Nachfolger von Prof. Täger)
3. OP Dr. Christian Carl

Krankenkasse: Techniker Krankenkasse, gesetzlich

Technik und Material:
Zementfrei, seitlicher Schnitt ca. 20 cm, Pfanne und Stift von Zimmer

Komplikationen nach der OP: Keine

Reha:
1. OP Simsseeklinik in Bad Endorf, 5 Wochen
2. OP ambulante Reha im Universitäts- und Rehabilitationsklinikum Ulm (RKU), 3 Wochen
3. OP ambulante Reha in der Fachklinik Ichenhausen, 3 Wochen

Reha-Ziel:
Wiederherstellung der Arbeitsfähigkeit (nach der 3. OP bereits während der ambulanten Reha gearbeitet)

Behandlungen nach der Reha: 6 x Krankengymnastik und Fitness

Sportarten vor der Hüft-OP:
1. Alles Mögliche (Karate, Turnen, Ski, Fußball usw.)
2. Bisschen Rad, bisschen Joggen, Selbstverteidigung
3. Triathlon

Sportarten nach der Hüft-OP und ab wann:
1. Alles wieder
2. Ein Jahr Pause, dann Triathlon
3. Keine Pause, Triathlon

Fitness-Training vor der OP:
1. Alle möglichen Sportarten
2. Ganz wenig
3. Normales Fitnesstraining

Fitness-Training nach der OP:
Alles was mir Spaß macht. Jedoch meide ich Dinge wie Springen usw.

Wie zufrieden heute, 2012? Super zufrieden

Mutmach-Satz für andere:
Das Wichtigste ist, vor der Operation unbedingt etwas Sport zu treiben, z. B. Radfahren usw. – auch wenn es schmerzt. Gute Muskeln, besonders im Gesäß und Hüftbereich, helfen enorm bei der Reha.

Filomena und Sieglinde, Mutter und Tochter, 87 und 58, vier Hüft-TEPs

Auf der Moseralm, da gibt`s zwei Hüft-Phänomene

Südtirol ist bergig. Das weiß jeder, der je dort Wander- oder Ski-Urlaub gemacht hat. Das Berghotel Moseralm unweit des kristallklaren Karersees im Südtiroler Eggental liegt auf 1.580 Metern Höhe und ist umgeben von den herrlichen Dolomitengipfeln Rosengarten und Latemar. Da ist es für ein kleines Kind besonders bitter, wenn es diese Bergwelt nur von unten sehen kann, ja völlig unbeweglich in einem Gipsbett liegen muss: Sieglinde Auer, die unter der Leitung ihrer Schwester Monika in dem sympathischen Vier-Sterne-Familienhotel mitarbeitet, ist es Ende der 50er Jahre so ergangen. Grund: eine doppelseitige Hüftluxation von Geburt an.

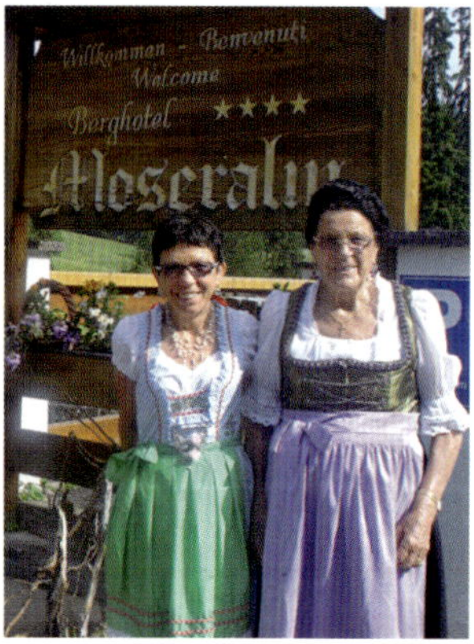

Sieglinde und ihre Mutter Filomena heißen die Gäste in ihrem Berghotel Moser - alm herzlich willkommen.

Heute bewältigt die drahtige, zierliche Sieglinde im Laufschritt die beiden Treppen in den zweiten Stock schneller als der Aufzug mit unserem Gepäck und uns dort ist. Wie in der Fabel vom Hasen und Igel freut sie sich und scheint mit ihrem herzlichen Lächeln zu sagen: „Ich bin schon da, ich kann wieder hüpfen und springen.“ Zu verdanken hat sie das zwei künstlichen Hüftgelenken; aber davor liegt eine lange Leidensgeschichte, die sie relativ klaglos ertragen hat. „Uns Bergleuten muss man schon sagen, dass wir den Mund aufmachen.“, kommentiert sie ihre zähe Natur lakonisch.

Zwei Jahre lang unbeweglich im Gipsbett

Sieglinde ist das zweite von insgesamt sieben Kindern von Filomena Auer und ihrem inzwischen verstorbenen Mann Siegfried. Auch Filomena hat zwei künstliche Hüften. Aber davon später. Zunächst erzählt die 87-jährige Seniorchefin von ihrer 1954 geborenen Tochter: „Sieglinde war ein eher zartes, knochenschwaches Kind. Vielleicht, weil ich mich während der Schwangerschaft am Blinddarm operieren lassen musste.“ Da sie in ihrer eigenen Familie mit 12 Geschwistern groß geworden ist, wusste die junge Mutter, wann ein Kind laufen können musste. „Aber wenn Sieglinde versucht hat, aufzustehen, dann ging das nicht.“, erinnert sich Filomena. „Und wenn sie dann ihre ersten Schritte gemacht hat, hat sie immer ein bissl gewackelt.“ Die Mutter war beunruhigt und ging – zu Fuß mit dem Kleinkind huckepack – zum Hausarzt ins Dorf Welschnofen. Aber der tat ihre Bedenken als „Weibersorgen“ ab.

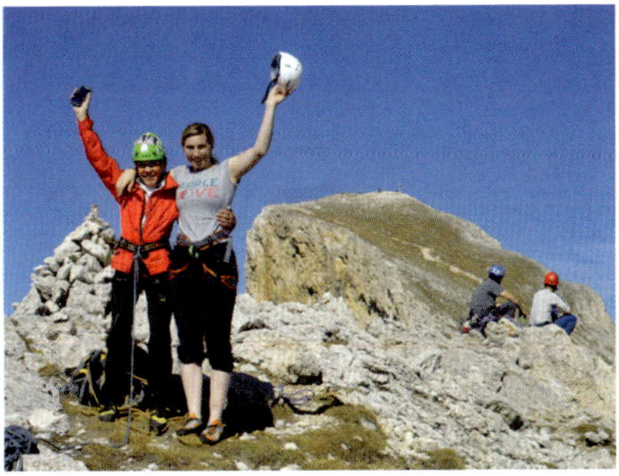

Mit zwei TEPs kann Sieglinde (links) wieder die höchsten Dolomiten-Gipfel erklimmen, gern in Begleitung ihre Nichte Magdalena.

Als Sieglinde zwei Jahre alt war, erkannte ein italienischer Tagesgast das Problem: „Ich bin vom Fach. Die eine Hüfte Ihrer Tochter ist sicher ausgehängt, die zweite wahrscheinlich auch.“, sagte der Orthopäde. Also machte sich Filomena auf ins 25 Kilometer entfernte Bozen – wiederum zu Fuß bis zum Gasthaus Adler, aber dann doch mit dem Bus. Dort ging sie zum Orthopäden Dr. Hermann Pedoth. „Der ist Zeit seines Lebens ein herzensguter Freund gewesen.“, erzählt Sieglinde, und man spürt noch heute ihre Bewunderung für den zupackenden, strengen Arzt. Und das obwohl er ihr zwei Jahre im Gipsbett verordnet hat, denn natürlich erkannte auch er die beidseitige Hüftluxation, die es nun – eigentlich zu spät – so gut wie möglich zu reparieren galt.

Gäste aus München rieten Filomena, sich zur Sicherheit noch eine zweite Meinung einzuholen und organisierten für sie einen Besuch im Krankenhaus Rechts der Isar. Dazu nahm sie die für damalige Verhältnisse weite Zugreise nach München auf sich – inklusive Kontrolle am Brenner mit der den politischen Umständen geschuldeten Frage, was sie als Südtirolerin denn in München wolle. Dort angekommen ging sie zu Dr. Krestl, der die Diagnose des Bozener Kollegen bestätigte. „Von München ist mir nur die Frauenkirche in Erinnerung geblieben.“, kommentiert Sieglinde diesen frühkindlichen Ausflug in die Großstadt.

„Warum kann ich nicht im Heu oder im Schnee spielen, habe ich mich immer gefragt.“

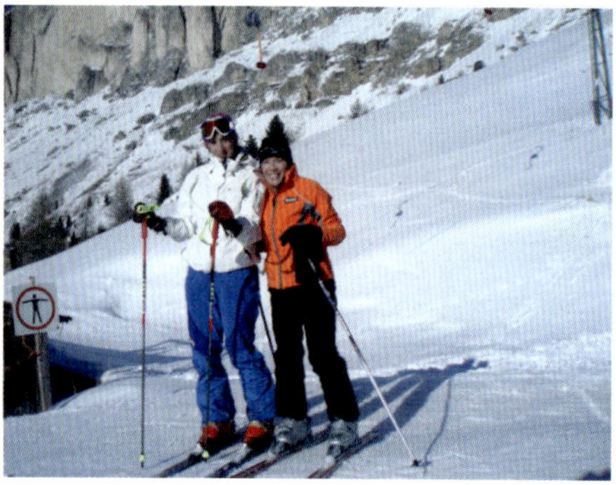

Sieglindes „große“ Nichte Magdalena, die Tochter von Hotel-Chefin Monika, ist ihre liebste Begleiterin, denn schließlich arbeitet die ehemalige Rennfahrerin der italienischen Nationalmannschaft heute als Skilehrerin.

Im Alter von zwei bis vier Jahren wurde Sieglindes Bewegungsdrang durch ein Gipsbett verhindert. „Anschließend kam ich ein Jahr lang weit gespreizt in eine Gipsschale mit einem 1,5 kg schweren Zuggewicht.“, erinnert sich Sieglinde. „Aber aus der habe ich mich immer öfter rausgeschnallt. Denn ich wollte ja auch im Heu oder im Schnee spielen.“ Die Mutter ergänzt: „Der Gips war schon eine große seelische Belastung für sie. Da hat sie sehr drunter gelitten.“

Die Hüfte war immer die Schwachstelle

Wie sehr Körper und Seele zusammenspielen, sollte sich auch in Zukunft zeigen. Denn fortan waren Sieglindes Hüften eine Art Indikator für ihr Befinden: „Wenn irgendetwas war, in der Schule oder irgendeine Enttäuschung, dann haben die Hüften blockiert.“ Aber zunächst einmal genießt Sieglinde die Natur rund um die Moseralm, die von ihren Eltern langsam und stetig ausgebaut wurde – von der Almhütte mit Zimmern für Tagesgäste bis zur Fremdenpension für Urlauber.

„Ich bin volles Rohr Ski gefahren, mit 1,90 Meter langen Skiern.“, lacht die nur 1,55 Meter große Sieglinde. „Denn wenn schon sowieso die Hüften kaputt sind, dann macht`s ja nichts aus. Es tat weh, aber hat unbandig Spaß gemacht.“ Der Schmerz wurde zu ihrem ständiger Begleiter. „Auch das Gehen war immer anstrengend. Das war eher ein Schieben. Und beim Bergsteigen spürte ich immer eine Sperre in den Leisten. Da hat mir oft mein Vater geholfen, indem er meine Beine hochgehoben hat.“

Dr. Pedoth ermahnte sie väterlich, immer auf ihr Gewicht zu achten – „und das nicht nur wegen der Buben!“. Aber da brauchte er sich bei der hochaktiven Sieglinde keine Gedanken zu machen. Die Lederhose, die sie damals als Kind trug, passt ihr heute noch! Der Doktor trug ihr auch auf, immer gute Schuhe - nicht mit Gummisohlen – zu tragen, denn noch immer war ihre Beinlänge verschoben, ihr Gang keineswegs stabil.

Derweil versuchte Mutter Filomena ihre zunehmenden Hüftprobleme zu verdrängen bzw. mit Schmerzmitteln zu betäuben. „Ich hatte einfach keine Zeit, zum Arzt zu gehen. Aber nach jedem weiteren Kind ist mir mein Hüftgelenk vorgekommen, als ob da Kies drin wäre. Das hat so geraspelt.“, erinnert sich Filomena, die ursprünglich aus dem Ultental kommt und dort schon früh auf dem Bauernhof mitgearbeitet hat. Ihr Leben war bestimmt von schwerer Arbeit im Stall, auf den Äckern und im Wald – inklusive Bäume fällen! Aber sie glaubt, dass ihre Hüftprobleme auch vererbt sind: „Ich erinnere mich, dass meine Mutter immer Schwierigkeiten beim Aufstehen hatte.“

„Ich bin volles Rohr Ski gefahren, auch wenn es weh tat. Die Hüften waren ja sowieso schon kaputt.“

Filomenas Schmerzen wurden unerträglich. Sie konnte nicht mehr schlafen und bekam von den vielen Tabletten sogar Magenblutungen! Also ging sie zu Dr. Hugo Aichner nach Brixen, der sie trotz ihres völlig abgenutzten Hüftgelenks eigentlich gar nicht operieren wollte, weil die Technik künstlicher Gelenke noch nicht so weit fortgeschritten war. „Aber ich konnte die Schmerzen einfach nicht mehr aushalten und so hat er gesagt, in Ordnung, ich riskier`s.“ 1971 war das – und diese Hüfte hat immerhin 17 Jahre lang gehalten! Aber ganz schmerzfrei war Filomena die ganzen Jahre nicht.

1988 – zwei TEPs in Garmisch für Sieglinde

„Sofort nach der OP war ich schmerzfrei. Ich bin jeden Tag sehr dankbar dafür.“

Während Filomena mit ihrer frühen künstlichen Hüfte wieder wanderte, Gartenarbeit erledigte und Sport trieb, verschlimmerten sich die Beschwerden bei der Tochter. „Mein hellhöriger Mann ist nachts wach geworden durch mein Stöhnen.“, erzählt Sieglinde. „Ich wollte schon gar nicht mehr ins Bett gehen. Da habe ich freiwillig die Nachtdienste im Haus gemacht, und wenn es zu schlimm wurde mit den Schmerzen habe ich mich bäuchlings nach vorn über einen Keil gelegt und versucht, auf dem Boden zu schlafen.“
Durch ihren jahrzehntelangen Schiefgang, sie war damals 34 Jahre alt, hat Sieglinde sich auch etliche Organe kaputt gemacht: „Meine Galle hat nicht mehr gearbeitet. Jeder Geruch hat mich gestört. Dann konnte ich meine Arme nicht mehr heben, weil meine Schulter-Genick-Partie völlig verzogen war. Die Knie taten sowieso weh, und beim Schwimmen ging gar nichts mehr, weil mir der Schmerz wie ein Blitz in die Knie fuhr.“

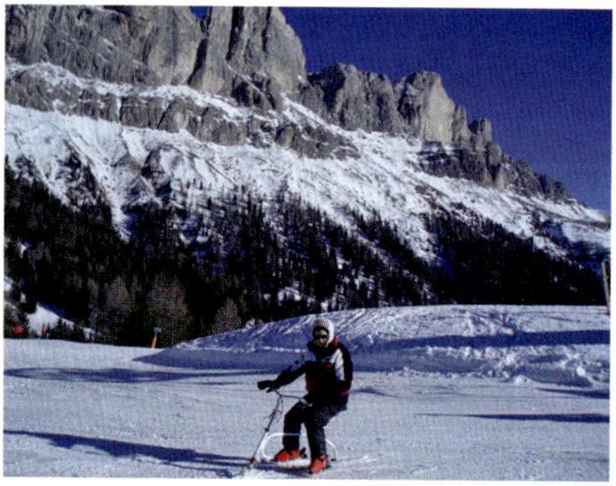

Erst an ihrem 87. Geburtstag hat Filomena das Skibobfahren auf Wunsch ihrer Kinder aufgegeben.

Die Erlösung durch zwei künstliche Hüftgelenke brachte ihr wiederum ein Gast: Krankenschwester Angela, die spätere Ehefrau des heutigen Chefarztes der endogap-Klinik in Garmisch-Partenkirchen, Dr. Christian Fulghum, machte sie auf das Garmischer Team um Prof. Dr. Fritz Lechner und Dr. Holm Schlemmer aufmerksam, das schon damals führend beim Einsatz künstlicher Hüftgelenke war.

Rasch entschloss sich Sieglinde zur Operation in Garmisch und wurde sofort mit Schmerzfreiheit belohnt. „Schon beim Aufwachen habe ich gedacht: Eigenartig, du hast immer Weh gehabt. Und nun ist der Schmerz weg. Ich bin jeden Tag sehr dankbar dafür.“

Vor der OP hatte sie durchaus Respekt: „Ich kann nur hoffen, dass der operierende Arzt keine aktuellen familiären Sorgen hat und seine Arbeit konzentriert und gut macht.“ Innerhalb von fünf Monaten ließ sie beide Hüften erneuern: Mitte Mai 1988 links, Mitte Oktober rechts. „Ich bin anschließend sechs Monate mit Krücken gegangen, aus Respekt vor diesem Eingriff. Man hat mir gesagt, die Endoprothesen halten lebenslänglich. Und ich hoffe, dass es so ist.“

Leider sagte man ihr damals auch, dass sie nicht mehr Ski fahren dürfte, das wäre zu gefährlich. Zehn Jahre hat sich Sieglinde daran gehalten. Glücklicherweise kam dann gerade die neue Carving-Technik auf. „Mein Vater hat mich überredet, es doch mal mit geliehenen Carving Skiern zu probieren. Vorsichtig habe ich meine ersten Schwünge gemacht. Diese Freude: Es ging super! Wow, habe ich gedacht – und einen lauten Freudenschrei losgelassen.“

„Mit geliehenen Carving Skiern habe ich meine ersten Schwünge gemacht. Das ging super, wow! Ich habe einen lauten Freudenschrei losgelassen.“

Heute tut es ihr leid um diese zehn Jahre. Aber damals war das Material auch noch nicht so perfekt und Sieglinde sicher ein schwieriger Fall. Das führte dazu, dass 1990, 1995 und 2002 Revisions-Operationen nötig wurden, aber stets nur an den Pfannen. Die Schäfte halten bis heute. Alle Operationen ließ sie in Garmisch machen: Beim ersten Mal war rechts das Inlay gebrochen und eine neue Pfanne musste implantiert werden; beim zweiten Mal war der Pfannenwechsel links nötig, eine neue Doroloc 500 von De Puy wurde implantiert; das Gleiche dann im Juli 2002 wiederum auf der rechten Seite. Insgesamt 18 Jahre lang war sie Patientin bei Prof. Dr. Lechner und Dr. Holm Schlemmer, die Revisionen nahm Dr. Wolf vor.

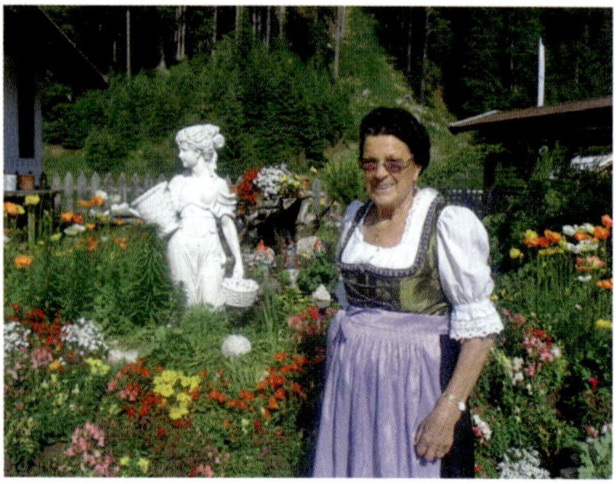

Filomena liebt ihre Blumen und kümmert sich täglich um die Gartenanlagen des Hotels.

„Bei fünf Hüft-OPs müsste ich eigentlich Mengenrabatt bekommen.“, scherzt Sieglinde, die inzwischen Patientin des heutigen Chefarztes Dr. Christian Fulghum ist. Der wiederum ist längst zusammen mit seiner Frau und den beiden Söhnen Stamm-Urlauber auf der Moseralm. Auch die Ski fahrenden Ärzte Dr. Tauber und Dr. Wolf schätzen die familiäre Atmosphäre und die wunderschöne Lage der Moseralm inmitten des Skigebiets.

1988: Zweite TEP in Innsbruck für Filomena

Zur selben Zeit, als Sieglinde ihre beiden Hüft-TEPs implantieren ließ, war bei Filomena die erste künstliche Hüfte kaputt. „Ich habe schon beim Wandern, speziell beim Runtergehen gespürt, dass da was nicht in Ordnung war.“, erinnert sich Filomena. „Und da habe ich mir gesagt: So lange wie bei der ersten warte ich diesmal nicht.“ So ging sie ins Klinikum Innsbruck, wo Dr. Russe, der später leider tödlich verunglückte, als Spezialist für Knochentransplantationen galt. „Er war ausgebildet für Wechsel-Operationen zementierter Hüftprothesen und hat mir gleich gesagt: Plagen will ich Sie nicht. Machen wir es lieber heute als morgen.“ Nach zwei Tagen hatte sie einen Termin, ausgerechnet an ihrem 63. Geburtstag am 30. Januar 1988. Unmittelbar nach der OP war sie schmerzfrei, und fünf Monate danach hat die sportlich immer aktive Hoteliersfrau schon wieder eine Gäste-Gruppe auf 2.400 Meter Höhe geführt.

„Ich will Sie nicht plagen. Machen wir die OP lieber heute als morgen.“

Ab 1995 wurde sie dann auch Patientin in der endogap-Klinik in Garmisch-Partenkirchen. Zunächst mit der dritten Hüft-OP, 2003 mit dem rechten Knie. „Vier Monate nach der Knie-OP war meine Mutter wieder beim Eisstockschießen.“, berichtet Sieglinde. Und sie frönte wieder ihrer Leidenschaft, dem Skibob-Fahren. Eine weitere Hüft-OP bescherte ihr dann allerdings nicht ihr Sport, sondern ein Widder! Auf der Moseralm gibt es ja neben dem Haus der Seniorchefin einen kleinen Zoo mit Hängebauchschweinen, Schafen und Ziegen. „Der Widder hat mich links gestoßen.“, sagt Filomena. „Mein ganzer Haxen war ein blauer Fleck. Ich konnte überhaupt nicht mehr laufen. Beim Röntgen hat man dann aber festgestellt, dass der Schaft drin bleiben kann. Nur das Inlay war kaputt und musste ausgetauscht werden.“

„Ich muss einfach raus. Wahrscheinlich, weil ich es früher nicht konnte.“

Reha immer zu Hause – mit Skifahren, Bergwandern, Eisstockschießen, Schwimmen und Physiotherapie

Ihre Reha haben beide Frauen immer zu Hause auf der Moseralm absolviert: „Ich habe die beste Reha zu Hause, wenn ich mich bewege und draußen sein kann. Ich muss einfach raus. Wahrscheinlich, weil ich es früher nicht konnte. Wir haben zwar im Haus einen wunderschönen Fitnessraum, aber da sind keine Fingerabdrücke von mir drauf.“, lacht Sieglinde. „Überhaupt bin ich die Einzige von meinen Geschwistern, die nie weg wollte von hier. Schon nach wenigen Tagen habe ich Heimweh.“

Ihre Mutter sieht das ähnlich. Beide schwören aber auf die ambulante Physiotherapie im Ort, die sie wöchentlich besuchen. „Das ist der Physiotherapeut der Rodler-Nationalmannschaft, für die meine Schwester Monika mal gestartet ist.“, sagt Sieglinde, und Filomena ergänzt: „Unser Physiotherapeut ist eigentlich Arzt, der auch Spritzen setzt. Manchmal bin ich nach einer Behandlung ganz kaputt, weil es so intensiv ist.“

Jedes Jahr fahren beide Frauen zur Kontrolle - „und zur Beruhigung“ – in die endogap. „Ich passe sehr auf die Hüften auf.“, sagt Sieglinde entschieden. „So gehe ich etwa bergab immer mit Stöcken oder fahre mit dem Lift runter. Bei Bergtouren gehe ich nur mit Bergführer und Seil und Helm. Auch beim Skifahren vermeide ich Risiken. Ich weiß ja genau, wann es wo bei uns voll ist. Da fahre ich lieber, wenn weniger los ist. Und nicht über Stock und Stein. Aber im Tiefschnee und im Sulz gern.“

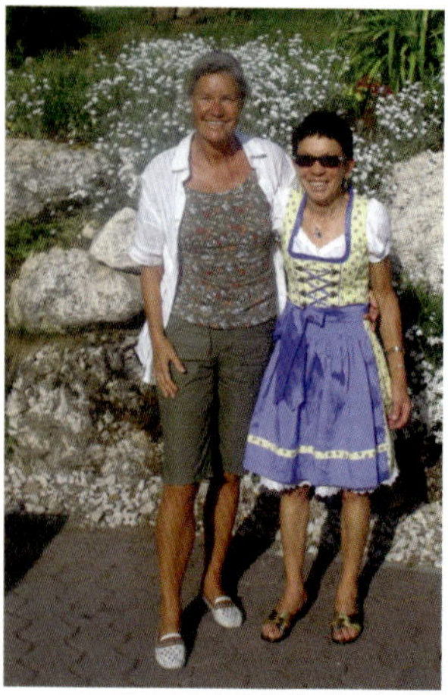

Vier Hüft-TEPs: Autorin Heidi Rauch und Sieglinde Auer

Tägliche Bewegung an frischer Luft

Ihre Mutter Filomena sieht das ähnlich, wobei bei ihr natürlich das Alter hinzukommt. „Mit 87 Jahren muss ich ja nicht mehr alles machen.“, sagt sie verschmitzt. „Somit habe ich im Winter 2012 das Skifahren aufgehört. Nun lassen wir mal die Vernunft walten, habe ich mir gesagt. Lieber freiwillig aufhören, ehe man sich was tut.“ Auch das Radfahren und Klettern hat sie auf Drängen ihrer besorgten Kinder und aus Vernunftgründen aufgegeben. „Das ist mir anfangs sehr schwer gefallen. Aber es ist mir schon klar, dass man nicht mehr so gelenkig ist.“ Von der Kondition her würde sie alles durchaus noch packen. Nach dem Tod Ihres Mannes ließ sie sich nämlich auf Wunsch ihrer Kinder von einem Kardiologen durchchecken und der hat ihr attestiert, dass ihr Herzmuskel noch hervorragend arbeitet.

Die tägliche Bewegung an frischer Luft macht`s. „Wenn ich mich nicht mehr bewegen könnte, das wäre das Allerschlimmste für mich.“, sagt Filomena. „Ich liebe die Blumen und die Gartenarbeit. Und ich muss jeden Tag zu Fuß gehen. Die Gäste wollen auch nicht ohne mich zum Bergwandern gehen.“ Sogar das Eisstockschießen betreibt Filomena noch: „Natürlich mit Spikes. Ich passe schon auf und bin vorsichtig.“ Zur Zeit wird sie aber nicht von ihren Hüften, sondern von einer schleichenden Arterienverkalkung ausgebremst. Die bekämpft sie mit täglichem Schwimmen: „Jeden Morgen gehe ich noch vor Sonnenaufgang, so um vier oder fünf Uhr früh, rüber

„Jeden Morgen schwimme ich eine Stunde noch vor Sonnenaufgang.“

ins Hotel-Schwimmbad und schwimme eine Stunde. Danach gehe ich wieder ins Bett und schlafe bis sieben Uhr.“

Filomena und Sieglinde sind der Medizintechnik absolut dankbar. „Es ist doch ein großes Glück, dass wir heute zu den besten Ärzten gehen können.“, sagt Sieglinde. „Für mich haben meine Hüft-Endoprothesen eine TÜV-Plakette mit Sonne drauf! Ich bin ja schließlich dank der TEPs 100 Prozent fitter und beweglicher als früher.“ Und ihre Mutter spricht abschließend die weisen Sätze: „Die meisten Menschen nehmen aus ihrem Lebenslauf immer nur das Schlechte heraus. Dabei sollte man lieber nachdenken, was habe ich Gutes zu erzählen. Und gerade aus dem Alter sollte man das Beste machen.“

HR

PS: Wer wissen möchte, wie es auf der Moseralm aussieht, der schaue sich die Homepage an: www.moseralm.com

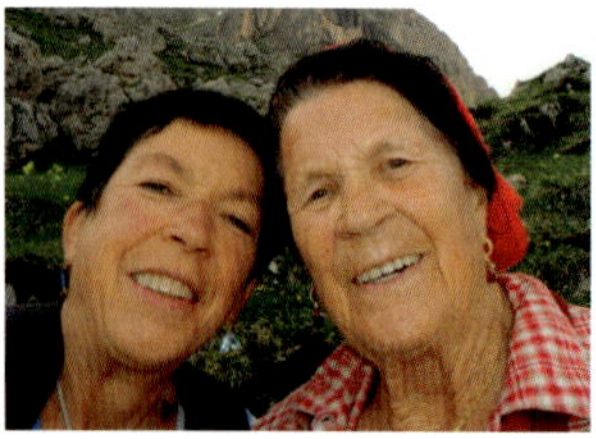

Steckbriefe

Filomena Auer,
Mutter von 7 Kindern, Wirtin
* 30. 1. 1925 in St. Nikolaus Ulten, Südtirol

Sieglinde Auer, Hotel-Mitbetreiberin,
* 29. 8. 1954 in Karersee, Südtirol

Hüft-Beschwerden:
- Filomena seit ca. 1950 starke Schmerzen, eingeschränkte Bewegungen
- Sieglinde seit Geburt starke Schmerzen, eingeschränkte Bewegungen

Ursache:
- Filomena: schwere Arbeit auf dem Bauernhof, Stall-Heu-Äcker, Waldarbeit, Bäume fällen
- Sieglinde: bei Geburt doppelseitige Hüftluxation

Diagnose:
- Filomena: Verschleiß der Hüftgelenke
- Sieglinde: beidseitige Hüftluxation mit entsprechendem Verschleiß der Hüftgelenke

Behandlungen vor der OP:
- Filomena: starke Medikamente mit Folgen (Magenblutung), Physiotherapie
- Sieglinde: Physiotherapie

Hüft-OPs:
- Filomena: 1971, 1988, 1995
- Sieglinde: 1988, zwei Hüft-TEPs, 1990, 1996 und 2002 Revisionen

Klinik und Operateure:
- Filomena: 1970 Brixen, Südtirol, Dr. Aichner, 1988 Innsbruck Dr. Russe, leider tödlich verunglückt, 1995 Garmisch, Dr. Schlemmer, Dr. Fulghum, Dr.Tauber
- Sieglinde: alle Garmisch-Partenkirchen, Prof. Dr. Lechner, Dr. Schlemmer, Dr. Fulghum, Revision Dr. Wolf

Krankenkasse:
Italienische Krankenkasse, wurde nur zum geringen Teil bezahlt

Technik und Material:
Immer neueste Prothese, zementiert bei Filomena, unzementiert bei Sieglinde

Komplikationen nach den OPs: Keine

Reha: keine, Berghotel Moseralm

Reha-Ziel: Schmerzfrei sein, neue Beweglichkeit

Behandlungen nach der Reha:
Wöchentliche Physiotherapie, Massagen, Dehnübungen

Sportarten vor der Hüft-OP:
Wandern, Klettern, Schwimmen, Radfahren (Mountainbike, Rennrad), Tanzen, Skibob, Ski, Eisstockschießen, Schlittschuh – alles beschwerlich

Sportarten nach der Hüft-OP und ab wann: s. oben – ohne Beschwerden

Fitness-Training vor der OP: s. oben

Fitness-Training nach der OP: s. oben - alles außer Risiko….

Wie zufrieden heute, 2012? Sehr zufrieden

Mutmach-Satz für andere:
Egal, welches Alter man hat: Lieber früher als zu spät operieren lassen. Es gibt heute so gute Ärzte. Und danach ganz viel für die künstliche Hüfte tun und nicht-kontrollierbare Risiken vermeiden. „Am Baum des Lebens wachsen viele Augenblicke. Jeder einzelne davon ist kostbar.“ (Jochen Mariss)

Ulrich Schäfer, 48, eine Hüft-TEP

Der Schnellentschlossene

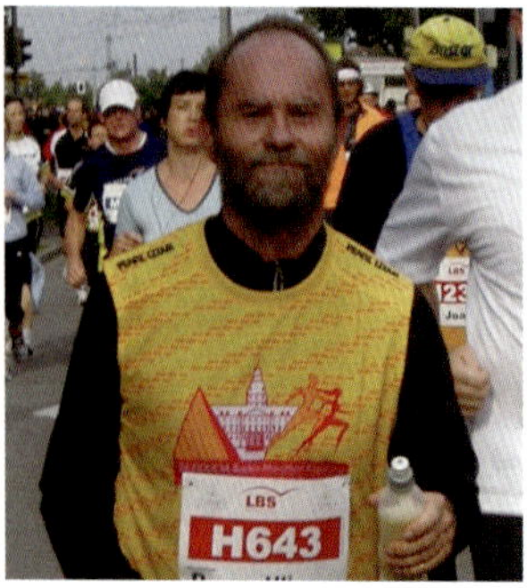

Ulrich Schäfer beim Baden-Marathon Karlsruhe 2009. Foto: Gisela Krieger

Ulrich Schäfer, der 5-fache Familienvater, Software-Entwickler und Hobbylandwirt mit eigenem Hof, ist ein auch sportlich sehr aktiver Mann.

Bis zum Jahre 2004 spielte er intensiv Volleyball in einer Mannschaft sowie Badminton und Tischtennis. Bei einer Körpergröße von nur 1,70 cm benötigte er beim Volleyball eine entsprechende Sprungkraft. In seinem letzten Volleyballturnier sackte er plötzlich mitten im Match schmerzverzerrt zu Boden. Seine Achillessehne war gerissen.

Ab da war mit Sport für zwei Jahre zunächst Schluss. Volleyball hat er danach ganz aufgegeben. Als aber sein Körpergewicht immer mehr wurde, beschloss Ulrich, mal eine Sportart anzufangen, die er immer gehasst hatte: das Laufen. Und siehe da, es machte ihm auf einmal sogar Spaß. Er nahm an vielen Wettkämpfen teil und lief mehrere Halbmarathons. Seine Halbmarathon-Bestzeit lag immerhin bei 2:06 Stunden.

Ein Sprung über eine Pfütze – und die Probleme begannen

Im September 2010 ist Ulrich noch einen Halbmarathon nur drei Minuten über seiner persönlichen Bestzeit gelaufen. Aber dann war ein „falscher Schritt“ der Beginn neuer Schmerzen: Im Dezember 2010 sprang Ulrich aus einer Laune heraus über eine große Pfütze auf einem feuchten Steinboden und landete sehr unsanft mit einer Riesengrätsche. Das hatte zwar außer höllischen Schmerzen zunächst keine Konsequenzen, aber im Nachhinein betrachtet begannen ab da die Probleme.

Alle Ärzte, denen er das erzählte, wollten aber davon nichts wissen. Vielmehr wurde im Januar 2011 ein Läuferknie festgestellt. „Die Hüfte wurde als unauffällig diagnostiziert. Ich bekam manuelle Therapie verordnet, aber die Beschwerden besserten sich nicht.“, erinnert sich Ulrich. „Bis dahin hatte ich eigentlich keine Beschwerden. Allerdings fällt mir rückblickend auf, dass ich schon seit einigen Jahren Einschränkungen in der Beweglichkeit des rechten Beins hatte. Da ich ohnehin nie ein besonders beweglicher Mensch war, habe ich das auf fehlende Dehnübungen zurückgeführt.“, überlegt er nachdenklich.

„Bis zwei Tage vor der OP habe ich intensiv Muskelaufbau und Ausdauertraining betrieben.“

Im Mai 2011 bestritt er unter Schmerzen noch einmal einen 9 km-Wettkampf. Aber danach wurden die Schmerzen fast unerträglich. „Auf Anraten des Physiotherapeuten wurde dann die Hüfte geröntgt.“, erzählt Ulrich. Der Gang zu verschiedenen Ärzten und Kliniken mit den Röntgenbildern brachte die Gewissheit: Arthrose 3. Grades und ein CAM-Impingement. Ein halbes Jahr wollte Ulrich noch versuchen, das Problem mit OP-Alternativen in den Griff zu bekommen. „Ich habe aus eigenem Antrieb das Laufen reduziert und bin vermehrt Rad gefahren. Außerdem bin ich mehrmals pro Woche in ein Fitnessstudio gegangen zum Muskelaufbau.“, berichtet Ulrich. Aber die Beschwerden haben sich verschlimmert.

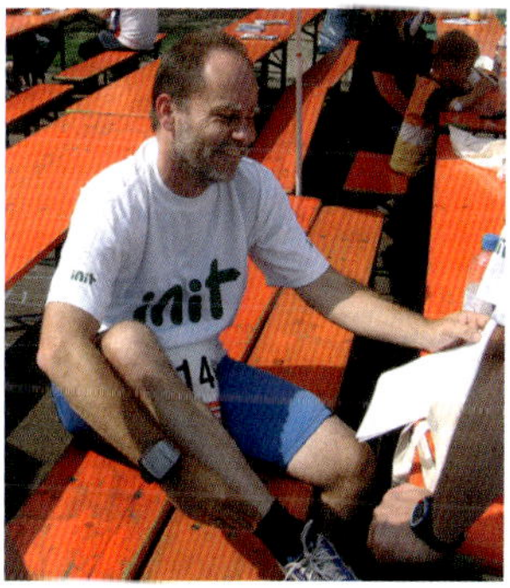

Uli beim Fidelitas Nachtlauf 2009.
Foto: Armin Fettinger

Als gegen Ende des Jahres 2011 Ruheschmerzen hinzu kamen, hat er Nägel mit Köpfen gemacht. Nur ein Jahr nach der Erstdiagnose und erstmals auftretenden Problemen entschloss sich Ulrich zur OP Mitte Februar 2012 in der Arcus-Klinik in Pforzheim bei Dr. Wolfgang Miehlke. Um möglichst gut vorbereitet zu sein, betrieb der ausgebremste Läufer bis zwei Tage vor seiner OP intensiv Muskelaufbau- und Ausdauertraining. Ich habe mich schnell entschieden und den Termin zeitlich so gelegt, dass Berufstätigkeit, Familie und die Arbeit auf dem Hof möglichst wenig beeinträchtigt wurden.

Zügig wieder aktiv: Radfahren, Nordic Walking, Laufen

Schon sechs Tage nach der OP wurde Ulrich entlassen. Aus familiären Gründen hat er sich selbst gegen eine Reha entschieden und sich nur ca. fünf Wochen physiotherapeutisch behandeln lassen.

Bereits fünf Wochen nach der OP hat Ulrich sein Sportprogramm wieder aufgenommen. Zunächst mit leichtem Radfahren, dann Nordic Walking. Elf Wochen nach der Operation hat er wieder mit dem Laufen begonnen. Inzwischen, vier Monate nach der OP, liegt sein Laufpensum bei sieben bis neun Kilometer mehrmals die Woche.

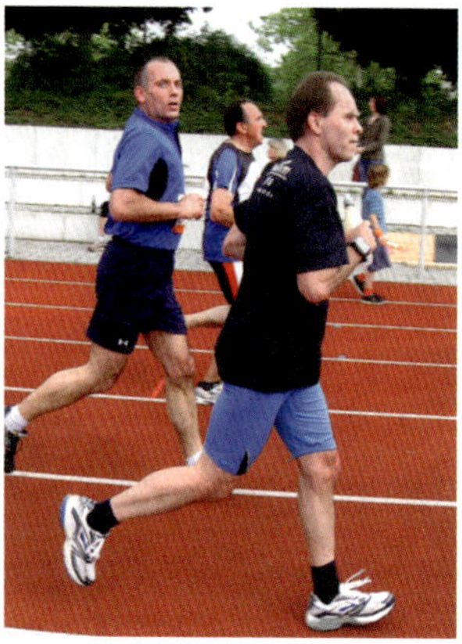

Uli bei der Badischen Meile 2010. Foto: Yuanyuan Yu

„Einschränkungen bei meinen sportlichen Betätigungen werden eher durch verloren gegangene Kondition und zehn Kilogramm Übergewicht durch die Pause verursacht als durch die Hüfte.“, schmunzelt er. „Ich bin angenehm überrascht, wie schnell das (bisher?!) geht. Den Halbmarathon im September kann ich mir durchaus vorstellen.“

Damit meint er den Baden-Marathon in Karlsruhe und formuliert sein Ziel: „Ich möchte nur ankommen, die Zeit spielt keine Rolle.“

PH

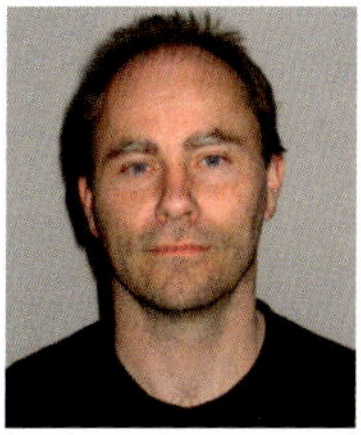

Steckbrief

Ulrich Schäfer,
Software-Entwickler
*31. Mai 1964 in Karlsruhe

Hüft-Beschwerden:
Seit etwa Ende 2010, zunächst Beschwerden in Knie und Oberschenkel, keine direkten Probleme in der Hüfte

Ursache:
Nicht wirklich bekannt, evtl. erblich veranlagtes CAM-Impingement.

Diagnose:
Mai 2011 nach Röntgenaufnahme Arthrose 3. Grades und CAM-Impingement

Behandlungen vor der OP: Keine

Hüft-OP: 13. 2. 2012

Klinik und Operateur: Arcus-Klinik in Pforzheim, Dr. Wolfgang Miehlke

Krankenkasse: Techniker Krankenkasse, gesetzlich

Technik und Material:
Minimalinvasiv; Kurzschaft-Prothese Nanos (Titanlegierung), Pfanne Pinnacle Keramik

Komplikationen nach der OP: Keine

Reha:
Sechs Tage stationär nach OP; auf eigenen Wunsch keine Reha, drei bis fünf Mal pro Woche Physiotherapie, ca. fünf Wochen lang

Reha-Ziel:
Wieder schmerzfrei den Alltag mit meiner 7-köpfigen Familie und auf unserem landwirtschaftlichen Hof zu meistern.

Behandlungen nach der Reha:
Nach der Physiotherapie keine weitere Behandlung

Sportarten vor der Hüft-OP:

Bis 2004 Volleyball intensiv, gelegentlich Badminton. Ab 2006 nur noch Laufen und gelegentliches Radfahren.

Sportarten nach der Hüft-OP und ab wann:

- Leichtes Kraft-/Ausdauertraining im Fitnessstudio ab ca. vier Wochen nach OP
- Leichtes Radfahren ab ca. fünf Wochen nach OP
- Nordic Walking ca. sechs Wochen nach OP
- Längere Strecken mit dem Fahrrad bis zwei Stunden ab sieben Wochen nach OP
- Leichtes Lauftraining ca. zehn Wochen nach OP
- Gezieltes Krafttraining im Fitnessstudio ab ca. elf Wochen nach OP
- Laufen bis ca. eine Stunde ab dreizehn Wochen nach OP

Fitness-Training vor der OP:

Ich habe aus eigenem Antrieb das Laufen reduziert und bin vermehrt Rad gefahren. Außerdem bin ich mehrmals die Woche in ein Fitnessstudio zum Muskelaufbau.

Fitness-Training nach der OP:

In erster Linie Fitnessstudio und Radfahren.

Wie zufrieden heute, 2012?

Im Moment, 4 Monate nach der OP, kaum noch Beschwerden und Einschränkungen. Leichte Schmerzen und Bewegungseinschränkungen in der Leistengegend.

Mutmach-Satz für andere:

Am besten schnell und zügig die Entscheidung zur Operation treffen. Dann ist die Leidenszeit auch entsprechend kurz.

Roland Hau, 71, eine Hüft-TEP

Der sportliche Rentner – nur Squash geht nicht mehr!

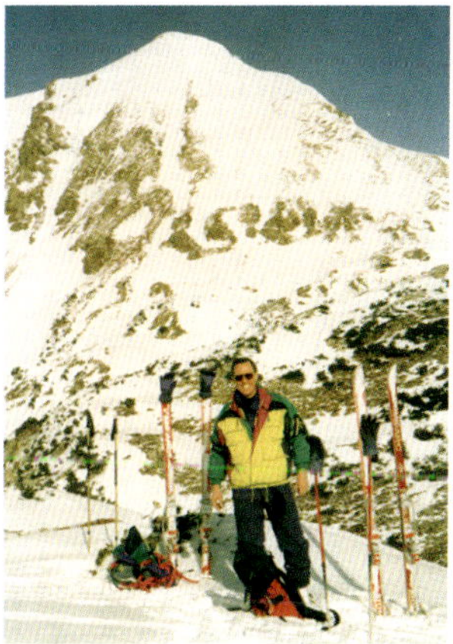

Roland im März 1992 beim Skifahren in den Dolomiten.

Der Münchner Roland Hau ist schon sein ganzes Leben lang sehr sportlich gewesen. In Bayern bedeutet das vor allem Skifahren in allen Variationen (Alpin, Langlauf, Touren) und Bergsteigen. Später hat er wöchentlich Squash gespielt. Umso schlimmer war es dann, als der Diplom-Ingenieur und geschäftsführende Gesellschafter einer Elektrotechnik-Firma, kaum war er im so genannten „Ruhestand“, tatsächlich zu mehr Ruhe gezwungen wurde: Anfang 2005, also im Alter von 64 Jahren, machten sich Hüftbeschwerden bemerkbar, alles wurde mühsamer.

Entmutigen hat er sich davon allerdings nicht lassen, fuhr Rennrad (oder Ergometer), ging schwimmen, wandern, joggen und spielte Tischtennis. „Sport ist der Mittelpunkt meiner Freizeitaktivitäten.“, sagt er und verrät sein beachtliches Pensum: „In den letzten sechs Jahren liegt der Jahresdurchschnitt bei 2,5 Tagen pro Woche, an denen von mir Sport betrieben wurde.“ Aber peu à peu musste er zumindest das Tischtennis und das Joggen aufgrund der Hüftschmerzen reduzieren. Squash ging gar nur noch mit Schmerzmitteln.

Kräftigungsübungen und Gangschule

„Ich musste akzeptieren, dass infolge des Alterungsprozesses mein Hüftgelenk Abnutzungs- und Verschleißerscheinungen zeigte.“, sagt Roland. „Meine Gelenkfunktionen verschlechterten sich zunehmend. Und dann stand es fest: fortgeschrittene Hüft-Arthrose rechts.“ Ende 2010 erhielt er die Indikation zur Implantation einer Totalendoprothese und zögerte nicht lange, um den OP-Termin in der OCM-Klinik bei Dr. Robert Hube für Anfang Februar festzulegen.

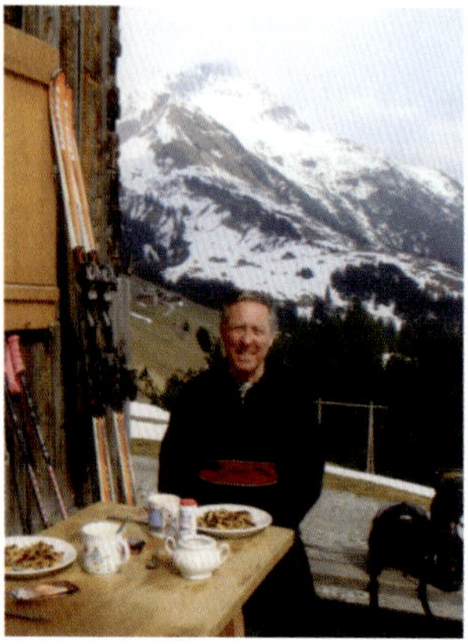

Verdiente Rast nach einer Skitour: Roland vor einer Hütte in Vorarlberg.

Insgesamt hat Roland trotzdem noch 2010 knapp 2.000 Kilometer mit dem Rennrad oder dem Trekking-Fahrrad zurückgelegt – und 2011, im Jahr seiner OP, kam er dank 740 Kilometern auf dem Ergometer auch fast wieder auf diese stattliche Summe. Sein akribisch geführter Sportkalender gibt darüber ausführlich Auskunft.

„Bis zur Operation habe ich versucht, meine gelenkumgebende Muskulatur mit gezielten Übungen zu stärken“, berichtet Roland. „Einmal wöchentlich bekam ich zudem Injektionen mit Hyaluronsäure zur Verbesserung der Struktur der eigenen Gelenkflüssigkeit. Sobald ich etwas intensiver Sport treiben wollte, habe ich Voltaren-Schmerztabletten genommen.“

Nach der OP, die komplikationslos verlief, begab sich Roland drei Wochen lang an den schönen Starnberger See südlich von München zur Reha. In der dortigen OCM-Klinik lauteten die Ziele: Schmerzlinderung, Gelenkfunktionsverbesserung, Kräftigung der Muskulatur des rechten Hüftgelenks, Abschwellung im Bereich der gesamten operierten Extremität und Steigerung der funktionellen Gelenkstabilität. „Dazu hatten wir dort neben der üblichen Therapie auch Gangschulung zur Vermittlung eines ökonomischen Bewegungsverhaltens sowie Gangsicherheitstraining.“, erzählt er. „Es galt, meine alltägliche Leistungsfähigkeit wiederherzustellen sowie die Ausdauer zu optimieren.“

„Ich musste die Diagnose Arthrose als Abnutzungs- und Verschleißerscheinung des Gelenks infolge des Alterungsprozesses akzeptieren.“

Im Anschluss an die Reha legte sich der sportliche Pensionär aber keineswegs auf die faule Haut, sondern führte drei Wochen lang zu Hause die krankengymnastischen Übungen fort – sowohl selbstständig als auch unter Anleitung. „Weiterhin habe ich Gangschulung bekommen, ergänzt durch manuelle Lymphdrainage. Bei der Kontrolluntersuchung bei meinem Operateur Dr. Robert Hube in der OCM Praxis war alles bestens. Ich habe auch moderates Kraft-Ausdauertraining unter Berücksichtigung der Luxationsgefahr durchgeführt sowie weiterhin Übungen gemacht zur Kräftigung der gesamten Muskulatur.“ Das Ziel hieß hier: stabiler Einbeinstand.

„Drei Monate nach der OP saß ich wieder auf dem Rennrad.“

Drei Monate nach der OP, das heißt Ende April, hat Roland wieder mit dem Rennradfahren und Ergometer-Training begonnen. „Allein im Mai 17 Mal.“, sagt er nicht ohne Stolz. „Anschließend konnte ich meine Sportarten, je nach Jahreszeit, wieder ausüben. Alles ging ohne Einschränkungen. Herrlich! Besonders der Skiwinter 2012, in dem ich insgesamt vier Wochen Ski gefahren bin, verlief hervorragend und vollkommen schmerzfrei.“, freut er sich.

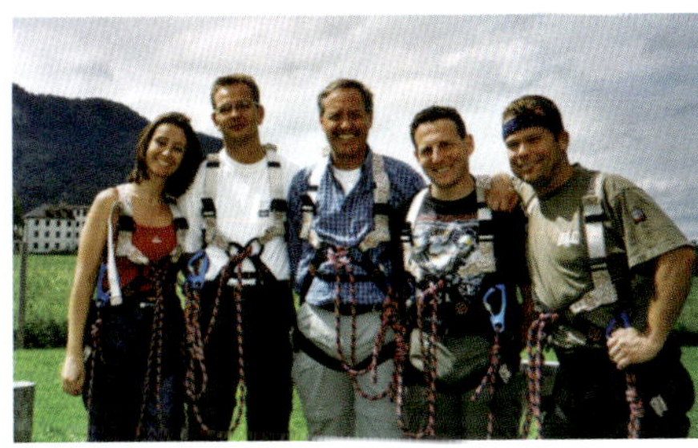

Im August 2002 ging Roland als ältester Teilnehmer mit Freunden seines Sohnes auf eine Klettertour im Hochseilgarten.

Schmerzfreiheit und Glücksgefühl

Leider musste er jedoch auf den ärztlichen Rat hören und mit dem Squashen ganz aufhören. Schließlich ist das für die Hüft-TEP eine extrem ungünstige Hallensportart mit vielen Stops und unkontrolliertem Körperkontakt. „Das war sehr bedauerlich, da nach 25-jährigem wöchentlichen Squashspiel auch eine dementsprechend freundschaftliche Sportgruppe vorhanden war.“, bedauert er das Ende dieses geselligen Sports. Aber er geht nach wie vor zu den Treffen, schaut zu und hält so den Kontakt zu den Freunden.

Im September/Oktober 2011, also sieben Monate nach der OP, hat er zusammen mit seiner Frau eine anstrengende dreiwöchige Selbstfahrer-Tour durch Namibia unternommen: „Das war ein schon länger vorbereiteter, sehr anspruchsvoller Urlaub. Ich wusste nicht so recht, ob ich mir das zutrauen konnte. Aber es ist alles prima gegangen – ohne Probleme mit meiner neuen Hüfte.“

Joggen und Tischtennis hat er – im Gegensatz zum Autor Peter Herrchen, der allerdings 16 Jahre jünger ist als er – inzwischen ad acta gelegt. Aber es gibt schon ein neues sportliches Ziel: „Im Bergsommer möchte ich feststellen, ob das Klettersteig-Gehen mit seiner doch speziellen Beanspruchung noch möglich ist. Altersgemäß könnte ich das bestimmt durchführen, aber es wird sich herausstellen, ob es überhaupt noch sinnvoll ist, so etwas zu unternehmen.“

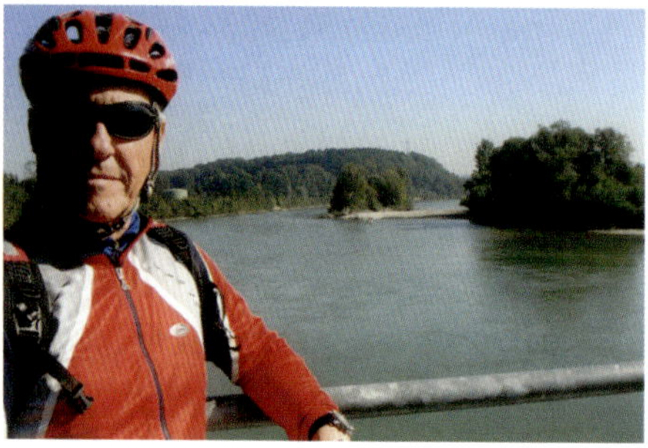

Kurz vor der OP unternahm Roland noch eine Radtour entlang der Donau.

Optimistisch fügt er hinzu: „Ansonsten gibt es noch eine Vielzahl von weiteren Dingen mit Kunst und Kultur, das Leben zu genießen. Es ist einfach ein Glücksgefühl, schmerzfrei und mit vielen Möglichkeiten versehen das Älterwerden zu erleben.“

HR

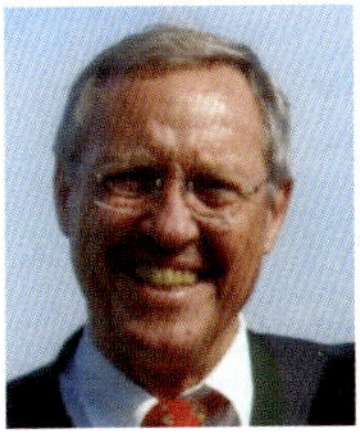

Steckbrief

Roland Hau,
Dipl. Ing. Elektrotechnik, Beratender Ingenieur BYIK,
Geschäftsführender Gesellschafter, seit 2004 im Ruhestand
*13. Juli 1941 in München

Hüft-Beschwerden:
Ab Anfang 2005, also mit 64 Jahren, zunehmende Hüftschmerzen und sich verschlechternde Gelenksfunktion

Ursache:
Arthrose als Abnutzungs-und Verschleißerscheinung des Gelenks infolge des Alterungsprozesses

Diagnose: Ende 2010/Anfang 2011 fortgeschrittene Arthrose rechts

Behandlungen vor der OP:
Gelenkumgebende Muskulatur mit gezielten Übungen stärken, einmal wöchentlich Injektionen mit Hyaluronsäure zur Verbesserung der Struktur der eigenen Gelenkflüssigkeit; zeitweise Voltaren-Schmerztabletten bei intensiver Sporttätigkeit.

Hüft-OP: 8. 2. 2011

Klinik und Operateur:
OCM Gemeinschaftspraxis-Medizinisches Versorgungszentrum München,
PD Dr. med. Robert Hube

Krankenkasse: DKV Deutsche Krankenversicherung AG, privat

Technik und Material:
Zementfreie TEP, minimalinvasive Technik; Allofit-S Schale Titanium (Protasul), Durasul Alpha Insert aus Polyethylene, Fitmore Hüft-Schaft (Protasul), Taper 12/14 - 5° 38 °, Biolox delta Keramik-Kopf Taper 12/14 - 5° 43 °; Fa. Zimmer, CH-Winterthur

Komplikationen nach der OP: Alles komplikationslos und planmäßig

Reha:
OCM Reha-Klinik-München-Süd in Feldafing am Starnberger See, 17. 2. bis 9. 3. 2011, also 3 Wochen

Reha-Ziel:
Wiederherstellen der alltäglichen Leistungsfähigkeit sowie optimieren der Ausdauer

Behandlungen nach der Reha:
3 Wochen Krankengymnastik selbstständig und unter Anleitung; Gangschulung, manuelle Lymphdrainage; moderates Kraft-Ausdauertraining

Sportarten vor der Hüft OP:
Ski (Alpin, Langlauf, Touren), Bergsteigen, Joggen, Schwimmen, Rennradfahren, Wandern, Tischtennis, Ergometer, Squash

Sportarten nach der Hüft OP und ab wann:
3 Monate nach der OP Rennradfahren und Ergometer; anschließend sukzessive alle genannten Sportarten, je nach Jahreszeit, außer Squash, Joggen und Tischtennis

Fitness-Training vor bzw. nach der OP:
Jeweils meine sportlichen Aktivitäten

Wie zufrieden heute, im Jahr 2012? Sehr zufrieden

Mutmach-Satz für andere:
Generell ist festzustellen, dass es einfach ein Glücksgefühl ist, schmerzfrei und mit vielen Möglichkeiten versehen das Älterwerden zu erleben.

Christian Hedinger, 45, eine Hüft-TEP

Tausche Fußball gegen Golfball

Wie viele Münchner Jungen wollte Christian Hedinger Fußballer werden und einmal für die Nationalmannschaft Tore schießen. Im Gegensatz zu vielen Schulhof-Kickern hat er das auch geschafft. Nur dass es dann – aufgrund seines Schweizer Passes (der Vater ist Schweizer) – das Schweizer Nationaltrikot war. Vom TSV 1860 München, wo er schon mit 12 Jahren spielte und dort Deutscher Vize-Meister in der B-Jugend wurde, holte man ihn zum FC Zürich.

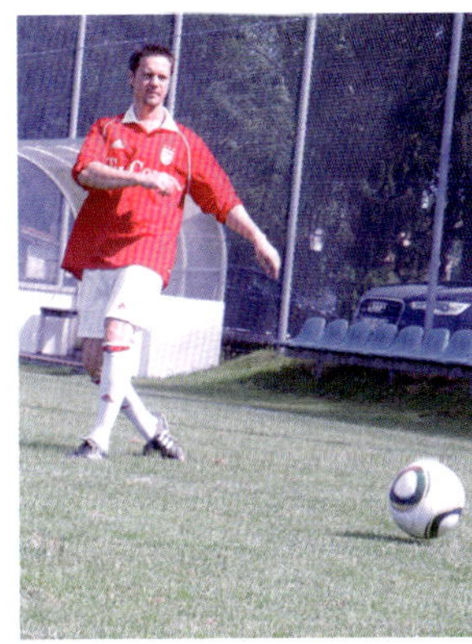

Extra für unser Buch spielt Christian Hedinger im FC Bayern-Trikot noch einmal Fußball. Aber eigentlich lässt er diesen Sport nach seiner Hüft-OP sein.

Seine größten Erfolge: ca. 35 Mal die Berufung in die Schweizer Nationalmannschaft (U 18 und U 21), meist als Stürmer. Aber dann kam auch schon der erste Kreuzbandriss mit 21 am rechten Knie und drei Jahre später der zweite am linken Knie. Da spielte er bereits beim FC Bayern München bei den Amateuren in der 3. Liga – und lernte einen anderen Beruf. Heute ist er IT-Kaufmann und in der Software Branche tätig. Seine Leidenschaft für den Fußballsport war aber weiterhin ungebrochen.

„Bis zu meinem 39. Lebensjahr habe ich weiter als Amateur in der Bezirksober- und Landesliga gespielt.“, erzählt er. Um seinen 40. Geburtstag herum begannen auch schon die Beschwerden in der Leiste. „Nach dem Fußballspielen oder nach dem Skifahren hatte ich diese typischen Adduktoren-Schmerzen.“ Zwei Jahre später dann die Diagnose der beidseitigen Coxarthrose, die ihn nicht weiter überraschte. Zum einen, weil sowohl seine Mutter als auch sein Vater bereits künstliche Hüftgelenke haben, zum anderen weil Fußball ja nicht gerade als hüftschonender Sport bezeichnet werden kann. „Generell haben Fußballer während der aktiven Karriere keine Hüftschmerzen. In dieser Zeit wird aber die ‚Basis' für spätere Hüftprobleme gelegt. Durch die vielen Drehbewegungen, Zweikämpfe in der Luft wie am Boden, Sprints, schnelles Abbremsen etc. wird die Hüfte sehr abgenutzt und belastet. Jedoch kommen die Schmerzen eher nach der aktiven Zeit.“

„Beim Fußballspielen wird die Hüfte sehr abgenutzt und belastet.“

Zunächst hat Christian u. a. noch mit einer Milchsäure-Spritzkur beim Heilpraktiker versucht, die Beschwerden einzudämmen. Als die Diagnose im Oktober 2009 jedoch eindeutig feststand, Schleimbeutel- und Gelenkhautentzündungen hinzukamen und die Muskeln schon entsprechend verkürzt waren, hat er nicht lange gefackelt: Im November 2009 ist er zu Dr. Robert Hube in die Münchner Sana-Klinik gegangen und hat sich rechts eine Totalendoprothese zementfrei einsetzen lassen. „Bei mir war der Hauptgrund für die sofortige OP, trotz meines relativ jungen Alters, die Überlegung, dass ich mir jahrelange Schmerzen ersparen wollte, die ich bei einer Hinauszögerung der Hüft-OP höchstwahrscheinlich gehabt hätte. Denn Sport wollte ich auf jeden Fall weiter betreiben (und vor allem schmerzfrei) ohne Beeinträchtigung der Lebensqualität.“, sagt er voller Überzeugung.

Anschließend ist Christian für vier Wochen in die Sport-Reha der St. Hubertus-Klinik in Bad Wiessee gegangen. Sowohl sein Operateur als auch die Ärzte in der Reha haben ihm explizit davon abgeraten, die „Kontaktsportart“ Fußball weiter zu betreiben. Er hält sich daran und spielt wie seine Eltern lieber Golf. Drei Monate nach der OP stand er zudem schon wieder auf Skiern – „definitiv mit weniger Schmerzen danach.“ Wie er es als ehemaliger Leistungssportler gewöhnt ist, arbeitet Christian weiterhin regelmäßig an seiner Fitness – vor der OP genauso wie danach: „Ohne

„Ich wollte auf jeden Fall weiter schmerzfrei Sport betreiben.“

Bewegung geht es nicht. Wem joggen zu schwer fällt, sollte zumindest walken oder regelmäßige Sparziergänge machen. Wer rastet, der rostet…“

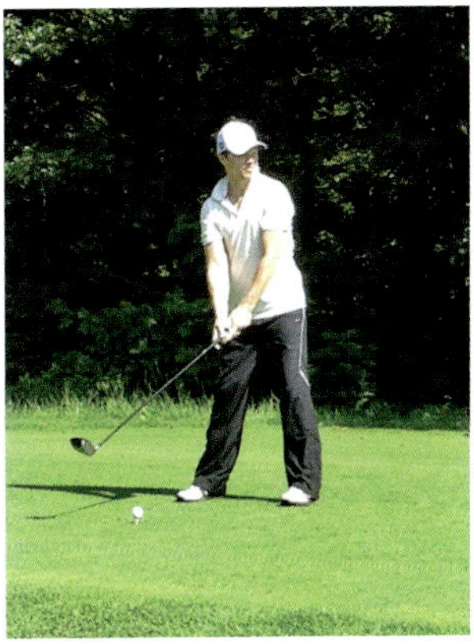
Nach seiner Hüft-OP ist Christian eher auf dem Golf- als auf dem Fußballplatz zu finden.

Auf die Frage, ob er das Fußballspielen vermisst, antwortet er: „Weniger als ich dachte. Fußball macht nur Spaß, wenn man auch fit und beweglich genug ist, um noch mithalten zu können….Fit wäre ich zwar, ich habe fast das gleiche Körpergewicht wie zu meiner aktiven Zeit, jedoch die Beweglichkeit ist sehr eingeschränkt. Außerdem schaut man ab einem gewissen Alter auch nicht mehr ganz so gut aus in kurzen Hosen…“

Eigentlich sollte bald darauf auch die zweite Hüfte operiert werden, aber offensichtlich ist die kaputte linke Seite zunächst einmal entlastet worden. Heute, im Juni 2012, bezeichnet sich Christian als relativ schmerzfrei. „Nur das Schuhebinden fällt mir aufgrund der zunehmenden Bewegungseinschränkung links schwer.“ Gefasst schaut er also der zweiten OP entgegen. Er weiß ja inzwischen, wie schnell er wieder auf die Beine kommt – auch wenn er mit diesen lieber keine Tore mehr schießt.

„Ohne Bewegung geht es nicht. Wer rastet, der rostet.“

HR

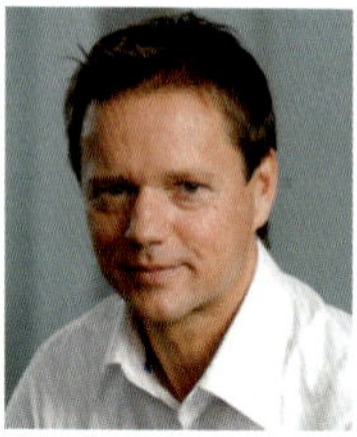

Steckbrief

Christian Hedinger,
IT-Kaufmann, früher Fußballprofi 1986-1992
*5. September 1967 in München

Hüft-Beschwerden:
Seit 2007/2008, starke Schmerzen im Adduktoren-Bereich (Leistenbeschwerden) nach dem Sport (Fußball und Skifahren)

Ursache:
Zum Einen Abnützung (neben Fußball auch viele andere verschiedene Sportarten betrieben wie Skifahren, Tennis, Squash, Golf etc.). Zum Anderen wahrscheinlich zusätzlich genetisch bedingt (Vater und Mutter beide auch Hüft-OPs).

Diagnose:
Oktober 2009 beidseitige Coxarthrose; Muskelverkürzungen, Bursitis, Synovitis

Behandlungen vor der OP: Spritzenkur beim Heilpraktiker (z. B. Milchsäure etc.)

Hüft-OP: Mitte November 2009

Klinik und Operateur: Sana Klinik München-Sendling (Steinerstr.), Dr. Robert Hube

Krankenkasse: Central KV, privat

Technik und Material:
Totalendoprothese zementfrei; sehr muskelschonendes Verfahren mit sehr kleinem Schnitt und voller Belastbarkeit des Gelenks bereits am 1. Tag nach der OP.

Komplikationen nach der OP: Keine

Reha:
4 Wochen St.-Hubertus Reha Klinik in Bad Wiessee am Tegernsee im Sport-Reha-Programm, nicht in der normalen Reha.

Reha-Ziel: Sich wieder schmerzfrei sportlich betätigen können.

Behandlungen nach der Reha:
1- 2 Wochen weitere Behandlungen in der Sana Klinik München-Sendling (Narbenbehandlung, Dehnen, Lymphdrainagen, Massagen)

Sportarten vor der Hüft-OP: Fußball, Skifahren, Golf, Fitness, Tennis

Sportarten nach der Hüft-OP und ab wann:
Skifahren (nach 3 Monaten), Golf, Joggen, Fitness, Radfahren

Fitness-Training vor der OP:
Ich war nach wie vor sportlich tätig (Golf, Joggen, Fitness-Studio)

Fitness-Training nach der OP:
Joggen, Fitness-Studio (zuerst bevorzugt Beinmuskulatur, später regelmäßig auch Oberkörper-Übungen zum Stärken der Rücken-, Bauch-, Arm- und Brustmuskulatur)

Wie zufrieden heute, 2012? Zufrieden bis sehr zufrieden

Mutmach-Satz für andere:
Heute braucht man keine Angst mehr vor einer Hüft-OP zu haben. Der technische Fortschritt der Medizin ist heutzutage so weit, dass das für Ärzte eine „Allerweltsoperation“ ist.
Trotzdem ein Tipp: Vor einer OP sollte man sich verschiedene ärztliche Meinungen anhören. Nach einer Entscheidung pro OP sollte in jedem Fall ein stationäres Reha-Programm für mindestens 3 Wochen absolviert werden. Danach muss man den Ehrgeiz entwickeln, weiterhin „fit und beweglich“ zu bleiben.

Klaus Wolfermann, 66 , zwei Hüft-TEPs

Olympiasieger 1972 – und immer noch topfit

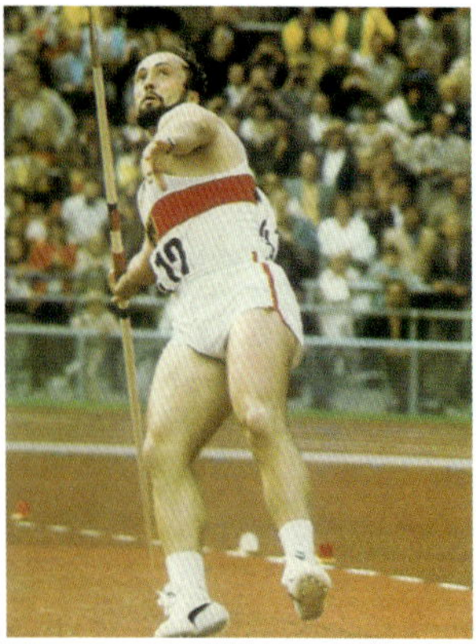
Klaus Wolfermann, Olympiasieger in München 1972, auf einem Foto, das um die Welt ging.

90,48 Meter warf er den Speer – eine Traumweite, die ihn bei der Olympiade in München 1972 zum Goldmedaillengewinner machte: Klaus Wolfermann war auf dem Höhepunkt seiner Leichtathletik-Karriere so beliebt, dass er im selben Jahr zum Sportler des Jahres und zum Sportler Europas gewählt wurde. Mit seinem lettischen Konkurrenten Jani Lusis, dessen Olympia-Speerwurf er um zwei Zentimeter (!) übertraf, ist er übrigens heute noch befreundet. 1973 warf Klaus Wolfermann sogar Weltrekord mit 94,08 Metern. „Der kleine Riese mit dem goldenen Arm“ wurde der 1,76 Meter große Franke mit dem „Kampfgewicht“ von 89 Kilo genannt.

Damals, mit 26, 27 Jahren, dachte Klaus Wolfermann sicher nicht daran, dass er das neue Jahrtausend als frisch gekürter „Deutscher Speerwerfer des Jahrhunderts“ – und mit zwei Hüft-Operationen beginnen würde. Aber er hatte wohl schon immer zu flache Hüftpfannen. Hinzu kam der Verschleiß.

Denn schließlich beansprucht Speerwerfen ordentlich die Hüften. Der Athlet stemmt sich mit seinem letzten Schritt abrupt gegen die hohe Anlaufgeschwindigkeit, so dass ein Energieimpuls wie bei einer Vollbremsung entsteht, der sich explosiv über Hüfte, Schulter und Wurfarm auf den Speer überträgt. Seine Karriere beendete der Olympiasieger 1978 allerdings wegen Armproblemen.

Zwei Jahre lang Schmerzen und Bewegungseinschränkungen

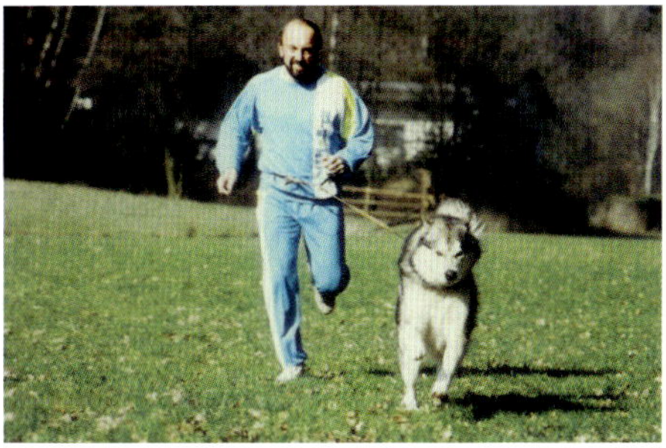

Schon drei Monate nach der zweiten Hüft-OP konnte Klaus Wolfermann wieder joggen – hier in Begleitung seines Hundes Yeti. Die Aufnahme entstand 2007, Yeti lebt leider nicht mehr.

20 Jahre später waren es dann allerdings die Hüften. Seit 1998 quälte sich Klaus Wolfermann fast zwei Jahre lang mit zunehmenden Schmerzen und Bewegungseinschränkungen. Eisern versuchte er, mit Dehn- und Kräftigungsübungen eine OP zu vermeiden. Auch Spritzen ließ er sich geben, die aber die Schmerzen nicht dauerhaft lindern konnten. „Ich hatte wirklich sehr starke Schmerzen, die aus dem Innenbereich des Gelenks kamen. Ich konnte nicht mehr richtig schlafen, nicht mehr stehen, nicht mehr arbeiten.“, sagt der heutige Sportmanager, der sich vor allem sozial sehr engagiert. So organisiert er deutschlandweit mit vollem Engagement Benefiz-Fußball- oder Volleyballspiele und vor allem Golfturniere, um Geld zu sammeln für Benachteiligte – u. a. im FC Olympia und im Eagles Charity-Golfclub, für die Kio-Kinderhilfe Organtransplantation und als Sonderbotschafter für die Special Olympics.

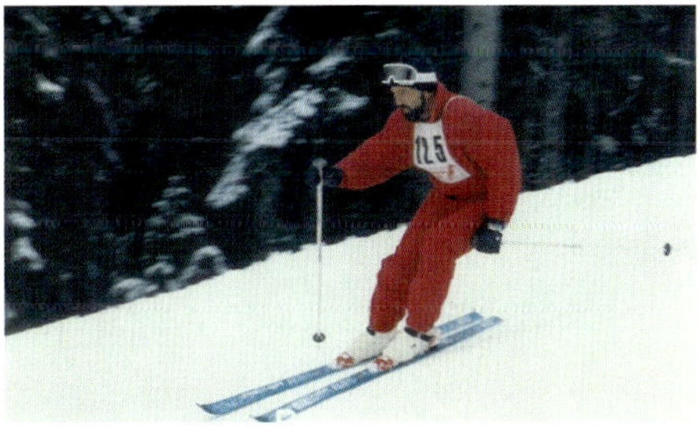

Auch Skifahren ist mit zwei künstlichen Hüftgelenken bis heute problemlos möglich.

Schließlich fasste Wolfermann Vertrauen zum damaligen Chefarzt der Garmischer endogap-Klinik, Dr. Holm Schlemmer. „Auf keinen Fall wollte ich nach einer OP meine sportlichen Aktivitäten einschränken“, sagt der Skifahrer und Golfspieler mit dem beachtlichen Handicap 12. „Das wäre für mich eine Katastrophe gewesen.“ So gehören zu seinem umfangreichen Sportprogramm Rennradfahren, Mountainbiken und Joggen ebenso wie regelmäßiges Fitness-Training. Da verwundert die Antwort auf die Frage, welche Sportarten er vor und nach der Hüft-OP betrieben hat, nicht: „Bis auf wenige alle!“. Sogar im Bobfahren ist er in den 70er Jahren mal Deutscher Vize-Meister und 5. im Europa-Cup geworden!

„Für die Hüft-TEP sind Bewegung und Stabilisation ein und alles.“

Acht Wochen nach der OP Sieg beim Golfturnier

Also ließ er sich Anfang 2000 in Garmisch erst links und im Mai rechts eine TEP einsetzen. Zur Reha ging er jeweils in die Medical Park Klinik am Chiemsee – und machte auch zu Hause weiter mit Fitnesstraining. Sein Programm baute er sich aus abgewandelten Reha-Übungen zusammen. Der Erfolg ließ nicht auf sich warten: Bereits acht Wochen nach der Operation hat er im Juli ein Charity-Golfturnier gewonnen!

Heute ist er mit seinen 12 Jahre alten TEPs weiterhin sehr zufrieden, spielt unbeschwert Golf, fährt Ski und führt das auch darauf zurück, dass er jeden Tag rund eine Stunde Sport treibt und sich die entsprechende Muskulatur antrainiert hat, um seine künstlichen Gelenke optimal zu stützen. „Vor allem die Kraft der Gesäß- und Oberschenkelmuskeln muss man trainieren, dazu auch Ausdauer.“, rät der Sportler. „Bewegung und Stabilisation sind ein und alles.“

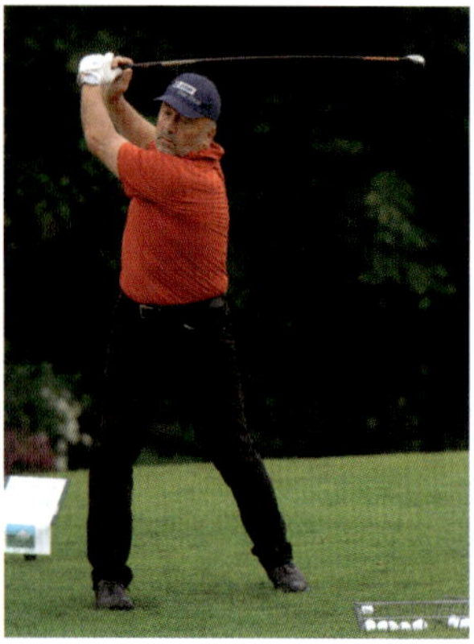

Mit Charity-Golfturnieren unterstützt Klaus Wolfermann viele gemeinnützige Einrichtungen.

Im 21. Jahrhundert hat er übrigens einen weiteren olympischen Rekord aufgestellt: Klaus Wolfermann ist sicher der einzige Sportler, der mit zwei Hüft-TEPs das Olympische Feuer durch München getragen hat – wie 2004 geschehen (auf dem Weg nach Athen)!

HR

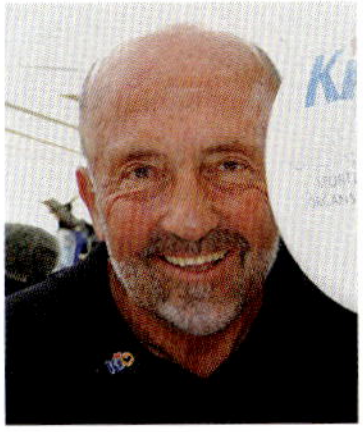

Steckbrief

Klaus Wolfermann,
GF einer Veranstaltungsagentur;
1972 Olympiasieger im Speerwerfen
*31. März 1946 in Altdorf bei Nürnberg

Hüft-Beschwerden:
ab 1998, sehr starke Schmerzen aus dem Innenbereich des Gelenks

Ursache: Schlecht ausgewachsene Gelenkpfannen und Verschleiß

Diagnose:
Jahreswende 1999/2000: linke Hüfte kaputt, drei Monate später rechte Hüfte kaputt

Behandlungen vor der OP: Viele Dehn- und Beweglichkeitsübungen, Spritzen

Hüft-OP: 1. Hüfte links Anfang 2000, 2. Hüfte rechts Mai 2000

Klinik und Operateur: Endogap Garmisch-Partenkirchen, Dr. Holm Schlemmer

Krankenkasse: Barmer

Technik und Material: Titan mit hochverdichtetem Kunststoffeinsatz

Komplikationen nach der OP: Nein

Reha: Medical Park Chiemsee

Reha-Ziel: Trainingslager für den gesamten Körper, speziell des mittleren Körpers

Behandlungen nach der Reha: Viele Fitnessübungen, umgebaut aus Reha-Übungen

Sportarten vor der Hüft-OP: Bis auf ganz wenige – alle!

Sportarten nach der Hüft-OP und ab wann: Wie oben

Fitness-Training vor der OP:
Allgemeines Training mit Schwerpunkt Muskulatur um die Hüfte (Gesäß, Oberschenkel usw.)

Fitness-Training nach der OP:
Kontinuierliches Training für Muskelkraft bzw. Ausdauer

Wie zufrieden heute, 2012? Super

Mutmach-Satz für andere:
Es ist wie mit dem Führerschein: Das Fahren lernt man erst mit dem Fahren. Mit den neuen Hüften muss man ebenso lernen zu verstehen, damit im Sport umzugehen. Bewegung und Stabilisation sind ein und alles.

Dr. Robert Rainer, 78, eine TEP

Plötzlich Schmerzen – rasche OP – gleich wieder fit

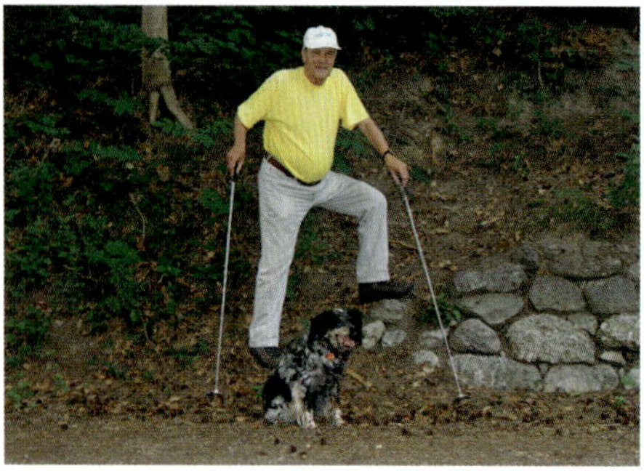

Robert beim Wandern mit Stöcken und Hund in der Umgebung von Innsbruck.

Bis ins hohe Alter fit und beweglich sein, wer will das nicht? Bei Dr. Robert Rainer war das so. Der pensionierte Dermatologe hat stets mäßig Sport betrieben: „Was man so macht bei uns in Innsbruck, vor allem Skifahren und Wandern in den Bergen.“, erzählt er. 2009, mit 76 Jahren, musste sein linkes Knie operiert werden. „Das ist gut gelungen und ich konnte wieder alles machen.“

Hüftbeschwerden hatte er eigentlich nie. „Vor Jahren, als ich hin und wieder mal ein leichtes Organgefühl hatte, ließ ich die Hüften röntgen. Da wurde eine mäßige bis geringfügige Arthrose festgestellt.“, berichtet er in seinem leichten Tiroler Dialekt. Umso überraschender kamen dann die rechtsseitigen Schmerzen Ende Juli 2011 nach einer dreistündigen Wanderung in steilem Gelände. „Am dritten oder vierten Tag nach dieser Wanderung hatte ich plötzlich Schmerzen beim Gehen und in der Nacht beim Liegen.“

„Unser Primarius hat goldene Hände.“

Also fuhr er Ende August nach St. Johann zu Dr. Robert Siorpaes, dem Leiter der Orthopädie im örtlichen Krankenhaus, der schon sein Knie erfolgreich operiert hatte. Und er erkannte sofort: Roberts Hüft-Arthrose war tatsächlich frisch aufgeflackert und nun deutlich fortgeschritten. Warum St. Johann und nicht Innsbruck? „Ich habe einfach Vertrauen zu

Dr. Robert Siorpaes. Bei meiner Frau hat er das Hallux Valgus-Problem behoben. Seitdem haben wir eine kollegiale Verbindung aufgebaut.“ Und seine Frau Dorothea wirft ein: „Die Leute in St. Johann sagen, dass unser Primarius goldene Hände hat!“ Primarius wird in Österreich der Leiter einer Abteilung genannt.
Robert denkt genauso pragmatisch-zielorientiert wie sein Operateur mit dem gleichen Vornamen und entschloss sich umgehend zur OP. „Der Herr Primarius hat gleich gesagt, dass es eigentlich nichts bringt, mit Medikamenten noch lange herumzuprobieren. Die Gelenkoperationen haben heute schließlich eine hohe Erfolgsquote, und alle Leute sagen, dass man sie nie zu lange hinauszögern sollte.“

„Alle Leute sagen, dass man die OP nie zu lange hinauszögern sollte.“

Ohne Angst in die Klinik und anschließend ambulante Reha

Aufgrund ihrer hohen Erfolgsquote ist die Orthopädie im Krankenhaus St. Johann in Tirol stets sehr gut ausgebucht. In Tirol gibt es seit fast zehn Jahren ein unabhängiges Prothesenregister. Hier werden alle Ergebnisse überprüft – die OP-Frequenz pro Chirurg, kontrollierte Nachuntersuchungen und andere Qualitätsmerkmale.
Also hieß es für Robert, er solle sich bereithalten, falls jemand ausfällt. Tatsächlich wurde er drei Tage vor dem OP-Termin am 20. September 2011 angerufen, dass nun ein Bett für ihn reserviert sei. „Angst habe ich sowieso keine gehabt.“, sagt er. „Mir war es lieb, dass es so schnell ging.“ Implantiert wurde ihm eine zementfreie Totalendoprothese, alles verlief ohne Komplikationen.
Im Gegensatz zum Knie verordnete der Operateur diesmal keine stationäre Reha, sondern nur eine ambulante, so dass er seinen 78. Geburtstag am 16. Oktober zu Hause feiern konnte. „Ich sollte zu Hause Übungen machen, was ich zwei Wochen lang zu Hause auch brav nach den

Anleitungen tat. Ab der dritten postoperativen Woche fuhr mich meine liebe Gattin dann zur Physiotherapie ins Sanatorium der Kreuzschwestern in Innsbruck.“ Die Physiotherapeuten waren sehr zufrieden mit ihrem Patienten und bescheinigten ihm einen schon weit fortgeschrittenen Heilungsprozess.

Sechs Wochen mit Krücken und Betterhöhung

Zum Thema Unterarmstützen hieß es von Anfang an, dass die Krücken sechs Wochen postoperativ zu nehmen sind. „Das soll man wirklich auch einhalten, selbst bei nur kleinen Wegen vom Schlafzimmer auf die Toilette.“, rät Robert.

Was hat er sonst zu Hause geändert? „Ich habe mir von meiner Tochter eine Bettauflage ausgeliehen, um das Bett zu erhöhen. Und meine Frau hat mir beim Anziehen der Gummistrümpfe gegen Thrombose geholfen und mir zwei Monate lang die Schuhbänder gebunden.“

Bei Robert ging der Heilungsprozess trotz seines Alters so rasch, dass ihm der Operateur gesagt hat, wenn er wolle, könne er schon im selben Winter wieder Ski fahren. „Aber mental habe ich mich nicht richtig getraut. Vielleicht war ich zu ängstlich, obwohl die Kraft wieder vorhanden war. Aber wenn ein anderer in mich hineinfährt, wenn ich zu Fall komme, was passiert dann? Also warte ich lieber damit bis zum kommenden Winter.“

„Mental habe ich mir das Skifahren noch nicht zugetraut.“

Aber Wandern war Robert natürlich schon wieder im Frühjahr 2012, nicht mehr in ganz so steilem Gelände und bei Steigungen immer mit Stöcken, aber immerhin schon locker anderthalb bis zwei Stunden, unregelmäßig ein- bis dreimal pro Woche. „Mit der Zeit wird man ja bequem.“, lacht er. „Auf jeden Fall würde ich jedem raten, eine notwendige Hüft-Operation nicht zu lange hinauszuzögern, da der Erfolg und damit die Erhaltung der Lebensqualität wirklich sehr hoch sind.“

HR

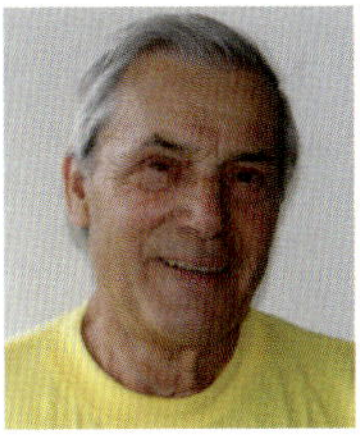

Steckbrief

Dr. Robert Rainer,
Facharzt für Dermatologie in Pension
*16. Oktober 1933 in Innsbruck, Österreich

Hüft-Beschwerden:
Ende Juli 2011, nach einer dreistündigen Wanderung in steilem Gelände Schmerzen beim Gehen und nachts im Bett, erhebliche Bewegungseinschränkung

Ursache: Abnutzung

Diagnose: 31. 8. 2011 Coxarthrose rechts

Behandlungen vor der OP: Orale Schmerz- und Entzündungstherapie

Hüft-OP: 20. 9. 2011

Klinik und Operateur:
Krankenhaus St. Johann i. Tirol, Primarius Dr. Robert Siorpaes

Krankenkasse: Tiroler Gebietskrankenkasse, gesetzlich

Technik und Material:
Zementfreie TEP mit einem so genannten Corail-Schaft und einer Falcon-Pfanne mit einem Delta/Keramik-Inlay und einem Delta/Keramik-Kopf

Komplikationen nach der OP: Keine

Reha: Selbstständige Übungen zu Hause u. ambulante Physiotherapie im Sanatorium Kettenbrücke in Innsbruck bis 9. 11. 2011

Reha-Ziel: Schmerzfreie vollständige Mobilität

Behandlungen nach der Reha: Keine

Sportarten vor der Hüft-OP: Skifahren, Wandern

Sportarten nach der Hüft-OP und ab wann: Ab Jänner 2012 Wandern, ab Winter 2012/13 wieder Skifahren

Fitness-Training vor der OP: Keines

Fitness-Training nach der OP: Keines

Wie zufrieden heute, 2012? Sehr zufrieden

Mutmach-Satz für andere:
Operation nicht zu lange hinauszögern, da gute Aussichten auf Erfolg und Erhaltung der Lebensqualität.

Susanne Wolschon, 77, eine Hüft-TEP

Nur Rückengymnastik und Treppensteigen

Für unsere nicht ganz so sportlichen Leser haben wir Susanne Wolschon in dieses Buch aufgenommen. Die 77-jährige, schlanke und eigentlich sportlich agil wirkende Berlinerin hält sich lediglich fit mit einer Rückengymnastik-Stunde pro Woche. „Seit 14 Jahren gehe ich in diese Gruppe. Wir bewegen uns ca. 20 Minuten im Laufen mit Bändern, Stöcken und Bällen oder Hanteln, danach machen wir ca. eine halbe Stunde Boden-Übungen.“ Ansonsten versorgt Susanne ihren Garten und Haushalt. Seit April 2012, nach dem überraschenden Tod ihres Mannes, mit dem sie 52 Jahre lang verheiratet war, muss sie das allein machen. Glücklicherweise kann Susanne das auch wieder schmerzfrei, denn seit Februar 2011 hat sie links ein künstliches Hüftgelenk.

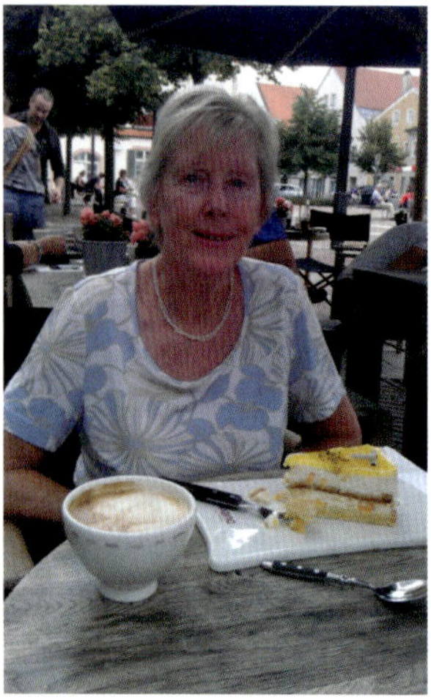

Susanne Wolschon beim entspannten Kaffee- und Kuchen-Plausch.

Die Hüftbeschwerden begannen 2008. „Ich konnte mich plötzlich nicht mehr bücken, musste immer mein Bein nach hinten strecken.“, erinnert sich die Hausfrau und ehemalige Tupperware-Beraterin. „Als ich aus der U-Bahn aussteigen wollte, konnte ich nach dem Aufstehen keinen Schritt gehen. Ich war für mehrere Sekunden außer Gefecht gesetzt, musste bis zur nächsten Station weiterfahren. Dann ging es wieder.“ Es war also kein Dauerschmerz, sondern dieser „berühmte“ Stich in der Leistengegend, der meist plötzlich und unvorbereitet kommt. Die Beschwerden verschlimmerten sich schleichend.

Zur OP zum renommierten Professor in Berlin

Schließlich ging Susanne zu ihrer Orthopädin. Die diagnostizierte Ende 2010 eine Coxarthrose. „Als das klar war, habe ich sofort gesagt, dass ich nicht mehr warten will. Das wird gleich gemacht, Schluss aus.“

„Wenn ich mich zu etwas entschlossen habe, dann will ich das auch durchziehen.“

Susanne wusste auch, dass sie nur zu Prof. Dr. Wolfgang Noack ins Waldkrankenhaus Berlin-Spandau gehen wollte. „Professor Noack hat einen sehr guten Ruf und hat auch schon etliche aus unsrem Freundeskreis erfolgreich operiert.“, sagt sie. „Da war ich froh, dass ich bei einem stationären Klinik-Aufenthalt eine private Zusatzversicherung für Chefarzt-Behandlung habe.“ Angst vor der OP hatte sie nicht. „Wenn ich mich zu etwas entschlossen habe, dann will ich das auch durchziehen.“, meint sie energisch.

Vom Oberarzt wurde sie ausführlich über die bevorstehende OP informiert, die am 28. Februar 2011 komplikationslos verlief. Wegen ihrer starken Osteoporose riet man ihr zur Einzementierung des Schafts. „Nach der OP hat Professor Noack gesagt, das wäre gar nicht nötig gewesen, da mein Oberschenkelknochen noch einwandfrei war.“

Vollbelastung, aber schonende Reha

Die zementierte Hüfte ermöglichte Susanne aber immerhin eine sofortige Vollbelastung. Sie ging zur dreiwöchigen Reha in die Mediankl inik in Berlin-Kladow. „Ich wollte in Berlin bleiben, weil zu dem Zeitpunkt mein Mann schon ziemlich krank war.“, erzählt sie. „Die Medical Park-Klinik Humboldtmühle hat meine gesetzliche Krankenkasse, die DAK, leider abgelehnt. Da wäre ich noch lieber hingegangen.“

„In der Reha war ich eine der Beweglichsten.“

In der Reha war man mit Susanne dann auch eher vorsichtig. Wegen ihrer Herz-Rhythmus-Störungen durfte sie erst in der letzten Woche ins Bewegungsbad. Also bekam sie täglich die so genannte Hocker-Gymnastik für ältere Patienten, Lymphdrainage, Elektrotherapie und zwei Mal pro Woche Einzeltherapie. „Da hat mich eine Woche lang ein Anfänger behandelt, bis mal eine ältere Physiotherapeutin zur Kontrolle hinzukam und gemeint hat, dass da einiges falsch lief.“ Mit dem neuen Physiotherapeuten war sie dann zufrieden. „In der Reha war ich eine der Beweglichsten.“, sagt sie.

Riesenerleichterung so ganz ohne Schmerzen

Susanne weiß noch genau, wie sie sich damals gefühlt hat: „Es war eine Riesenerleichterung, dass der Schmerz in der Leiste weg war. Ich würde eine Hüft-OP jedem empfehlen. Es ist wie ein neues Leben hinterher, einfach toll!“ So positiv gestimmt erreichte sie ihr Reha-Ziel ziemlich rasch: „Ich wollte in unserem zweistöckigen Reihenhaus wieder die Treppen hoch und runter laufen können ohne aufzupassen.“ Das tat sie dann auch gleich nach der Reha, die sie ohne Krücken verließ. Anschließend bekam sie noch 18 Krankengymnastik-Behandlungen verschrieben – und nahm dann auch bald ihre Rückengymnastik wieder auf. Kopfschüttelnd sieht sie seitdem die Menschen an, die weiterhin durchs Leben humpeln. „Man sollte nicht zu lange warten. Das Humpeln hört nämlich nicht von allein auf.“

„Ich würde eine Hüft-OP jedem empfehlen. Es ist wie ein neues Leben hinterher, einfach toll!“

Wie es denn mit Radfahren wäre, frage ich sie zum Abschluss unseres Gesprächs. Entsetzt wehrt Susanne ab. „Ich hatte nie als Kind ein Fahrrad, wir sind ja die Kriegsgeneration. Ich habe das Radfahren im Stehen auf dem großen Fahrrad meiner Tante gelernt. Somit war ich nie eine sichere Fahrradfahrerin. Später, als ich schon verheiratet war, bin ich auf einem Sandweg mit dem Rad so gestürzt, dass ich mir beide Hände schwer gestaucht habe. Ich konnte nichts machen. Mein Mann musste den Haushalt mit Kind allein versorgen. Heute beneide ich die Radfahrer zutiefst.“

HR

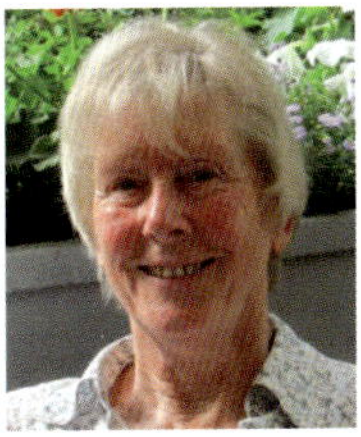

Steckbrief

Susanne Wolschon,
Hausfrau
* 1. November 1934 in Berlin

Hüft-Beschwerden:
Seit 2008; ich konnte mich nicht bücken und nur unter Schmerzen aufstehen.

Ursache: Verschleiß aufgrund meines Alters

Diagnose: 2010, Coxarthrose, Osteophyten, Teilsynovialitis

Behandlungen vor der OP: Rückenstärkende Gymnastik

Hüft-OP: 28. 2. 2011, links

Klinik und Operateur:
Ev. Waldkrankenhaus Berlin-Spandau, Prof. Dr. med. Wolfgang Noack

Krankenkasse: DAK, private Zusatzversicherung im Krankenhaus

Technik und Material:
Zementierte TEP, minimalinvasive Technik OCM; Hüftkugelkopf Metall, Größe S 32 mm C 12/14; AS Plus Schaft zementpflichtig Größe 1/130 mm, 135 °/L; Allofit Alloclassic Shell CT Titanium Protasul; Dorasul Alpha Insert GG-32, OHMW-Polyethylen; Endoplant GmbH, Firma Zimmer

Komplikationen nach der OP: 1 x Bluttransfusion

Reha: Medianklinik, Berlin-Kladow, 10. - 30. 3. 2011

Reha-Ziel: Treppen im Reihenhaus ohne Probleme hoch- und runterlaufen können

Behandlung nach der Reha: Krankengymnastik

Sportarten vor der Hüft-OP: 1 x wöchentlich Rückengymnastik

Sportarten nach der Hüft-OP und ab wann: Keine

Fitness-Training vor der OP: s.o.

Fitness-Training nach der OP: s.o.

Wie zufrieden heute, 2012? Ganz zufrieden

Mutmach-Satz für andere: Ich würde jedem unbedingt eine neue Hüfte empfehlen. Das ist hinterher wie ein neues Leben. Einfach toll!

Hartmut Tiemann, 68, eine Hüft- und eine Knie-TEP

Mit umstrittener Endoprothese auf den Gipfeln der Tour de France

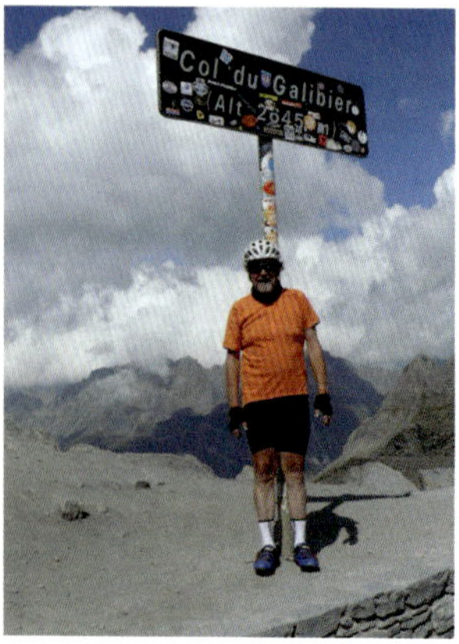

Hartmut auf dem Gipfel seiner Träume - auf dem 2.645 m hohen Col du Galibier

Wer eine Fahrrad-Tour von Deutschland nach Kreta oder Südspanien als „kleinere Rad-Tour“ bezeichnet, der ist schon mehr als ein Freizeit-Sportler. Tatsächlich ist die Leidenschaft von Hartmut Tiemann das Rennradfahren – die Gipfel der Tour de France haben es dem in Bielefeld wohnenden Sozialpädagogen besonders angetan. Und obwohl er 2004 die skandalträchtige Durom-TEP implantiert bekommen hat, konnte er sich im Sommer 2011 als 67-jähriger Rentner seinen großen Traum erfüllen und die bekannten Pässe der Tour de France mit dem Rennrad befahren. Eine stolze Leistung – und das auch noch zusätzlich mit einer Knie-TEP.

In seiner Jugend in den 50er Jahren bestimmten noch Leichtathletik, Tennis und Tischtennis Hartmuts sportliches Leben, ab Mitte 30 suchte er sich Rennradfahren als neue Sportart aus. Warum Hartmut im Jahre 2001 erste Hüftbeschwerden bekam, ist unklar. "Ich vermute, es könnte an einer Borreliose liegen.", sagt er. Auf jeden Fall hatte er zunehmend Probleme beim Treppensteigen bzw. beim Laufen in Hanglagen.

Fehldiagnose 1: Leistenbruch als Ursache für Hüftbeschwerden!

Umso erstaunter aber auch erleichtert war er, als im Jahre 2001 ein Leistenbruch als Ursache für die Hüftbeschwerden von einem Facharzt für Orthopädie attestiert wurde. Allerdings sollte diese Diagnose noch von einem Urologen abgesichert werden. Somit rief Hartmuts Orthopäde einen Urologen-Kollegen an und vereinbarte einen Termin für seinen Patienten. "Die erste Überraschung erlebte ich beim Betreten der Praxis. Eine Mitarbeiterin drückte mir gleich ein Glas in die Hand, mit der Bitte, etwas Urin abzugeben. Na ja, dachte ich, wenn eine Urinprobe zur Klärung des Leistenbruchs beiträgt, warum nicht. Obwohl mir das schon etwas seltsam vorkam.”

„Die Ursache für meinen Hüftverschleiß könnte eine Borreliose sein.“

Der Urologe bestätigte die Diagnose des Orthopäden nach kurzer Untersuchung: Leistenbruch. Hartmut konnte das nicht glauben und erinnert sich noch plastisch an seine Reaktion: „Kurz die Luft anhaltend gab ich deshalb auch denselben Kommentar ab wie beim Orthopäden zuvor: Wenn die Schmerzen, die ich habe, von der Leiste kommen, dann müsste ich – dabei zeigte ich auf die entsprechende Stelle – hier ein Riesenei herausstehen haben.“ Die nicht vorhandene Ausbuchtung an der angeblichen Bruchstelle irritierte den Arzt offensichtlich nicht. Als er sich anschickte, Hartmut auch noch rektal untersuchen zu wollen, war dieser auf 180: „Jetzt reichte es mir vollends. Ich stellte mich wieder gerade hin und sagte nur noch eines: Wenn ich von Ihnen eine Krebsvorsorge haben möchte, mache ich mit Ihnen einen Termin aus. Grüßte und verschwand.“

"Den blassen und verlegenen Gesichtsausdruck meines Orthopäden angesichts meines fast völlig zerstörten Gelenkknorpels werde ich nicht vergessen."

So plagte er sich noch drei weitere Jahre mit Hüftbeschwerden, bis er seinen Orthopäden überreden konnte, doch mal seine Hüfte zu röntgen. „Ich werde bis heute seinen Gesichtsausdruck nicht vergessen, als er ziemlich blass und verlegen mit der Röntgenaufnahme ins Behandlungszimmer kam und mir eröffnete, dass der Gelenkknorpel vollständig weg sei.“, erinnert sich Hartmut.

Als Rentner erst Hüft-, dann Knie-TEP

Schnell entschied sich Hartmut 2004, inzwischen in Rente, für eine OP im Loretto-Krankenhaus in Freiburg, bei Dr. Marcel Rütschi. Die Operation verlief komplikationslos, implantiert wurde eine so genannte Großkopfprothese der Firma Zimmer, die für eine besonders gute Beweglichkeit sorgen sollte.

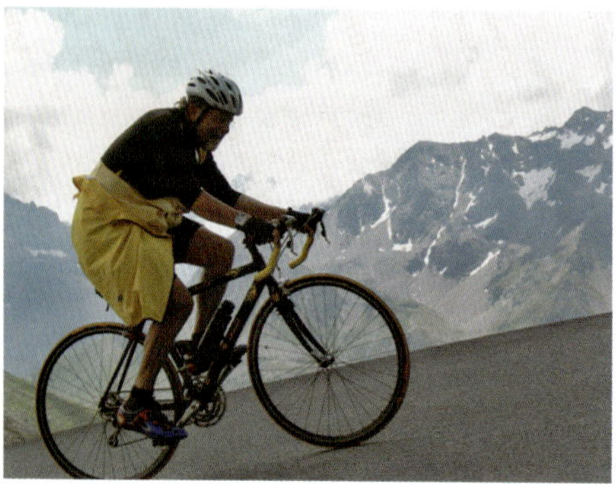

Das Rennradfahren ist Hartmuts ganze Passion - hier erklimmt er den Col d'Izoard.

Hartmut erzählt: „2004 bekam ich im Loretto-Krankenhaus durch den von mir überaus geschätzten Dr. Marcel Rütschi die Durom-Hüfte implantiert. Ich erinnere mich z. B. noch sehr gut an das erste Gespräch nach der OP mit dem Arzt. So sinngemäß meinte er, dass diese aufgrund meiner auch damals sehr guten Muskulatur eine ziemliche Schinderei gewesen sei. Aber der Erfolg der OP war super. Ich war sofort schmerzfrei. Und nach sechs Tagen Krankenhausaufenthalt und vier Wochen Reha waren die Gehhilfen weg.“

Mit der Wiederaufnahme des Sports musste Hartmut aber warten, da er noch einen erheblichen Knorpelschaden am linken Knie hatte. „Ursprünglich hatte ich vorgehabt, mich unmittelbar nach meiner Verrentung operieren zu lassen (Knieimplantat). Als feststand, dass der Leistenbruch keiner war und der Hüftschmerz größer war als der des Knies, entschloss ich mich, zunächst die Hüfte implantieren zu lassen.“, berichtet er.

„Im Grunde meines Herzens hasse ich das Fahren auf dem Ergometer.“

2005 erfolgte also die Implantierung eines künstlichen Kniegelenks. Danach ging es langsam aber stetig bergauf. „Etwa ein Jahr habe ich benötigt, um mich auf dem Ergometer so fit zu machen, dass ich ohne technische Veränderungen (Pedalverkürzung) wieder auf dem Rennrad fahren konnte. Im Grunde meines Herzens hasse ich das Fahren auf dem Ergometer. Monat für Monat ging es immer ein paar Millimeter weiter runter mit dem Sattel, um den Beugungswinkel zu vergrößern. Dann hieß es auch noch, den Kampf gegen das Übergewicht anzugehen, was mir nach und nach gelang. 2007/08 ging es endlich wieder ernsthafter zur Sache.“

Fehldiagnose 2: Austausch des Gelenks wegen Problem-TEP

Seine neue Hüfte machte Hartmut bis dahin keine Probleme. „Bis 2008 war alles o. k., aber dann begannen die Schmerzen in der Leistengegend. Ich fühlte mich ähnlich wie vor der OP.“

Hartmut suchte seinen Operateur zur Kontrolle auf und erfuhr dort zum ersten Mal, dass ihm die in einschlägigen Internet-Foren als "Durom-Schrott-Prothese" bezeichnete TEP der Firma Zimmer implantiert worden war. Bis heute musste diese bei fast 200 Patienten ausgetauscht werden. „Dr. Rütschi berichtete mir von Problemen an der Konusverbindung. Eine Vergrößerung der Gelenkkugel bei gleichzeitiger Reduzierung des Konus bringt mich selbst als technischen Laien zum Nachdenken. Um ehrlich zu sein, wahrscheinlich aber nur im Nachhinein. Zu begeistert war ich damals von dem Zugewinn an Beweglichkeit, der mich als sportbegeisterten Menschen faszinierte. Umso mehr sträubte sich alles in mir, als Dr. Rütschi meinte, dass mir eine Reimplantation wohl nicht erspart bliebe.“ Hartmut gab sich damit nicht zufrieden.

„Durch kontinuierliches Aufbautraining mit Ergometer und Rennrad gelang es mir, Leistungen wie vor 20 Jahren zu vollbringen.“

„Kurz davor, mir einen Reoperations-Termin geben zu lassen, suchte ich meinen Reha-Arzt Dr. Michael Findeisen in der Reha-Klinik Hausbaden in Badenweiler auf, der die Problematik mit dem Durom-Gelenk hinreichend kannte.“, berichtet Hartmut. Nach gründlicher Untersuchung stellte er einen degenerierten Trochanter-Muskel im Oberschenkel fest, der nach seiner Einschätzung entzündet sein konnte. „Als quasi letzten Versuch ließ ich mich davon überzeugen, es mit einer Kortison-

Spritze zu versuchen. Nach drei Tagen war ich schmerzfrei. Treppensteigen, längere Strecken laufen waren von nun an kein Problem mehr. Durch kontinuierliches Aufbautraining vorwiegend mit Ergometer und Rennrad gelang es mir, Leistungen wie vor etwa 20 Jahren zu vollbringen.“

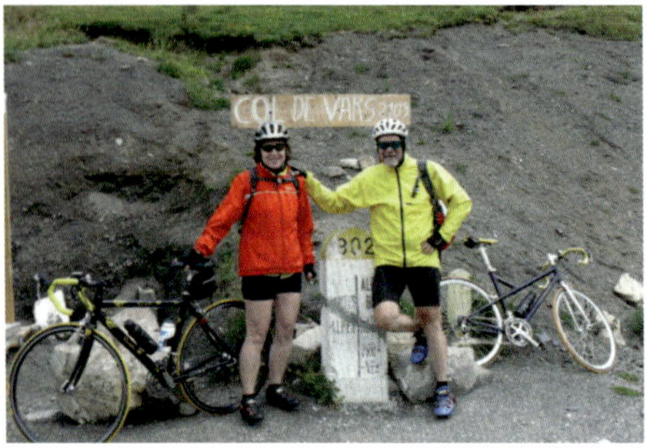

Bei seiner Traumerfüllung ist Ehefrau Käthe immer dabei - hier auf dem 2.109 m hohen Col de Vars.

Niemand wollte das glauben. Verschiedene Ärzte rieten ihm weiterhin dringend zur Reimplantation. Das klingt im Forum der Durom-Selbsthilfegruppe, der er sich angeschlossen hat, etwa aus der Feder von Dr. Manfred Semlitsch richtig dramatisch: „Ich würde Ihnen dringend raten, sich vor Ihrer Rennradtour von Nizza nach Genf von einem erfahrenen Orthopäden reoperieren zu lassen, bevor die Durom-Hüftprothese mit ihrer problematischen Konuszwischenhülse noch mehr Unheil in Ihrem Knochen anrichtet!!! Je länger Sie warten, desto problematischer wird die Reoperation. Nach 30-jähriger Erfahrung mit Werkstoffentwicklung für Hüftprothesen von Sulzer-Medizinaltechnik (1966-1996) weiß ich, wovon ich rede.“

Fehldiagnose 3: Gelenkschublade im Knie

Dazu ein kleiner Exkurs zu Hartmuts Knie und seinen Erfahrungen mit Fehldiagnosen von Orthopäden: „Etwa ein Jahr nach der Knie-OP suchte ich meinen Heimat-Orthopäden im Hohenlohekreis zur Kontroll-Untersuchung auf. Vom Hüftgelenk war er hinsichtlich der Beweglichkeit begeistert. Sein Kommentar fast wörtlich: So etwas habe ich noch nie erlebt. Sich dann dem Kniegelenk widmend, klang die Begeisterung merklich ab. Am Unterschenkel ziehend stellte er eine Gelenkschublade fest. Seine Empfehlung klang für mich nicht überzeugend: nochmal ope-

„Von der Beweglichkeit meines Hüftgelenks war mein Heimat-Orthopäde begeistert. So etwas habe er noch nie erlebt.“

rieren und das Kunststoffteil zwischen den Gelenk-Enden durch ein dickeres ersetzen. Auch diese Auskunft war mir wie bei meiner Hüfte eine Fahrt nach Badenweiler zu meinem wirklich hoch geschätzten Dr. Findeisen in der Reha-Klinik wert. Am Anfang erlebte ich das gleiche Procedere und einen ähnlichen Kommentar. Dann aber gab es etwas Neues. Dr. Findeisen meinte, ich solle doch mal meine Muskeln anspannen. Und siehe da, es tat sich nichts. Ja, und dann kam die Erleichterung: Nein, Herr Tiemann, bei Ihrer Muskulatur können sie sich diese OP locker ersparen. Das tat ich dann auch. Und so lebe ich seit sieben Jahren ohne Probleme mit einer Gelenkschublade, die eine oder auch keine ist. Gut, wenn ich mit meiner Frau Tennis spiele, trage ich eine Superbandage, die alles Mögliche verhindern kann. Aber wenn ich ehrlich bin, ich bräuchte sie wahrscheinlich nicht.“

„Ich habe meinen Traum wahr gemacht und bin wie beflügelt bis auf 2.660 Meter gefahren.“

Die viel zitierte und oft empfohlene zweite Meinung hat sich für Hartmut also gleich mehrmals als goldrichtig erwiesen.

Traum-Erfüllung mit der Alpenüberquerung auf dem Rennrad

Somit machte er sich daran, endlich seinen “letzten” Traum zu realisieren, der da lautete: Alpenüberquerung von Nizza nach Genf über die bekannten Pässe der Tour de France mit dem Rennrad! „Mit 67 Jahren sicherlich keine leichte Aufgabe, darüber bin ich mir im Klaren. Sollte ich es nicht schaffen, werde ich nicht traurig sein. Aber da bin ich mir schon heute sicher, es wird dann nicht an der Hüfte liegen,“ schrieb er im Internet-Forum der Durom-Selbsthilfegruppe. „Unter all den Betroffenen, die wütend Schadensersatz und Schmerzensgeld fordern, bin ich wohl eher ein Exot, der immer wieder darauf hinweist, dass es auch Positives zu dieser Hüfte zu sagen gibt. 75 Prozent der Reimplantierten sind übrigens Frauen.“ Bei den möglichen Problemen geht es auch immer um einen erhöhten Metallionen-Spiegel im Blut durch den Abrieb und eine Zerstörung des Knochens in der Folge.

„In diesem Zusammenhang hatte ich auch mal ein dreißigminütiges Gespräch mit Dr. Kretzer von der Uni Heidelberg.“, berichtet Hartmut. „Der meinte sinngemäß, dass er nach wie vor die Großkopfprothese für sinnvoll halte, aber nur bei aktiven Menschen und auf keinen Fall bei Frauen, da für diese die Implantate zu groß seien. Interessant war auch seine Auskunft, dass es keine wissenschaftlichen Untersuchungen gibt, inwieweit solche Touren wie meine geplante sich auf den Metallionen-Spiegel auswirken können. Es habe lediglich mal eine Studie gegeben, bei der Patienten auf einem Laufband gelaufen seien. Hier habe man keine Abweichungen feststellen können.“

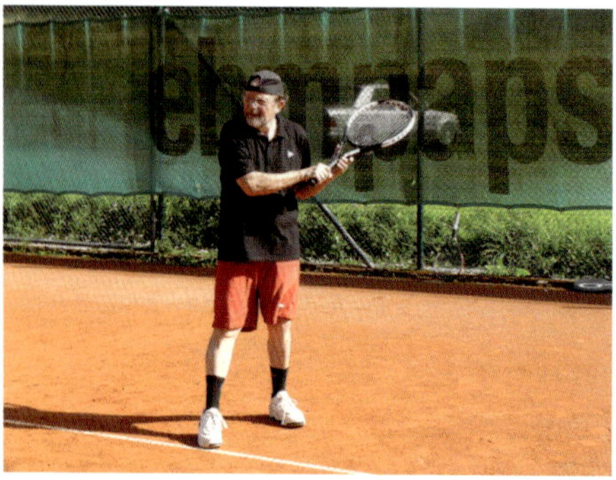

Hin und wieder spielt Hartmut auch wieder Tennis mit seiner Frau.

Trotz aller Ungereimtheiten in Bezug auf seine Endoprothese trainierte Hartmut eisern für seine große Tour. „In den ersten zwei Vorbereitungswochen bewältigte ich schon ca. 7.000 Höhenmeter im Schwarzwald und in den Vogesen.“ Im Juli 2011 schließlich machte er seinen Traum wahr und startete seine persönliche Tour de France zusammen mit seiner Frau. Auch hier überwindet er insgesamt 7.000 Höhenmeter auf seinem Rennrad. Col de la Cayolle, Col de Vars, Restefond la Bonette, Col d`Izoard, Col Lautaret und Col du Galibier lauten die klangvollen Namen der Pässe. Letzterer ist mit 2.660 Metern das Dach der Tour de France und – weil die Aussicht von dort so schön ist – überwand ihn Hartmut gleich zwei Mal! Sowohl das Knie- als auch das Hüftimplantat bereiteten keine Probleme, trotz teilweise heftiger Anstiege bis zu 15 Prozent.

Eine Röntgenkontrolle direkt nach seiner Tour brachte keinerlei Auffälligkeiten zu Tage, aber auch keine Erkenntnisse, warum ihm diese

Prothese keine Probleme bereitet. Auch dem Operateur Dr. Rütschi ist dieses Phänomen ein Rätsel. Hartmut macht sich dazu seine eigenen Gedanken: „Könnte es nicht sein, dass gerade meine sehr gute Muskulatur, vor allem nach den tausenden von Kilometern im Sattel, eine Lockerung verhindert hat?

Es scheint so, dass mehrere Faktoren wie Muskulatur, körperliche Fitness, Knochenbeschaffenheit und Operationsverlauf für ein problemloses oder eben problematisches Funktionieren dieses nachweislich nicht optimalen Implantats eine Rolle spielen.", vermutet Hartmut.

Als Fan der Punk-Band „Die Toten Hosen“ hat er sich ihren Songtitel „Steh` auf, wenn du am Boden liegst“ zu eigen gemacht. "Und wenn wirklich doch früher als eigentlich üblich eine neue Prothese notwendig ist, werde ich auch diese Herausforderung sportlich annehmen.", sagt Hartmut selbstbewusst.

PH/HR

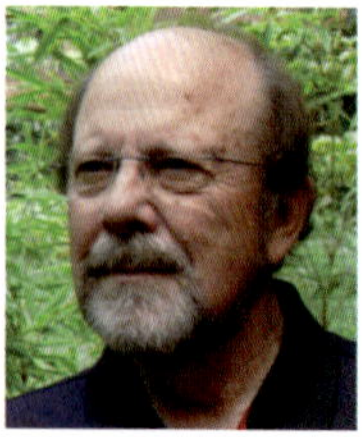

Steckbrief

Hartmut Tiemann,

Sozialpädagoge grad., Sachgebietsleiter Soziale Dienste Landratsamt Hohenlohekreis, seit 2004 Rentner

*27. April. 1944 in Brackwede, wohnt in Bielefeld

Hüft-Beschwerden:

Ab 2001 Probleme beim Treppensteigen bzw. beim Laufen im Gelände bzw. auf unserem Grundstück, Hanglage

Ursache: Unbekannt (meine Vermutung: Borreliose)

Diagnose:

2001 Fehldiagnose Leistenbruch durch Orthopäden und Urologen; 2004 fortgeschrittene Coxarthrose

Behandlungen vor der OP: Keine, dafür ständig der gute Ratschlag, mich doch endlich am Leistenbruch operieren zu lassen!

Hüft-OP: 2004

Klinik und Operateur: Loretto-Krankenhaus Freiburg, Dr. Marcel Rütschi

Krankenkasse: DEBEKA, gesetzlich

Technik und Material: Klassische Technik mit normalen Schnitt, Durom Metasul Implantat der Firma Zimmer

Komplikationen nach der OP: Keine bis 2008, vier Jahre nach der OP

Reha: Vier Wochen in Badenweiler, Klinik Hausbaden, Dr. Michael Findeisen

Reha-Ziel:

Ohne Gehhilfen nach Hause zu kommen, was mir auch gelang; ich musste mir aber immer wieder von Dr. Findeisen anhören, ich solle meine Ergometer-Aktivitäten etwas bremsen.

Behandlungen nach der Reha: Keine

Sportarten vor der Hüft-OP:

Als Schüler und Jugendlicher Leichtathletik, später Tischtennis und Tennis, alles vereinsmäßig und ab ca. Mitte/Ende 30 Rennradfahren, u. a. mit Fernfahrten von Deutschland aus nach Kreta, nach Südspanien mit Abstecher nach Ceuta u. v. a. m.

Sportarten nach der Hüft-OP und ab wann:
Nach Knieimplantat 2005 ein Jahr Aufbautraining auf dem Ergometer, ab 2007/20008 wieder auf dem Rennrad

Sportarten heute: Tennis, nicht Vereins- bzw. wettkampfmäßig, und Rennradfahren

Fitness-Training vor der OP: Siehe Sport

Fitness-Training nach der OP: Ergometer- und Fahrradfahren

Wie zufrieden heute, 2012?
Das sind gemischte Gefühle. Das in Verruf geratene Durom-Implantat stimmt mich nicht gerade heiter, aber das versuche ich so gut es geht, zu verdrängen. Der Metallionen-Spiegel ist zwar erhöht, aber noch nicht bedenklich. Alles in allem bin ich überzeugt, dass Dr. Rütschi sehr gute Arbeit geleistet hat.

Mutmach-Satz für andere:
Trotz fortgeschrittenen Alters bin ich ein Fan der "Toten Hosen". Mein Lieblingssong: "Steh auf, wenn Du am Boden liegst".

Unsere 10 ultimativen Hüft-Mutmach-Ratschläge

Aus unserer reichhaltigen Erfahrung mit insgesamt vier künstlichen Hüften wünschen wir all unseren Lesern:

1. Mut zum rechtzeitigen Röntgen!

Verkürzen Sie Ihre Leidenszeit. Bestehen Sie bei diffusen Beschwerden im „Gestell" auf Röntgenaufnahmen der Hüften – und sparen Sie damit unter Umständen viel Geld, Zeit und Nerven für andere Behandlungen. Früherkennung nutzt gerade bei jüngeren Patienten etwas – für mögliche Gangkorrekturen oder arthroskopische Operationen.

2. Mut zum Aktivsein trotz Schmerzen!

Humpeln Sie nicht. Das sieht nicht nur unschön aus, sondern schädigt auch andere Regionen Ihres Körpers. Hüftschmerzen „verführen" leider zur so genannten Schonhaltung. – Machen Sie vor der OP so oft wie möglich Dehnübungen und sanftes Muskeltraining, um die Beweglichkeit zu erhalten.

3. Mut zum raschen Handeln!

Warten Sie nicht zu lange mit der notwendigen OP. Die meisten Patienten entwickeln einen merkwürdigen Hang zur Selbstquälerei und Selbsttäuschung. – Lassen Sie sich eher früher als zu spät operieren; Sie werden hinterher garantiert sagen „Hätte ich doch nur schon früher…"

4. Mut zur Information!

Stöbern Sie im Internet, lesen Sie Bücher (!), fragen Sie im Bekanntenkreis herum. Denn Hüft-OPs sind glücklicherweise planbar. Man kann in Ruhe sein Köfferchen packen (solange man sich noch bücken kann).

– Bereiten Sie sich einfach rechtzeitig mit allen Hilfsmitteln auf das Einchecken im Krankenhaus und die Reha-Zeit danach vor.

5. Mut zur Suche nach dem „Richtigen"!

Führen Sie Gespräche mit so vielen Orthopäden und Operateuren wie Sie möchten. Denn zu seinem Operateur muss man Vertrauen haben. – Machen Sie ruhig mehrere Beratungs- und Besichtigungstermine aus; es gibt genügend erfahrene Operateure und auf Hüft-OPs spezialisierte Kliniken.

6. Mut zum positiven Denken!

Hadern Sie nicht mit Ihrem Schicksal und haben Sie keine Angst. Sehen Sie in der Hüft-OP eine Chance für mehr Lebensqualität. Hüft-OPs sind heutzutage Routine-Operationen und verlaufen in den allermeisten Fällen komplikationslos. – Gehen Sie mit einer positiven Grundstimmung in die Klinik – das Personal wird es Ihnen danken.

7. Mut zur Bewegung!

Trauen Sie sich etwas zu. Alles ist wieder möglich! Wahrscheinlich haben Sie schon längst vergessen, wie viel Spaß Bewegung macht. – Freuen Sie sich auf und über die Bewegungsübungen schon in der Klinik und dann in der Reha. Und später auf mehr – vom langen Spaziergang am See bis zur schweißtreibenden Bergtour.

8. Mut zum täglichen Training!

Überwinden Sie Ihren inneren Schweinehund. Bauen Sie Ihre Gymnastik-Übungen in Ihren Tagesablauf ein. 15 Minuten jeden Morgen sind drin, ganz bestimmt. Denn das neue künstliche Hüftgelenk braucht Muskelunterstützung für eine lange Haltbarkeit. – Sie werden den Tag viel energiegeladener beginnen, wenn Sie Ihre TEP „geschmiert" haben.

9. Mut zur ausgelassenen Freude!

Freuen Sie sich über den Fortschritt der Medizintechnik. Die künstliche Hüfte schenkt Ihnen eine neue Lebensqualität. – Seien Sie dankbar, dass Sie im 21. Jahrhundert leben. Früher wären Ihnen nur Krücken und später der Rollstuhl geblieben. Heute können Sie mit einer künstlichen Hüfte aktiv älter werden.

10. Mut zum Sport!

Haben Sie keine Angst vor sportlichen Aktivitäten. Fast alle Sportarten sind auch mit künstlicher Hüfte möglich, vor allem diejenigen, die Sie schon immer ausgeübt haben. Ihre Muskulatur ist ja daran gewöhnt. – Die Erfahrungsberichte in diesem Buch machen Ihnen hoffentlich Mut dazu!

„Mut zur neuen Hüfte!"

A-Z der Fremdwörter rund um eine Hüft-OP

Manchmal erklären wir im Text bereits einige Fremdwörter, manches kommt immer wieder vor. Wir haben hier mal die wichtigsten medizinischen Fachbegriffe erklärt (und danken an dieser Stelle gleich einmal Wikipedia):

Abduktoren (Gegenspieler Adduktoren)
Muskeln zum Abspreizen

Adduktoren (Gegenspieler Abduktoren)
Muskeln zum Heranziehen

Acetabulum
Als Acetabulum, Hüftgelenk- oder Beckenpfanne wird in der Anatomie der vom Becken gebildete knöcherne Anteil des Hüftgelenks bezeichnet. Der medizinische Fachbegriff leitet sich von seiner Ähnlichkeit mit einem Essignäpfchen (lat. acetum „Essig“) ab, wie es im antiken Rom auf jeder Tafel zu finden war.

Antetorsionswinkel
Orthopäden überprüfen stets zwei Winkelstellungen am Hüftgelenk: Den CCD-Winkel (Abkürzung für Centrum-Collum-Diaphysen-Winkel) zwischen Hals und Schaft des Oberschenkelknochens. Und den Antetorsionswinkel. Das ist die nach vorne abgewinkelte Stellung des Oberschenkelhalsknochens in der Hüfte. Der Antetorsionswinkel ändert sich mit dem Alter: Bei Kindern beträgt er 30-50 Grad, bei Jugendlichen nur noch 15 Grad, bei Erwachsenen durchschnittlich 12 Grad. Bei einer angeborenen Hüftgelenkluxation oder einer Dysplasie des Hüftgelenks ist der Antetorsionswinkel vergrößert.

Arthroskopie
Abgeleitet aus dem Griechischen „Arthros“ für Gelenk, „skopein“ für schauen. Eine Untersuchung und Behandlung von Gelenken mit einem Spezialendoskop, dem Arthroskop. Eingesetzt wird die Arthroskopie, um den Verschleiß des Hüftgelenks schon frühzeitig zu behandeln. Durch die Entfernung freier Gelenkkörper, abgelöster Knorpelanteile und mechanisch störender Knochenvorsprünge kann, unter gleichzeitiger Korrektur des Hüftkopfwinkels, der Einsatz eines künstlichen Hüftgelenks hinausgezögert werden.

Bump (am Schenkelhals)
Eine nicht ausreichende Taillierung des Übergangs zwischen Hüftkopf und Schenkelhals auf Grund einer Verbreiterung des Hüftkopfes.

Bursitis
Schleimbeutel-Entzündung

CCD-Winkel
Abkürzung für Centrum-Collum-Diaphysen-Winkel zwischen Hals und Schaft des Oberschenkelknochens.

Dorsal
Einer der verschiedenen Zugangswege zum Einsetzen eines künstlichen Hüftgelenks ist der dorsale Zugang (seitlich hinten).

Dunn/Rippstein-Röntgenaufnahme
Die Dunn-Rippstein-Aufnahme ist eine Röntgenaufnahme des Hüftgelenks, die zur genauen Beurteilung der Schenkelhalsstellung dient. Bei Verdacht auf eine Fehlstellung des Schenkelhalses wird eine solche Aufnahme angefertigt, um den genauen Antetorsionswinkel (s. dort) und CCD-Winkel (s. dort) des Schenkelhalses zu berechnen und eine eventuelle operative Korrektur zu planen.
In Rückenlage werden Hüftgelenk und Kniegelenk jeweils 90 Grad gebeugt. Das Hüftgelenk muss ca. 20 Grad abgespreizt (abduziert) werden,

ohne die Rotation zu verändern. In dieser Position wird ein axiales Röntgenbild gemacht. Bei Kindern muss jemand bei der Aufnahme die Beine halten.

Dysplasie (Hüftdysplasie)
Eine Sammelbezeichnung für angeborene oder erworbene Fehlstellungen und Störungen der Verknöcherung (Ossifikation) des Hüftgelenks beim Neugeborenen.

Hüftkopfnekrose
Nekrose kommt aus dem Griechischen und bedeutet Absterben, Töten. Es handelt sich um eine Erkrankung, bei der ein Teil des Oberschenkelknochenkopfes abstirbt. Ursache ist eine verminderte Durchblutung. Gehäuft treten Hüftkopfnekrosen bei Diabetes mellitus, Alkoholismus oder nach hochdosierter (meist systemischer) Kortison-Behandlung auf. Treten sie nach Verletzungen des Hüftkopfes auf, spricht man von posttraumatischen Hüftkopfnekrosen. Typisch ist die Hüftkopfnekrose nach Abscherung des Hüftkopfes bei einer traumatischen Luxation (s. dort) der Hüfte.

Hyaluronsäure
Die Hyaluronsäure ist Hauptbestandteil der Synovia (Gelenkflüssigkeit) und wirkt als Schmiermittel bei allen Gelenkbewegungen.

Iliosakralgelenk
Das Iliosakralgelenk (lat. Articulatio iliosacralis), Kreuzbein-Darmbein-Gelenk oder kurz Kreuz-Darmbein-Gelenk ist die gelenkige Verbindung zwischen dem Kreuzbein (Os sacrum) und dem Darmbein (Os ilium).

Impingement
Impingement = engl. Zusammenstoß. „Einklemmende Hüfte". Unter Impingement-Syndrom versteht man Funktionsbeeinträchtigungen der Gelenkbeweglichkeit (vor allem auch bei Schultern). CAM- oder Nockenwellen-Impingement kommt bei Männern vor aufgrund eines zu

großen Hüftkopfes, bei Frauen heißt es Beißzangen-Impingement und wird verursacht durch eine zu sehr vertiefte Gelenkspfanne.

IRENA
= Intensivierte Rehabilitationsnachsorge. Das gilt für alle Berufstätigen: Die Deutsche Rentenversicherung Bund gewährt noch einmal 24 Therapie-Termine nach einer stationären oder ambulanten Reha. Das sind meist Gruppen-Termine plus Gerätetraining, pro Termin 90 bis 120 Minuten, bis zu einem halben Jahr nach der Genehmigung gültig.

Labrumläsion
Darunter versteht man einen Riss der Gelenklippe (Labrum).

Lateral
Einer der verschiedenen Zugangswege zum Einsetzen eines künstlichen Hüftgelenks ist der laterale Zugang (seitlich).

Luxation
Aus dem Lateinischen „luxare“ für verrenken, auch ausrenken oder auskugeln. Eine Luxation stellt grundsätzlich eine schwere Schädigung eines Gelenks dar. Bei einer Hüftverrenkung, Hüft-Luxation, rutscht der kugelige Oberschenkelkopf aus der gegenüberliegenden Hüftgelenkpfanne.

MRT – Magnetresonanztomographie
Die Magnetresonanztomographie (MRT, kurz auch MR) ist ein bildgebendes Verfahren, das vor allem in der medizinischen Diagnostik zur Darstellung von Struktur und Funktion der Gewebe und Organe im Körper eingesetzt wird. Es basiert physikalisch auf den Prinzipien der Kernspinresonanz (NMR), insbesondere der Feldgradienten-NMR, und wird daher auch als Kernspintomographie bezeichnet (umgangssprachlich gelegentlich zu Kernspin verkürzt). Die ebenfalls zu findende Abkürzung MRI stammt von der englischen Bezeichnung Magnetic Resonance Imaging.

Mit der MRT kann man Schnittbilder des menschlichen (oder tierischen) Körpers erzeugen, die eine Beurteilung der Organe und vieler krankhafter Organveränderungen erlauben. Die Magnetresonanztomographie basiert auf sehr starken Magnetfeldern sowie elektromagnetischen Wechselfeldern im Radiofrequenzbereich, mit denen bestimmte Atomkerne (meistens die Wasserstoffkerne/Protonen) im Körper resonant angeregt werden, die dann im Empfängerstromkreis elektrische Signale induzieren. Im Gerät wird keine belastende Röntgenstrahlung oder andere ionisierende Strahlung erzeugt oder genutzt. Eine wesentliche Grundlage für den Bildkontrast sind unterschiedliche Relaxationszeiten verschiedener Gewebearten. Daneben trägt auch der unterschiedliche Gehalt an Wasserstoff-Atomen in verschiedenen Geweben (z. B. Muskeln, Knochen) zum Bildkontrast bei.

Neolabrum
Ersatzgewebe

Neurolyse
Als Neurolyse wird eine Operation bezeichnet, die die Einengungen eines Nervs (meist narbige Verwachsungen) und damit den ausgeübten Druck beseitigt. Nerven sind relativ stabil gegen Zugkräfte, reagieren jedoch sehr sensibel auf Druck von außen (z. B. mit Schmerz, Taubheit oder Lähmung).

Polyarthritis
Die Polyarthritis ist eine meist chronische Entzündung der Innenhaut der Gelenke, aber auch der Sehnenscheiden und Schleimbeutel.

Synovitis
Gelenkkapsel-Entzündung

Tarsaltunnel
Der Tibialisnerv (N. tibialis, lat. tibia = Schienbein) versorgt die Muskulatur an der Beugeseite des Unterschenkels und die Muskeln der Fuß-

sohle. Seine sensiblen Bereiche sind der hintere (dorsal) Bereich des Unterschenkels, der Ferse und der Fußsohle. Der Nerv verläuft durch den so genannten Tarsaltunnel. Dieser Tunnel liegt hinter dem Fußinnenknöchel und wird bedeckt von einem Halteband. Beim Tarsaltunnel-Syndrom kommt es zu einer Kompression des Schienbeinnervs unter dem Innenknöchel des Fußes. Das führt zu Schmerzen und Störungen des Gefühls in diesem Bereich. Ein Ausstrahlen bis zur Fußsohle und zum Fersenbein ist typisch.

Trochanter - major und minor
Großer und kleiner Rollhügel, Knochenvorsprünge am Oberschenkelknochen (Femur). An dessen Kopf schließt sich weiter nach unten (distal) der Oberschenkelhals an. Hier befinden sich seitlich ein großer und mittig ein kleiner Rollhügel. Am großen Rollhügel setzen die Gesäßmuskeln an (Gluteus maximus, medius und minimus); am kleinen Rolhügel ist der Ansatz des Musculus iliaus (Darmbeinmuskel, s. Iliosakralgelenk) und des Psoas Major (großer Lendenmuskel).
Zusammengefasst werden sie als Iliopsoas (Lenden-Darmbeinmuskel). Im Hüftgelenk bewirkt der Psoas eine Beugung (Flexion), er ist der stärkste Hüftbeuger des Menschen. Außerdem ist er im Hüftgelenk für die Auswärtsdrehung (Außenrotation) zuständig. All diese Muskeln werden bei einer Hüft-OP mehr oder weniger in Mitleidenschaft gezogen und müssen anschließend wieder aufgebaut werden.

Ventral
Einer der verschiedenen Zugangswege zum Einsetzen eines künstlichen Hüftgelenks ist der ventrale Zugang (von vorne).

Ventrolateral
Einer der verschiedenen Zugangswege zum Einsetzen eines künstlichen Hüftgelenks ist der ventrolaterale Zugang, eine Variante des lateralen Zugangs.

Die TOP-Ten Kliniken Deutschlands

Wir möchten Ihnen an dieser Stelle die zehn Kliniken nennen, die in Deutschland die meisten Hüft-OPs vornehmen. Wir stützen uns dabei sowohl auf Zahlen, die in der so genannten Weißen Liste der AOK aufgeführt sind (2010) als auch auf die Qualitätsberichte der Kliniken, die allgemein öffentlich zugänglich sind.

1. **Helios Endo-Klinik Hamburg GmbH Abteilung für Orthopädische**
   Gelenkchirurgie und Endoprothetik
   22767 Hamburg
   Prof. Dr. med. Thorsten Gehrke, Direktor
   www.helios-kliniken.de/klinik/hamburg-endo-klinik.html
   Oder www.endo-klinik.de
   3040 (Hüft-OPs im Jahr 2010)

2. **Schön Klinik Neustadt (an der Ostsee)**
   23730 Neustadt in Holstein
   Prof. Dr. habil. Pavel Dufek, Ärztlicher Direktor, und Dr. med. Karl Christian Westphal
   www.schoen-kliniken.de/ptp/kkh/neu/index.php.de
   1655 (Hüft-OPs im Jahr 2010)

3. **Sana Kliniken Sommerfeld**
   16766 Kremmen
   Priv.–Doz. Dr. med. habil. Andreas M. Halder
   www.sana-hu.de
   1441 (Hüft-OPs im Jahr 2010)

4. **Helios Ostseeklinik Damp**
   24351 Ostseebad Damp
   Dr. med. Otto-Heinrich Kloppenburg, Ärztlicher Direktor
   www.helios-kliniken.de/klinik/damp-ostseeklinik.html
   1397 (Hüft-OPs im Jahr 2010)

5. endogap - Klinik für Gelenkersatz
82467 Garmisch-Partenkirchen
Dr. med. Christian Fulghum
www.endogap.de
1385 (Hüft-OPs im Jahr 2010)

6. Krankenhaus Barmherzige Brüder München
80639 München
Prof. Dr. Werner Plötz
www.barmherzige-muenchen.de
1258 (Hüft-OPs im Jahr 2010)

7. Diakoniekrankenhaus Annastift Hannover
30625 Hannover
Prof. Dr. med. Henning Windhagen
www.annastift-departments.de
1109 (Hüft-OPs im Jahr 2010)

8. Diakonie Klinikum Stuttgart,
Orthopädische Klinik Paulinenhilfe
70167 Stuttgart
Prof. Dr. med. habil. Peter Aldinger
www.diakonie-klinik.de
1075 (Hüft-OPs im Jahr 2010)

9. Sana Kliniken AG Solln Sendling
81369 München-Sendling
81479 München-Solln
In Sendling: Belegärzte aus OCM-Gemeinschaftspraxis, www.ocm-muenchen.de, u. a. PD Dr. med. Michael Dienst, PD Dr. med. Robert Hube, Dr. med. Ernst-Otto Münch
In Solln: Prof. Dr. med. Gerhard Metak
www.sana-solln-sendling.de
1045 (Hüft-OPs im Jahr 2010; laut Homepage 2012 pro Jahr 1.300 Hüft-TEPs)

10. Waldkrankenhaus Rudolf Elle in Eisenberg-Thüringen
07607 Eisenberg
Dr. med. habil. Wolf Dietrich Arnold
www.krankenhaus-eisenberg.de
965 (Hüft-OPs im Jahr 2010: laut Homepage 2012 pro Jahr über 1.000 Hüft-TEPs)

Weitere Kliniken und Operateure aus den Erfahrungsberichten in diesem Buch (außerhalb des Rankings)

Autorin Heidi Rauch:
Orthopädische Gemeinschaftspraxis Radke – Klein - Noé – Kettler
www.ortho-m.de
angeschlossen an die Belegabteilung des Rotkreuzklinikum München
www.rotkreuzklinikum-muenchen.de
Operateur PD Dr. med. habil. Jürgen Radke, ca. 15.000 TEPs in 45 Jahren, 2012 pensioniert; Nachfolger ist sein Sohn: PD Dr. med. Stefan Radke

Ulrich:
Arcus-Klinik
75179 Pforzheim
Dr. med. Andrce Ellermann, Ärztlicher Direktor
www.sportklinik.de

Susanne:
Evang. Waldkrankenhaus Berlin-Spandau
13589 Berlin
Prof. Dr. med. Wolfgang Noack
www.pgdiakonie.de

Hartmut:
Loretto-Krankenhaus
79100 Freiburg i. Breisgau
Dr. Marcel Rütschi
www.rkk-lok.de

Klinik-Auswahl Österreich und Schweiz (ohne OP-Zahlen)

Bezirkskrankenhaus St. Johann in Tirol
A-6380 St. Johann in Tirol
Prim. Dr. Robert Siorpaes
www.khsj.at

LKH Stolzalpe Steiermark
A – 8852 Stolzalpe
Prim. PD Dr. Roman Radl
www.lkh-stolzalpe.at

Orthopädisches Spital Wien Speising
A-1130 Wien
Prim. Univ. Doz. Dr. Franz Landsiedl und Prim. Univ. Doz. Karl Knahr
www.oss.at

Inselspital Bern, Universitätsspital
CH-3010 Bern
Prof. Dr. Klaus Siebenrock
www.insel.ch
http://orthopaedie.insel.ch/de/ortho-angebot/huefte-becken/

Uniklinik Balgrist Zürich
CH-8008 Zürich
PD Dr. med. Claudio Dora
www.balgrist.ch

Schulthess Klinik Zürich
CH-8008 Zürich
PD Dr. med. Michael Leunig
www.schulthess-klinik.ch
Anzahl TEPs 2011 : 778

Clinique Générale
CH-1700 Fribourg
Dr. med Peter Vyskocil
www.cliniquegenerale.ch

Reha-Kliniken Auswahl Deutschland

An dieser Stelle finden Sie die Reha-Kliniken, in denen die TEP-Träger in diesem Buch zufrieden waren, und die jeweiligen Leiter der Orthopädie-Abteilung.

Medical Park Bad Wiessee St. Hubertus, 83707 Bad Wiessee
Prof. Dr. Thomas Wessinghage
www.medicalpark.de

Medical Park Chiemsee, 83233 Bernau-Felden
PD Dr. med. Marcus Schmitt-Sody
www.medicalpark.de

m&i Fachklinik Bad Heilbrunn, 83670 Bad Heilbrunn
Dr. Udo Gieler
www.fachklinik-bad-heilbrunn.de

Simssee Klinik, 83093 Bad Endorf
Dr. med. Holger Dittmann
www.simssee-klinik.de

Benedictus Krankenhaus, 82340 Feldafing
Dr. Steffen Mayer-Schlagintweit
www.klinik-feldafing.de

Reha-Klinik Hausbaden, 79410 Badenweiler
Dr. med. Michael Findeisen
www.reha-klinik-hausbaden.de

Median Klinik Berlin-Kladow, 14089 Berlin
Michael Quasbarth
www.median-kliniken.de

Implantat-Hersteller

Zimmer Germany GmbH
www.zimmergermany.de

DePuy Orthopädie GmbH
www.depuy.de

Waldemar Link GmbH & Co. KG
www.linkhh.de

Smith&Nephew Deutschland
www.smith-nephew.de

B. Braun Melsungen AG
www.bbraun.de

Therapien und Hilfsmittel – persönliche Empfehlungen der Autoren

Alexandertherapie
www.alexander-arbeit.de

Badeanzug mit Beinansatz
www.steiner-schwimmsport.de

Bergluft in Südtirol
www.moseralm.com

Bürostuhl von Haider Bioswing
www.bioswing.de

Bürostuhl Mi Shu
www.mishu.de

Carving Golf - Hüftschonendes Golfspiel
www.carvinggolf.com
www.gc-eichenried.de

Ergometer im Wohnzimmer-Design
www.stil-fit.com

Feldenkrais
www.feldenkrais.de

Fünf Tibeter zum Jungbleiben
www.fuenf-tibeter.org

Ganganalyse
www.traunmed.de

Gesunde Ernährung für wenig Geld
www.arm-aber-bio.de

Life Kinetik-Wahrnehmungstraining
www.lifekinetik.de

Manualtherapie nach Maitland
www.ferber-busse.de

Plate One-Vibrationsplattform
www.plateone.de

Rolfing und Faszien-Training
www.concept-rossmann.com

Shiatsu
www.erding-gesund.de

Spiraldynamik
www.spiraldynamik.com
www.elementhera.de

Trampolin für zu Hause
www.bellicon.de

Qi Gong auf der Fraueninsel im Chiemsee
www.qigong-schmidtkunz.de

Yoga-Videos
www.yogamour.de

Heidi Rauch

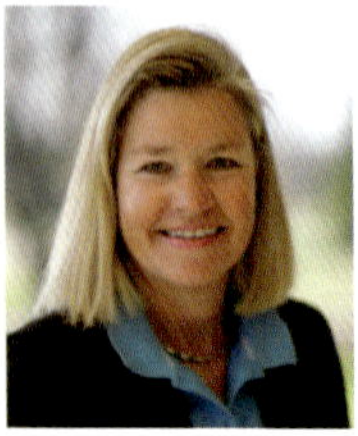

Heidi Rauch ist nicht nur Doppel-Hüft-TEP-Trägerin, sondern auch Diplom-Journalistin, PR-Frau und Buchautorin („Falling in love", Rowohlt; Drehbücher und – noch nicht erschienen – „Das Limoncello-Quartett", Frauen-Roman).

Geboren in Berlin, studierte sie in München (Ludwig-Maximilians-Universität in Kombination mit der Deutschen Journalistenschule, 16. Lehrredaktion). Sie lebt heute in zweiter Ehe verheiratet mit dem Journalisten Michael-A. Konitzer in Erding bei München – und mehrere Wochen im Jahr in den italienischen Marken. Die Schreiberin aus Leidenschaft macht PR für Kultur (u. a. Konzerte und Events auf Schloss Amerang, Internationales Gitarrenfestival „Saitensprünge" in Bad Aibling), und Golf (Golfclub München Eichenried).

Grundlage für dieses Buch ist ihr im Oktober 2011 gestarteter Blog titanhuefte.wordpress.com.

Peter Herrchen

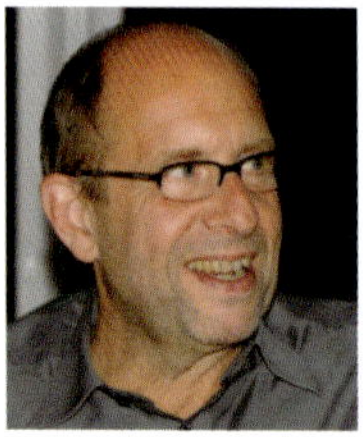

Peter Herrchen, geboren in Wiesbaden, ist nicht nur Doppel-Hüft-TEP-Träger, sondern auch Diplom-Betriebswirt. Er gründete 1986 seine eigene IT-Firma, die S&H EDV-Beratung GmbH. Nach deren Verkauf 2002 ist er weiterhin in dieser Branche tätig.

Nebenbei hat er sich im Rahmen seiner vielen ehrenamtlichen Tätigkeiten in Vereinen und Bildungseinrichtungen dort um Presse- und Öffentlichkeitsarbeit gekümmert sowie deren Web-Auftritte ins Leben gerufen und gepflegt. Für sein Engagement wurde er 1996 mit dem Ehrenbrief des Landes Hessen ausgezeichnet. Er lebt heute, verheiratet in zweiter Ehe, mit der gemeinsamen Tochter in Wiesbaden - und mehrere Wochen im Jahr am Tegernsee, Oberbayern.

Grundlage für dieses Buch ist sein Anfang 2011 gestarteter Blog endoprothese.wordpress.com.

Hubert Hornsteiner

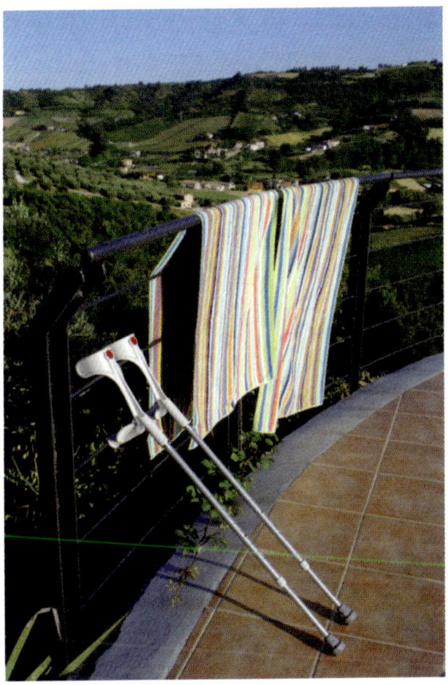

Heidis Krücken schauen in die Landschaft bei San Benedetto del Tronto.

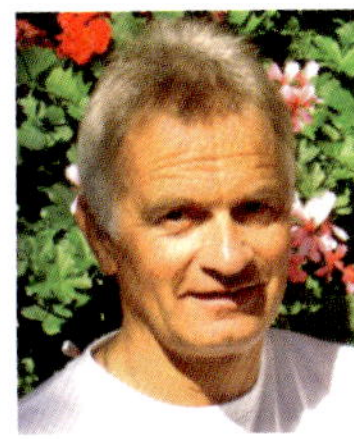

Hubert war mein Mit-Patient in der Reha nach meiner ersten Hüft-OP in Bad Heilbrunn. An unserem Tisch kümmerte er sich besonders nett um eine ältere, etwas niedergeschlagene Dame, die nur er zu täglichen Spaziergängen im Kräuter-Erlebnispark bewegen konnte. Er war bald so fit, dass er als einziger Patient zum Bogenschießen (!) gehen durfte. Und er hat mir, der Preußin, das bayerische Kartenspiel Wattn beigebracht, das wir zu viert dann allabendlich gespielt und uns dabei prächtig amüsiert haben. Lachen heilt ja bekanntlich auch!

Seine Geschichte ist der erste Erfahrungsbericht in diesem Buch. Und er hat das Buch gestaltet.

Somit ist „Mut zur neuen Hüfte!“ ein Projekt von fünf künstlichen Hüften – FiveArtHips also nicht nur beim Triathlon von Peter Herrchen & Co.

HR

Danke

Bevor dieses Buch entstehen konnte, haben auch wir Autoren Menschen gebraucht, die uns Mut machen, uns unterstützen. Wir danken deshalb an dieser Stelle wie bei einer Oscar-Verleihung folgenden Lebensbegleitern:

- Für die „Produktion" danken wir unseren Eltern. Sie können nichts für unsere offensichtlich angeborenen Hüftprobleme. Dafür haben sie uns ein gesundes Selbstbewusstsein, Vertrauen in die eigenen Fähigkeiten und positive Energie mit auf den Weg gegeben.

- Für die „Technik" danken wir unseren Operateuren, den Krankenhäusern und Reha-Einrichtungen, die uns buchstäblich wieder auf die Beine gebracht haben.

- Für den „seelischen Support" danken wir unseren geliebten Ehepartnern.

- Für „Rat und Tat" danken wir unseren Freunden und allen Bekannten, die wir im Laufe der Buchentstehung mit dem „Work in progress" konfrontiert haben und die uns mit Kritik und Lob weitergeholfen haben.

Liebe Leserin und lieber Leser,
sollte Ihnen dieses Buch Mut gemacht haben, würden wir uns freuen, wenn Sie es weiterempfehlen. Auch sind wir offen für Lob oder Kritik, Anregungen und Ergänzungen sowie Fehlerteufel-Hinweise.
Wir beide mailen gern und freuen uns über Ihre Nachrichten an:
autoren@mut-zur-neuen-hüfte.de.

Impressum

Herausgeber: Edition Rauchzeichen, Heidi Rauch & Peter Herrchen GbR,
Schlossallee 28, 85435 Erding

Text- und Bild-Redaktion: Heidi Rauch, 85435 Erding, und Peter Herrchen,
65207 Wiesbaden, autoren@mut-zur-neuen-hüfte.de

Schlussredaktion: Ursula Rauch, Berlin, und Michael-A. Konitzer, Erding

Layout/Produktion: Hubert Hornsteiner, 82481 Mittenwald, hhornsteiner@web.de

Logo-Gestaltung Edition Rauchzeichen: brunner und gamböck, büro für visuelle kommunikation, 84208 Landshut, www.brunnergamboeck.de

Druck und Verarbeitung: Steininger Offsetdruck GmbH, Schlossstr. 6,
85737 Ismaning, www.steiningerdruck.de

Redaktionsschluss: 15. August 2012

Fotos:
Heidi Rauch, Peter Herrchen, Hubert Hornsteiner, Joe Petrus (Golf-3D-Aufnahmen, www.image-photo.de), Conny Schweidler (Physio-Aufnahmen, www.connyschweidler.de), Ralf Gamböck (Autorenfoto Heidi Rauch, www.brunnergamboeck.de), Gregor Bresser (Übungen Birgit Ferber-Busse im ABC, www.bressermedia.de), Florian Feund (Atem-Foto im ABC, www.bildhaft.com), Life-Kinetik (Neureuther-Foto im ABC, www.lifekinetik.com), Bellicon (Trampolin-Foto im ABC, www.bellicon.com), Haider Bioswing (Posturomed-Plattform im ABC, www.bioswing.de,), Corinne Aeberhard (Dressurreiterin Cécile); Gisela Krieger, Armin Fettinger, Yuanyuan Yu (Fotos Ulrich); Lilo Tadday (Fotos Anne, www.tadday-foto.de)

ISBN 978-3-00-039540-6

Rechtlicher Hinweis

Die Ratschläge und Empfehlungen dieses Buches wurden von den Autoren nach bestem Wissen und Gewissen erarbeitet und geprüft. Dennoch kann keine Garantie übernommen werden. Eine Haftung der Autoren für Personen-, Sach- oder Vermögensschäden ist ausgeschlossen.
Geschützte Warennamen (Warenzeichen) wurden nicht extra kenntlich gemacht, dafür wurden genannte Produkte in die Link-Liste aufgenommen. Aus dem Fehlen eines solchen Hinweises kann also nicht geschlossen werden, das es sich um einen freien Warennamen handelt.
Wir möchten ausdrücklich darauf hinweisen, dass dieses Buch nur von uns beiden Autoren finanziert worden ist. Wir haben keinerlei Zuwendungen, Werbekostenzuschüsse oder Ähnliches von den genannten Personen oder Unternehmen erhalten.